血液净化标准操作规程

Blood Purification Standard Operating Procedure (SOP)

2021

主　　编　陈香美
主编助理　孙雪峰　蔡广研

人民卫生出版社
·北　京·

图书在版编目（CIP）数据

血液净化标准操作规程 / 陈香美主编 . —北京：人民卫生出版社，2021.11（2024.10 重印）
ISBN 978-7-117-31763-4

Ⅰ. ①血… Ⅱ. ①陈… Ⅲ. ①血液透析 - 技术操作规程 Ⅳ. ①R459.5-65

中国版本图书馆 CIP 数据核字（2021）第 118986 号

血液净化标准操作规程
Xueye Jinghua Biaozhun Caozuo Guicheng

主　　编：陈香美
出版发行：人民卫生出版社（中继线 010-59780011）
地　　址：北京市朝阳区潘家园南里 19 号
邮　　编：100021
E - mail：pmph @ pmph.com
购书热线：010-59787592　010-59787584　010-65264830
印　　刷：北京华联印刷有限公司
经　　销：新华书店
开　　本：787 × 1092　1/16　　印张：18　　插页：12
字　　数：320 千字
版　　次：2021 年 11 月第 1 版
印　　次：2024 年 10 月第 10 次印刷
标准书号：ISBN 978-7-117-31763-4
定　　价：98.00 元
打击盗版举报电话：010-59787491　E-mail：WQ @ pmph.com
质量问题联系电话：010-59787234　E-mail：zhiliang @ pmph.com

内容提要

《血液净化标准操作规程》(2021 版)是在国家卫生健康委员会领导下，国家肾病专业医疗质量管理与控制中心组织全国专家对《血液净化标准操作规程》(2010 版)进行修订完成，作为行业规范性文件，旨在进一步规范血液净化操作，保障医疗质量和安全，提高血液净化及其并发症的诊疗水平。

《血液净化标准操作规程》(2021 版)扩增至四篇，第一篇为血液透析医疗质量管理标准操作规程，分 4 章介绍了血液透析(滤过等)医疗质量管理与持续改进、患者管理、医源性感染控制和血液透析室(中心)的管理规范；第二篇为血液透析液和设备维修、管理标准操作规程，分 4 章阐述了透析用水、透析器和滤器复用、透析设备维护及中心供液系统的标准操作规程；第三篇为血液净化临床操作和标准操作规程，分 10 章详细、具体地规范了血管通路建立、抗凝治疗、血液透析、血液滤过、血液透析滤过、连续性肾脏替代治疗、单纯超滤、血浆置换、血浆吸附、血液灌流的操作流程和具体方法；第四篇血液透析患者常见并发症的诊治为新增内容，分 10 章重点介绍了血液透析患者合并高血压、低血压、心律失常、心力衰竭、心源性猝死、脑卒中、贫血、骨矿物质代谢异常、营养不良，以及高尿酸血症的诊疗原则和药物选择，以促进血液透析并发症的规范化诊治。为方便临床医护人员，本书设置了附录，详细提供了血液透析治疗过程中肾功能和透析充分性的计算公式、医疗文件样本、操作流程图，以及医疗质量控制指标的计算公式。

副主编（以姓氏笔画为序）

丁小强　王　荣　史　伟　付　平

刘文虎　孙雪峰　李文歌　何娅妮

林洪丽　倪兆慧　蒋更如　蔡广研

编　委（以姓氏笔画为序）

编　者（以姓氏笔画为序）

丁小强　复旦大学附属中山医院
丁国华　武汉大学人民医院
万建新　福建医科大学附属第一医院
马志芳　中国人民解放军总医院第一医学中心
王　荣　山东省立医院
王　莉　四川省人民医院
王　涌　中国人民解放军总医院第一医学中心
王力宁　中国医科大学附属第一医院
王远大　中国人民解放军总医院第一医学中心
王俭勤　兰州大学第二医院
王晋文　昆明医科大学附属延安医院
王彩丽　内蒙古科技大学包头医学院第一附属医院
王惠明　武汉大学人民医院
毛永辉　北京医院
左　力　北京大学人民医院
石　明　武汉大学人民医院
龙玲玲　中国人民解放军总医院第一医学中心
叶朝阳　上海中医药大学附属曙光医院
史　伟　广东省人民医院
付　平　四川大学华西医院
冯　哲　中国人民解放军总医院第一医学中心
邢昌赢　江苏省人民医院
朱凤阁　中国人民解放军总医院第一医学中心
伦立德　中国人民解放军空军特色医学中心

向　晶　中国人民解放军总医院第一医学中心
庄永泽　中国人民解放军联勤保障部队第九〇〇医院
刘　岩　广州市红十字会医院
刘　虹　中南大学湘雅二医院
刘　健　新疆医科大学第一附属医院
刘文虎　首都医科大学附属北京友谊医院
刘书馨　大连市中心医院
刘必成　东南大学附属中大医院
刘伏友　中南大学湘雅二医院
刘伦志　湖北民族大学附属民大医院
刘志红　中国人民解放军东部战区总医院
刘维萍　秦皇岛市第一医院
闫铁昆　天津医科大学总医院
许钟镐　吉林大学白求恩第一医院
许艳芳　福建医科大学附属第一医院
那　宇　中国人民解放军战略支援部队特色医学中心
孙　林　中南大学湘雅二医院
孙　晶　山东省立医院
孙世仁　中国人民解放军空军军医大学附属西京医院
孙脊峰　中国人民解放军空军军医大学附属唐都医院
孙雪峰　中国人民解放军总医院第一医学中心
牟　姗　上海交通大学医学院附属仁济医院
李　平　中国人民解放军总医院第一医学中心
李　英　河北医科大学第三医院
李　洪　海南省人民医院
李　婵　中国人民解放军总医院第一医学中心
李　赟　江西省人民医院

李文歌　　中日友好医院
李明喜　　北京协和医院
李荣山　　山西省人民医院
李德天　　中国医科大学附属盛京医院
李冀军　　中国人民解放军总医院第四医学中心
杨向东　　山东大学齐鲁医院
杨亦彬　　遵义医科大学附属医院
杨洪涛　　天津中医药大学第一附属医院
杨晓萍　　石河子大学医学院第一附属医院
杨琼琼　　中山大学孙逸仙纪念医院
吴广礼　　中国人民解放军联勤保障部队第九八〇医院
吴永贵　　安徽医科大学第一附属医院
何　强　　浙江省人民医院
何　强　　四川省人民医院
何娅妮　　中国人民解放军陆军特色医学中心
邹洪斌　　吉林大学第二医院
汪年松　　上海交通大学附属第六人民医院
宋　伟　　首都医科大学附属北京友谊医院
张　利　　中国人民解放军总医院第一医学中心
张　春　　华中科技大学同济医学院附属协和医院
张　敏　　首都医科大学附属北京朝阳医院
张克勤　　重庆医科大学附属第二医院
张丽红　　河北医科大学第一医院
张爱华　　首都医科大学宣武医院
张景红　　中国人民解放军海军第九〇五医院
陆　晨　　新疆维吾尔自治区人民医院
陈　文　　海南医学院第二附属医院

陈　楠　上海交通大学医学院附属瑞金医院
陈　靖　复旦大学附属华山医院
陈江华　浙江大学医学院附属第一医院
陈孟华　宁夏医科大学总医院
陈香美　中国人民解放军总医院第一医学中心
陈晓农　上海交通大学医学院附属瑞金医院
陈意志　中国人民解放军总医院海南医院
邵凤民　河南省人民医院
苗里宁　吉林大学第二医院
林　珊　天津医科大学总医院
林洪丽　大连医科大学附属第一医院
林崇亭　烟台市烟台山医院
罗　萍　吉林大学第二医院
周建辉　中国人民解放军总医院第一医学中心
孟建中　中国人民解放军联勤保障部队第九六〇医院
赵久阳　大连医科大学附属第二医院
赵德龙　中国人民解放军总医院第一医学中心
郝　丽　安徽医科大学第二附属医院
郝丽荣　哈尔滨医科大学附属第一医院
胡　昭　山东大学齐鲁医院
胡文博　青海省人民医院
查　艳　贵州省人民医院
施娅雪　上海中医药大学附属龙华医院
姜埃利　天津医科大学第二医院
袁伟杰　上海交通大学附属第一人民医院
耿燕秋　中国人民解放军总医院第三医学中心
贾　强　首都医科大学宣武医院

倪兆慧　上海交通大学医学院附属仁济医院
徐　岩　青岛大学附属医院
徐　钢　华中科技大学同济医学院附属同济医院
郭志勇　中国人民解放军海军军医大学第一附属医院
涂卫平　南昌大学第二附属医院
涂晓文　中国人民解放军火箭军特色医学中心
黄继义　厦门市第五医院
黄梦杰　中国人民解放军总医院第一医学中心
梅长林　中国人民解放军海军军医大学第二附属医院
曹立云　北京大学第一医院
曹雪莹　中国人民解放军总医院第一医学中心
符　霞　广东省人民医院
梁馨苓　广东省人民医院
彭佑铭　中南大学湘雅二医院
蒋红利　西安交通大学第一附属医院
蒋更如　上海交通大学医学院附属新华医院
傅君舟　广州市第一人民医院
焦军东　哈尔滨医科大学附属第二医院
解汝娟　哈尔滨医科大学附属第一医院
蔡广研　中国人民解放军总医院第一医学中心
廖蕴华　广西医科大学第一附属医院
滕朝宇　中南大学湘雅二医院
潘　赛　中国人民解放军总医院第一医学中心

修订说明

血液净化行业规范性文件《血液净化标准操作规程》(2010版)出版以来，奠定了我国血液净化治疗医疗质量管理与控制的基础，显著地推进了我国血液净化诊疗的标准化、规范化和同质化，有效地遏制了血液透析室（中心）的乙型病毒性肝炎和丙型病毒性肝炎的暴发事件，为提高我国血液净化诊疗水平发挥了重要作用。

但是，自《血液净化标准操作规程》(2010版)出版以来，我国血液净化现状发生了显著变化，血液透析患者数量增加4倍余，已经超过70万；血液透析室（中心）6 000余家，特别是二级及以下医疗机构血液透析室和独立血液透析中心发展迅速，给血液净化的医疗质量管理带来更大的挑战。近年来血液透析室（中心）的乙型病毒性肝炎和丙型病毒性肝炎的暴发事件又有增加趋势。同时，10年来血液净化技术发展迅速，多项国内外血液净化临床实践指南不断更新；血液净化治疗理念也更加注重提高患者生存质量，维护患者健康，促进患者回归社会。为适应新形势下的中国血液净化诊疗的需求，国家肾病专业医疗质量管理与控制中心接受国家卫生健康委员会医政医管局的委托，组织中国医师协会肾脏内科医师分会、中国医疗保健国际交流促进会血液净化治疗与工程技术分会，以及中华护理学会血液净化分会的专家对《血液净化标准操作规程》(2010版)进行修订，历时4年，召开10余次讨论会和定稿会，先后4次面向血液净化行业、各省市自治区卫生健康委员会相关行政部门和社会广泛征求意见，最终修订出版了《血液净化标准操作规程》(2021版)。

《血液净化标准操作规程》(2021版)主要修订内容包括：①聚焦于血液净化的技术操作规范，将血液透析室建立与资格认定、血液透析室结构布局、血液透析室管理规程及血液透析室人员资质标准的相关规范内容，补充完善至重新修订的《医疗机构血液透析室基本标准》和《医疗机构血液透析室管理规范》；独立血液透析中心的相关内容，补充完善至将要修订的《血液透析中心基本标准》和《血液透析中心管理规范》；②更加注重血液透析室（中心）的管理，新增了血液透析的医疗质量管理与持续改进、患者管理和血液透析室（中心）管理的章节，体现了有效管理是保障医疗安全和提高诊疗水平的理念；③加强了血液透析室（中心）医院感染管理与控制，明确了血液透析室（中心）布局要求、传染性疾病隔离区透析的标准、解除隔离区透析方案及治疗药品规范配置原则，增加了血液透析室（中心）的呼吸道传染病防控管理规范和新型冠状病毒肺炎疫情期间血液透析的管理意见；④扩增了血液净化设备维修与管理内容，给出了具体的管理要素、评估指标和处置方法，以促进血液净化技术保障质量的提高；⑤参照血液净化相关的行业标准和临床指南更新了某些血液净化的质量控制标准、技术规范、操作流程和具体方法，新增了中心供液系统、血管通路介入治疗等章节，适应新时期血液净化发展的需求，并保证新版《血液净化标准操作规程》的科学性和前沿性；⑥基于血液透析并发症是影响患者生存质量和长期生存的主要原因、防治并发症是血液净化治疗的重要组成部分，新增了10种血液透析患者常见并发症的诊治规范。

《血液净化标准操作规程》（2021版）参照目前血液净化领域的国家行业标准、临床实践指南及专家共识，凝集了专家智慧和心血，目的在于进一步规范血液净化诊疗工作，加强医疗质量管理与控制，促进医疗质量的持续改进，保障医疗安全，提高诊疗水平。作为血液净化行业规范性文件，希望能为提高我国血液净化患者的生存质量，服务于众多尿毒症患者发挥积极、重要和建设性的作用。

前言

伴随我国社会经济的发展，慢性肾脏病发病率逐年上升，因慢性肾脏病导致的尿毒症而接受血液净化治疗的患者逐年增多。目前我国接受血液透析的患者超过 70 万，患者数量居世界首位。加强血液净化医疗质量管理与控制，保障患者医疗安全，提高血液净化治疗水平，需要长期坚持不懈，永远在路上。

自 2010 年 2 月 2 日卫生部颁发《血液净化标准操作规程》(2010 版) 以来，通过全国性培训和推广普及，显著地推进了我国血液净化的医疗质量管理与控制，有效地遏制了血液透析室（中心）的传染病暴发事件，提高了我国血液净化诊疗水平，无论在行业还是在社会均产生了广泛和积极影响，显著促进了我国血液净化事业的发展。

为适应我国血液净化发展的需求，受国家卫生健康委员会医政医管局的委托，国家肾病专业医疗质量管理与控制中心组织全国专家对《血液净化标准操作规程》(2010 版) 进行了修订再版。修订再版的总体原则是，在保证科学性、前沿性和准确性的前提下，以人为本，将保障患者医疗安全放在首位，注重提高患者生存质量，并始终强调适合中国国情，力求简明扼要、具体操作步骤详细，为我国血液净化的医护技人员提供具体指导和帮助。在修订过程中先后组织召开了 10 余次讨论会和定稿会，先后 4 次面向血液净化行业、各省市自治区卫生健康委员会相关行政部门和社会广泛征求意见，并再次进行了修订，最终完成了《血液净化标准操作规程》(2021 版)。

制定《血液净化标准操作规程》(2021 版) 的目的就是要规范、指导血液净化操作，促进血液净化医疗质量的标准化、规范化和同质化，保障患者医疗安全，提高诊疗水平，为众多的尿毒症患者提供更好的医疗服务。

未来的血液净化发展方向是设备的精准化、自动化、智能化与便携化，管理信息化、治疗便利化、操作标准化与规范化及质量同质化，透析时机、模式选择、治疗剂量、透析液及并发症防治等个体化。同时，由于我国地域广阔，各地区从事血液净化的医疗单位条件不同，血液净化操作的具体方法存在差异，因此，《血液净化标准操作规程》（2021 版）仍然需要不断修改和完善。

《血液净化标准操作规程》（2021 版）的修订，得到了国家卫生健康委员会医政医管局的精心指导和大力支持，血液净化领域执笔的全国专家做出了倾情贡献，同时众多从事血液净化一线工作的医生、护士和技师在修订过程中提出了宝贵意见。在此向各位领导、编者和医护技人员表示衷心的感谢。

在举国欢庆中国共产党成立一百周年之际，谨以此书献礼建党百年。与全国血液净化的医务工作者共勉，坚持以人民为中心的理念，全心全意为血液净化患者服务，为实现“健康中国 2030”做出更大贡献。

国家肾病专业医疗质量管理与控制中心主任

中国工程院院士

2021 年 7 月

目录

第一篇　血液透析医疗质量管理标准操作规程

第三篇　血液净化临床操作和标准操作规程

第一篇

血液透析医疗质量管理标准操作规程

Blood Purification
Standard Operating Procedure (SOP)

第 1 章　血液透析的医疗质量管理与持续改进

第 1 节　血液透析医疗质量管理与控制指标

血液透析室（中心）应定期评价医疗质量控制指标，持续改进医疗质量。医疗质量控制指标是评估血液透析医疗质量的标尺，指标包括医疗过程质量控制指标和医疗结果质量控制指标。血液透析医疗质量控制指标的计算公式见“附录十三、血液透析技术医疗质量控制指标的计算公式”。

一、医疗机构相关感染管理的质控指标

（一）医疗机构相关感染控制管理过程指标

1. 新入血液透析患者血源性传染病标志物检验完成率　完成乙型肝炎、丙型肝炎、梅毒及艾滋病标志物检验的新入血液透析患者比例。

2. 维持性血液透析患者血源性传染病标志物定时检验完成率　每 6 个月完成乙型肝炎、丙型肝炎、梅毒及艾滋病标志物检验的维持性血液透析患者比例。

（二）医疗机构相关感染控制管理结果指标

1. 血液透析治疗室消毒合格率　血液透析室（中心）治疗室消毒合格的月份数量在当年所占的比例。合格标准为：空气平均细菌菌落数≤4CFU/（5min・9cm 直径平皿），物体表面平均细菌菌落总数应≤10CFU/cm^2。

2. 透析用水微生物污染检验合格率　血液透析室（中心）透析用水微生物污染检验合格的月份 / 季度在当年所占的比例。合格标准为：透析用水每月检验菌落数≤100CFU/ml，每 3 个月检验内毒素≤0.25EU/ml，并符合《血液透析及相关治疗用水》（YY 0572—2015）的标准。

3. 维持性血液透析患者的乙型肝炎和丙型肝炎发病率　每年新发生乙型肝炎和丙

型肝炎的维持性血液透析患者比例。

二、血液透析质量的质控指标

（一）血液透析质量管理过程指标

1. 尿素清除指数（即 Kt/V）和尿素下降率（urea reduction rate，URR）定时记录完成率　每 6 个月完成 Kt/V 和 URR 记录的维持性血液透析患者比例。

2. β_2 微球蛋白定时检验完成率　每 6 个月完成 β_2 微球蛋白检验的维持性血液透析患者比例。

（二）血液透析质量管理结果指标

1. Kt/V 和 URR 控制率　单位时间内，单室 Kt/V（spKt/V）大于 1.2 且 URR 大于 65% 的维持性血液透析患者比例。

2. 透析间期体重增长控制率　透析间期体重增长小于 5% 的维持性血液透析患者比例。

3. 动静脉内瘘长期生存率　同一动静脉内瘘持续使用时间大于 2 年的维持性血液透析患者比例。

三、血液透析并发症管理的质控指标

（一）血液透析并发症管理过程指标

1. 血常规定时检验完成率　每3个月完成血常规检验的维持性血液透析患者比例。

2. 血液生化定时检验完成率　每 3 个月完成血液生化（包括肝肾功能、电解质、血脂等）检验的维持性血液透析患者比例。

3. 全段甲状旁腺激素（intact parathyroid hormone，iPTH）定时检验完成率　每 6 个月完成 iPTH 检验的维持性血液透析患者比例。

4. 血清铁蛋白和转铁蛋白饱和度定时检验完成率　每 6 个月完成血清铁蛋白和转铁蛋白饱和度检验的维持性血液透析患者比例。

5. 血清前白蛋白定时检验完成率　每 6 个月完成前白蛋白检验的维持性血液透析患者比例。

6. C 反应蛋白（C-reactive protein，CRP）定时检验完成率　每 6 个月完成 CRP 检

验的维持性血液透析患者比例。

（二）血液透析并发症管理结果指标

1. 高血压控制率 单位时间内，透析前血压 <140/90mmHg 的 60 岁以下患者和透析前血压 <160/90mmHg 的 60 岁以上（含）患者占同期维持性血液透析患者比例。

2. 肾性贫血控制率 单位时间内，血红蛋白≥110g/L 的维持性血液透析患者比例。

3. 慢性肾脏病 - 矿物质与骨异常（chronic kidney disease-mineral and bone disorder，CKD-MBD）指标控制率 单位时间内，血钙水平在 2.10~2.50mmol/L 和血磷水平在 1.13~1.78mmol/L，以及 iPTH 水平在正常值上限 2~9 倍（需要 3 项指标同时达标）的维持性血液透析患者比例。

4. 血清白蛋白控制率 单位时间内，血清白蛋白≥35g/L 的维持性血液透析患者比例。

四、血液透析患者医疗质量管理指标及检测频度

血液透析患者医疗质量管理指标及检测频率（表 1-1）。

■ 表 1-1 血液透析患者医疗质量管理指标及检测频率

过程指标	检测频率
乙型肝炎、丙型肝炎、梅毒和艾滋病标志物	1. 新导入或新转入患者即时检测，3 个月内复检 2. 长期透析患者每 6 个月 1 次 3. 阳性转阴性患者前 6 个月每月 1 次，后 6 个月每 3 个月 1 次 4. 新发患者的密切接触者即时检测
血常规	每 3 个月 1 次
血液生化：肝肾功能、电解质、血脂等	每 3 个月 1 次
血清铁蛋白和转铁蛋白饱和度	每 6 个月 1 次
全段甲状旁腺激素	每 6 个月 1 次
血清前白蛋白	每 6 个月 1 次
C 反应蛋白	每 6 个月 1 次
β_2 微球蛋白	每 6 个月 1 次
Kt/V 和 URR	每 6 个月 1 次

注：Kt/V. 尿素清除指数；URR. 尿素下降率（urea reduction rate）。

第 2 节　持续质量改进的规范与流程

血液透析医疗质量和安全直接关系到患者的健康与生命。秉持以患者为中心、持续质量改进（continuous quality improvement，CQI）是确保血液透析医疗质量和安全的核心制度。血液透析中心持续质量改进范畴包括诊疗操作、人员和设备管理等每一项工作流程和环节，应以问题为导向，进行循环式、持续性质量改进和提高。CQI 不但要注重终末质量，更要注重过程管理及环节控制。

一、持续质量改进实施的组织结构和工作制度

1. 血液透析室（中心）质量控制小组　以肾脏病科室或透析室（中心）主任为第一责任人，护士长或护理组长、技师 / 工程师、主诊医师等为核心成员组成。

2. 血液透析室（中心）质量管理工作制度　建立健全 CQI 核心制度，包括：工作计划、质量控制成员岗位职责、血液透析 CQI 实施办法与流程、血液透析医疗质量指标、定期医疗工作总结和质量分析、医护缺陷与差错的报告和登记、疑难危重与死亡病例讨论，以及血液透析室（中心）质量控制工作文书与文件管理等制度。

二、持续质量改进实施规范和流程

（一）血液透析室（中心）质量指标的评估频次和要求

血液透析室（中心）应参照血液透析质量管理的过程指标和结果指标，结合自身实际情况，定期对本血液透析室（中心）血液透析质量进行评估，召开全员质量分析会议，并做好记录（表 1-2）。要求每 3 个月进行 1 次，年终进行年度总结，并形成血液透析室（中心）年度质量评价和分析报告。

对本血液透析室（中心）的医疗质量过程和结果指标不达标或不理想的项目，提出具体的改进目标、计划和措施，并对改进的结果进行再评估，直至需要改进的质量指标达到或超过全国平均水平。

■ 表 1-2 （单位名称）血液透析室（中心）持续质量改进记录表

执行日期：　年　月　日	
改进项目	
质量控制小组负责人	
参与人员	
问题	
原因分析	
预期目标	
改进措施	
改进效果	

单 位 名 称：____________

执行者签名：____________

科主任签名：____________

（二）血液透析室（中心）质量改进方法和流程

国际通用的持续质量改进基本方法为 PDCA 管理循环。P：计划（plan），明确问题并对可能的原因及解决方案进行假设；D：实施（do），实施行动计划；C：评估（check），评估结果；A：处理（act），如果对结果不满意就返回到计划阶段，如果结果满意就对解决方案进行标准化。

具体到血液透析室（中心），主要针对运营、管理、诊疗技术，以及操作规范等环节存在的隐患、质控指标达标不够理想的项目、出现的问题或缺陷。首先，进行原因查找和分析。然后，依据国家卫生健康行政部门颁布的与血液透析治疗相关的各项法规和管理规范，国际、国内血液透析诊疗操作规范和指南，提出改进目标、计划和措施，并实施整改。之后，按照计划检查、评估改进效果，明确是否实现了预期目标；如果没有达到预期的目标，再重新检查，找出问题和原因，进行相应的处理和改进，总结经验和教训，制定新的标准和制度。由此形成血液透析治疗质量改进工作的闭合链条，持续提高血液透析室（中心）技术和管理水平。血液透析室（中心）质量改进方法和流程见图 1-1。

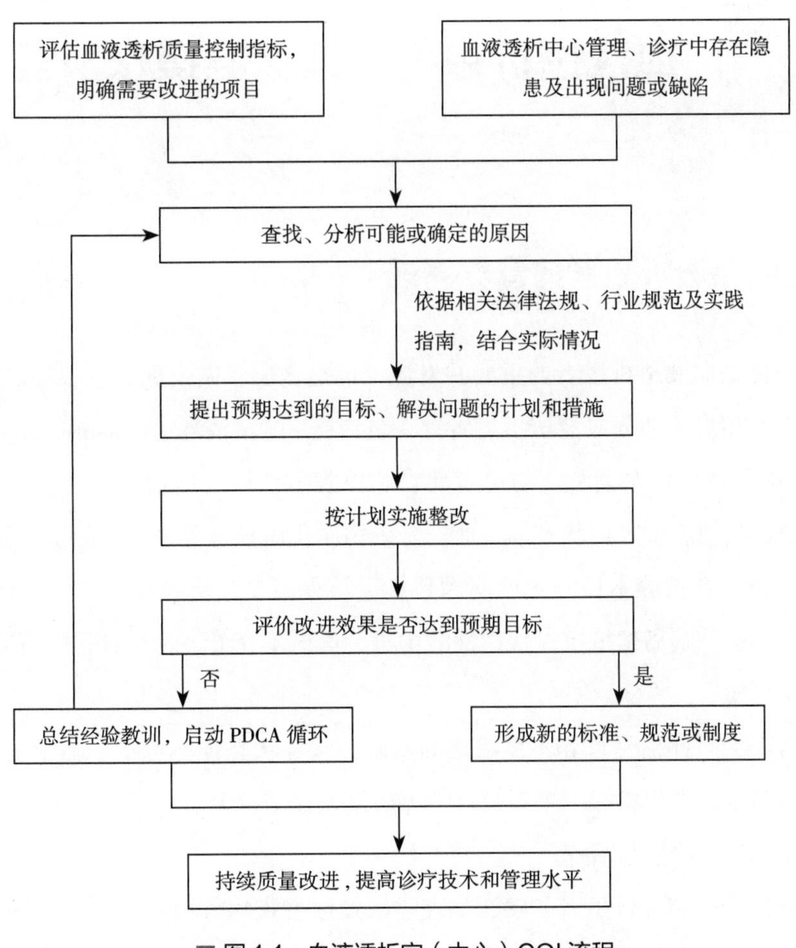

■ 图 1-1　血液透析室（中心）CQI 流程

第 2 章　血液透析患者管理标准操作规程

一、血液透析患者的营养管理

营养不良是血液透析患者的重要并发症，也是贫血、微炎症状态和心血管并发症的重要病因。相当一部分血液透析患者存在蛋白质 - 能量消耗（protein-energy wasting，PEW），加重了各种代谢紊乱，与患者死亡和住院事件风险增加密切相关。营养治疗是改善血液透析患者微炎症状态、贫血、骨矿物质代谢异常等并发症的重要基础。

血液透析患者营养不良常见的病因包括：摄食减少和厌食症、高分解代谢状态、炎症和共存疾病、胰岛素抵抗、代谢性酸中毒、透析不充分、透析过程中营养素丢失、膳食限制及药物等。

患者营养状态评估是营养不良治疗的基础。营养状态评估包括：临床调查、饮食评估、人体测量、生化指标、主观综合性评估及人体成分分析。详见“第 27 章血液透析患者营养不良的评估与治疗”。

营养不良治疗应综合患者年龄、生理需求及原发疾病等因素，在充分评估患者营养状况的基础上，制订包括能量、蛋白质、脂肪、碳水化合物、维生素及水电解质等个体化的营养治疗方案，并通过定期监测进行调整。详见“第 27 章血液透析患者营养不良的评估与治疗”。

二、血管通路管理

（一）自体动静脉内瘘的管理

1. 术前注意保护上肢血管资源，避免腕部以上部位血管穿刺和采血；保护手臂皮肤不要破损。

2. 术后抬高术肢，促进血液回流，减轻水肿，及时活动手指，降低血栓形成风险。术后 72h 可进行握拳锻炼，促进内瘘成熟。伤口如有渗血可轻压止血，并听诊杂音，避免压迫过重导致内瘘闭塞；严重出血需开放止血。3~7d 换药 1 次,10~14d 拆线。避免内瘘侧肢体负重、受压、测血压、输血、输液及采血。

3. 合并血液高凝状态的患者，如止血良好，术后可给予低分子量肝素或阿司匹林等预防血栓形成，但要注意个体化处理。

4. 术后 8~12 周，内瘘成熟后进行穿刺透析。如果评估内瘘成熟，也可考虑提前穿刺透析；但尽可能选择其他静脉穿刺作静脉回路，减轻内瘘损伤。

5. 穿刺前检查内瘘区域皮肤颜色、温度，有无肿胀、疼痛及破溃，内瘘震颤及杂音情况，血管弹性、张力及搏动情况，举臂试验及搏动增强试验，发现异常情况及时行超声或影像学检查。

6. 初期内瘘由经验丰富的护士进行穿刺；有条件的单位，内瘘首次使用或遇疑难情况时建议超声引导下穿刺。

7. 血液净化治疗时连接体外循环，应依照无菌原则规范化操作（参见“第 11 章 血液透析”）。

8. 血液净化结束拔出穿刺针后，压迫穿刺点 15~30min。如遇穿刺区域出现血肿，24h 内适当间断冷敷，并注意观察内瘘震颤情况，24h 后确认不再渗血可热敷或涂抹消肿类软膏，或采用理疗等方式消肿。

9. 日常护理

（1）指导患者注意内瘘局部卫生。

（2）每日对内瘘进行检查，包括触诊震颤、听诊杂音情况，观察内瘘区域有无红、肿、热、痛，有无异常搏动，发现异常情况及时向血液透析室（中心）的医护人员汇报。

（3）衣袖宜宽松，以防止内瘘受压，避免内瘘侧肢体负重，睡眠时避免内瘘侧肢体受压。

（4）每次透析前内瘘侧肢体用肥皂水清洗干净，透析后穿刺点敷料应在第 2 日撤除，避免穿刺点沾水，洗澡时以防水贴保护，以免增加感染风险。

10. 建议常规 3 个月左右进行内瘘超声检查，早期发现狭窄、血栓及血管瘤等并发症，有异常情况时则随时检查；定期评估透析再循环率及透析充分性等。

（二）带隧道带涤纶套导管的管理

1. 每次治疗前，观察导管出口处皮肤有无压痛、红肿、分泌物、出血及渗液，Cuff 处是否红肿、破溃、脱出，以及导管尾翼缝线固定情况。

2. 观察导管外接头部分有无破裂、打折情况，管腔通畅程度，如果发现血流量不足或闭塞，应立即通过超声及影像学检查判断导管内有无血栓及纤维蛋白鞘形成，及时行溶栓或换管处理。

3. 血液净化治疗连接或断开体外循环时，应严格无菌操作（参见“第 11 章血液透析”）。

4. 禁止将已经脱出的导管，消毒之后再插入血管中。非抢救状况时，中心静脉导管仅用于血液净化治疗，不用于输血、输液。

5. 询问患者有无发热、畏寒等不适，明确是否发生导管相关感染。一旦疑似感染，立即停止使用导管，同时进行血液和导管口分泌物病原菌培养，根据培养结果选用敏感抗菌药物治疗，经验性用药可选择针对革兰氏阳性球菌为主的抗生素，静脉用药同时联合抗生素封管。经抗生素治疗后感染情况仍不能有效控制时，要及时拔除导管，同时留取导管尖端及非导管所在肢体的外周血进行病原学培养。

6. 因感染需要更换新的导管，需重新建立隧道或选择新的静脉重新置管，继续抗生素治疗 1~2 周。

7. 对患者进行健康教育，要注意局部卫生，保持导管周围的皮肤清洁，观察导管局部有无出血及渗出，避免导管受压及扭曲。

（三）移植物内瘘的管理

移植物内瘘的管理与动静脉内瘘相似，以下情况有所不同：

1. 术后 2~4 周穿刺，即穿型移植物内瘘术后次日即可穿刺。

2. 准确判断血流方向，穿刺点距离吻合口 3cm 以上，动静脉穿刺点相距 5cm 以上，避免在血管袢的转角处穿刺。建议绳梯式穿刺，避免同一穿刺点反复多次穿刺，避免血管壁受损，减少瘢痕、动脉瘤及局部狭窄的形成。

3. 指导患者指压止血，必须在穿刺针完全拔出后加压，徒手用纱布卷轻压穿刺针刺入血管的位置而非皮肤进针位置，压迫止血 10~15min，压力应适中，既能止血又不阻断血流。

4. 每周进行移植血管的物理检查，包括杂音、震颤、搏动及有无血管瘤形成等；每 1~3 个月进行常规超声检查。

5. 移植物内瘘感染建议切除感染段或全部移植血管，并进行局部引流，留取血及移植物进行细菌培养和药敏试验，及时给予抗感染治疗，经验性治疗应该覆盖革兰氏阳性及阴性菌，参考药敏结果后续治疗。

三、容量管理

容量超负荷是血液透析患者的常见并发症，也是透析患者心血管事件的重要原因。透析间期容量超负荷易导致患者高血压、心力衰竭，同时导致血液透析治疗时单位时间脱水量增加，易引起透析过程中低血压、心律失常、透析不充分等，长期容量超负荷是血液透析患者死亡的独立危险因素。容量超负荷和营养不良相互关联和影响，形成恶性循环，是血液透析患者日常管理的重要内容。

（一）血液透析患者容量管理的目标

通过容量管理达到最佳干体重。最佳干体重的定义为透析后可耐受的最低体重，此时患者仅有极轻微的低血容量或血容量过多的症状或体征。采取个体化措施，以保持透析间期血容量过多与透析时低血容量之间的平衡。

（二）透析患者容量的评估内容

1. 病史和体格检查　透析间期是否出现直立性低血压的症状（蹲位或卧位直立后头晕目眩），透析中是否出现目标循环容量过低的症状（肌肉痉挛、低血压等）。注意体重与血压测定，透析前颈静脉搏动、肺部听诊及外周水肿检查。

2. 临床检验　血清钠、血清钙及血浆利钠肽浓度测定。

3. 有条件的单位可使用生物阻抗容积描记法、相对血浆容量监测、下腔静脉直径测定等较为精确的方法。

（三）血液透析患者的容量管理方法

1. 容量管理以控制钠盐摄入为主，限制水、钠摄入量。所有患者应坚持限盐饮食（每日摄入 1.5~2.0g 钠元素，或 3~5g 食盐）。

2. 避免透析间期体重增加过多（理想情况为不超过 2~3kg，或 <5% 干体重），以限制透析时超滤量。

3. 准确评估干体重，防止过量超滤。

4. 在数日到数周期间调整目标体重。每次透析增加 0.5L 超滤量，逐渐降低至目标干体重。若不能耐受，尝试每次透析增加 0.2L 超滤量。

5. 难以降低目标干体重的患者，可延长透析时间、增加透析频率或可调钠透析。

四、血液透析相关医疗指标的监测管理

（一）传染病学指标的监测

新入血液透析和维持性血液透析患者肝炎病毒标志物、人类免疫缺陷病毒标志物、梅毒螺旋体需定期检测，具体内容参见“第 3 章血液透析室（中心）感染控制标准操作规程”。

（二）慢性并发症指标的监测

维持性血液透析患者慢性并发症［肾性贫血、慢性肾脏病 - 矿物质与骨异常（chronic kidney disease-mineral and bone disorder，CKD-MBD）、微炎症状态等］指标的最低检测频率详见“第 1 章血液透析的医疗质量管理与持续改进”。

五、血液透析患者主要并发症的管理

血液透析患者主要并发症为高血压、营养不良、肾性贫血、CKD-MBD 等。高血压的管理参见“第 19 章血液透析患者高血压的治疗”。营养不良管理参见“第 27 章血液透析患者营养不良的评估与治疗”。肾性贫血的管理参见“第 25 章血液透析患者的贫血治疗”。CKD-MBD 的管理参照“第 26 章慢性肾脏病 - 矿物质与骨异常的防治”。

六、血液透析患者的运动康复管理

血液透析患者存在不同程度的生活自理或体力活动障碍。运动能改善患者钙磷代谢、营养状态、生活质量、心理与睡眠状况，防止肌肉萎缩，提高免疫、心肺功能与透析充分性，还有助于控制血压与血糖。对有条件的血液透析室（中心），建议并鼓励患者积极参与定期规律的运动锻炼。在康复医师的指导下对规律运动的透析患者，每 6 个月评定 1 次；以 FITT（frequency：频率，intensity：强度，time：时间，type：方式）原则制订个体化运动处方。

1. 运动频率　每周 3~5 次，每次运动时间为 30~60min。

2. 运动强度　中低强度的运动量为宜，即心率以不超过最大心率的 60%~70% 或主观疲劳感觉评分 12~16 分，即自感稍累或累，但又不精疲力竭的状态。

3. 运动时间

（1）透析间期：饭后 2h、至少睡前 1h，早晨与傍晚为佳。

（2）透析治疗过程中前 2h。

4. 运动方式　可为以下一种或多种方式联合。

（1）灵活性运动：如颈关节、上下肢关节、髋关节等。

（2）有氧运动：非透析期，如行走、慢跑、游泳、保健操、太极拳等；透析过程中，脚踏车等。

（3）抗阻力运动：透析期及非透析期均可进行非内瘘侧上肢或双上肢举哑铃、弹力带训练、进行性脚踝负重、阻力带训练、膝盖伸展运动、髋关节屈曲、踝伸屈运动、递增式的仰卧抬腿等。

5. 终止运动指征　明显疲劳、与运动不相符的呼吸困难、胸痛、快速或不规则心律失常、低血压或高血压发作、头痛或嗜睡、肌肉痉挛、关节疼痛等明显不适。

6. 禁忌证　透析方案及服药方案改变初期、发热、严重心血管病变、血压过高、血压过低、视网膜病变、体能状况恶化、未控制好血糖的糖尿病，严重贫血（Hb<60g/L）、发生过骨折的肾性骨营养不良或运动可能加重关节、骨骼病变等。透析间期体重增加 >5% 干体重时，不宜进行透析期运动。

第3章　血液透析室（中心）感染控制标准操作规程

血液透析室（中心）是各种感染的高发场所。感染是血液透析患者重要的并发症和死亡原因之一。防治血液透析患者传染病播散和感染性疾病是血液透析中心医疗质量管理与控制最为重要的工作。

一、血液透析室（中心）感染控制的基本设施

（一）基本设施

1. 血液透析室（中心）的结构和布局　血液透析室（中心）应遵循环境卫生学和感染控制的原则，做到布局合理、分区明确、标识清楚、功能流程合理，满足工作需要；区域划分应符合医疗机构相关感染控制要求。清洁区域：治疗准备室、水处理间、清洁库房、配液间、复用后透析器储存间及医护人员办公室和生活区；潜在感染区域：透析治疗室、专用手术室/操作室、接诊室/区及患者更衣室；污染区域：透析器复用间、污物处理室及洁具间。进入潜在感染区域和/或污染区域的被污染物品，未经消毒不得返回清洁区域。

2. 血液透析治疗室应合理设置医务人员手卫生设施　每个分隔透析治疗区域均应配置洗手池、非手触式水龙头、洗手液、速干手消毒剂、干手物品或设备。手卫生设施的位置和数量应满足工作和感染控制的需要。

3. 透析治疗室每个血液透析床/椅间距不小于1米。每个透析单元应当有电源插座组、反渗水供给接口、透析废液排水接口等。

4. 应配备足够的工作人员个人防护设备　手套、口罩、工作服、护目镜/防护面罩等。

5. 透析治疗室应具备通风设施和/或空气消毒装置，光线充足、通风良好，达到《医院消毒卫生标准》（GB 15982—2012）的Ⅲ类环境。

（二）传染病隔离治疗室/区

1. 具有传染性的乙型病毒性肝炎、丙型病毒性肝炎、梅毒及艾滋病等血源性传染

疾病患者，应在隔离透析治疗室 / 区进行专机血液透析，也可进行居家透析治疗。

（1）满足下列条件之一的患者，应在隔离透析治疗室 / 区进行血液透析：

1）乙型肝炎病毒（hepatitis B virus，HBV）：HBsAg（+）或 HBV-DNA（+）。

2）丙型肝炎病毒（hepatitis C virus，HCV）：HCV-RNA（+）。建议有条件的单位检测 HCV 抗原，有助于减少 HCV 感染窗口期的漏诊，HCV 抗原（+）应隔离。

注意事项：对于急、慢性丙型肝炎患者在接受血液透析治疗期间 HCV-RNA 转阴的患者：①HCV-RNA（+）定义为采用高灵敏度检测方法 HCV-RNA≥15IU/ml。②自患者 HCV-RNA 检测结果首次报告转阴之日起 6 个月内，患者继续在隔离透析治疗室 / 区透析，但相对固定透析机位，并在该患者每个透析日将其安排在该机位第一个进行透析。透析前严格按照透析机使用说明对透析机进行消毒，对透析床单元严格按照医疗机构相关感染管理要求进行清洁、消毒，更换相应的物品，并做好记录。其间应当每月 1 次监测 HCV-RNA。③对于监测 HCV-RNA 持续阴性达到 6 个月以上的患者，可安置于普通透析室 / 区进行透析，相对固定透析机位，安排末班透析。透析结束后应当严格按照要求进行透析机和透析床单元的清洁和消毒。由隔离透析治疗室 / 区转入普通透析治疗室 / 区的患者应当在 1、3、6 个月各检测 1 次 HCV-RNA。④新导入或新转入 HCV 抗体（+）且 HCV-RNA（-）的患者：如存在确切临床资料证实 HCV-RNA（-）持续 6 个月以上，则无需隔离透析，但需要在普通透析治疗室 / 区持续末班透析 6 个月，每月 1 次监测 HCV-RNA；对不能确认 HCV-RNA（-）持续 6 个月以上的患者，可按照上述②方案安排血液透析。

（2）乙型肝炎病毒重叠丙型肝炎病毒感染的患者：应在隔离透析治疗室 / 区进行专机血液透析。如条件实在有限，可在乙肝透析治疗区透析，但相对固定透析机位，并安排末班透析。

（3）梅毒螺旋体：快速血浆反应素试验（rapid plasma reagin test，RPR）高滴度（+）、甲苯胺红不加热血清学试验（tolulized red unheated serum test，TRUST）高滴度（+）、梅毒螺旋体 IgM 抗体（+）或暗视野显微镜下见到可活动的梅毒螺旋体。

（4）人类免疫缺陷病毒（HIV）：HIV 抗体（+）或 HIV-RNA（+）。

2. 传染病隔离透析治疗室 / 区应配备专用的透析操作用品车，且不能在隔离透析治疗室 / 区和普通透析治疗室 / 区之间交叉使用；隔离治疗室 / 区的设备和物品如病历、血压计、听诊器、治疗车、机器等应有明确标识。

3. 同时设置普通透析治疗室 / 区、乙型病毒性肝炎和丙型病毒性肝炎隔离透析治疗室/区的血液透析室（中心），并且未设置隔离透析室/区独立物品通道，物品的流动应分别从：清洁区→普通透析治疗室/区→丙型病毒性肝炎隔离透析治疗室/区→乙型病毒性肝炎隔离透析治疗室/区，被污染且未经消毒的物品不得逆向流动。

4. 传染病隔离透析治疗室/区的护理人员相对固定，同一班次的护理人员不能交叉管理传染病隔离透析治疗室/区和普通透析治疗室/区的透析患者；传染病隔离透析治疗室/区的护理人员应加强防护，进行血管通路连接或断开操作时，应佩戴护目镜/防护面罩、穿隔离衣等。

5. 建议 HIV 阳性或确诊传染性梅毒的血液透析患者到指定传染病专科医疗机构或卫生健康行政部门指定的医疗机构接受透析治疗，或进行居家透析治疗。

6. 合并活动性肺结核的血液透析患者应在呼吸道隔离病房或到指定医疗机构接受透析治疗。

7. 呼吸道传染病疫情期间，透析前应对患者进行体温检测等预检分诊措施，可疑和确诊患者应在呼吸道隔离病房或到指定医疗机构接受透析治疗。

8. 合并呼吸道感染/传染病的患者进入透析室，应佩戴一次性医用外科口罩，做好个人防护。

二、血液透析室（中心）感染控制的规章制度

血液透析室（中心）应依据《中华人民共和国传染病防治法》、《突发公共卫生事件与传染病疫情监测信息报告管理办法》（卫生部令第 37 号）、《医院感染管理办法》（卫生部令第 48 号）、《医疗废物管理条例》（国务院令第 380 号）、《医疗卫生机构医疗废物管理办法》（卫生部令第 36 号）、《医院感染暴发报告及处置管理规范》（卫医政发［2009］73 号）、《医院消毒卫生标准》（GB 15982—2012）、《医院隔离技术规范》（WS/T 311—2009）、《医院感染监测规范》（WS/T 312—2009）、《医务人员手卫生规范》（WS/T 313—2019）、《医疗机构消毒技术规范》（WS/T 367—2012）、《医院空气净化管理规范》（WS/T 368—2012）、《病区医院感染管理规范》（WS/T 510—2016）、《医疗机构环境表面清洁与消毒管理规范》（WS/T 512—2016）、《医院感染暴发控制指南》（WS/T 524—2016）、《丙型肝炎病毒（HCV-RNA）检测结果转阴患者血液透析管理方案》（国卫办医函［2018］1000 号）等国家法律、法规及相关文件，结合医疗机构的具体情况，建立血液透析室（中心）感染控制的规章制度、流程和预案，并组织血液

透析室（中心）医护人员认真学习，熟练掌握，每年至少 1 次培训与考核。

相关的规章制度至少包括：

1. 血液透析室（中心）感染防控的组织机构和全员培训制度。

2. 医护人员手卫生规范和无菌操作制度。

3. 医疗机构相关感染控制及消毒隔离制度。

4. 医疗机构相关感染监测和报告制度。

5. 传染病患者隔离制度。

6. 传染病新发、播散报告制度。

7. 设备设施及一次性使用医疗物品的管理制度。

8. 透析液和透析用水质量监测制度。

9. 库房管理制度。

10. 医疗废物管理制度。

11. 职业安全防护制度。

三、血液透析患者治疗前准备

1. 告知患者血液透析可能带来的血源性或呼吸道传染性疾病感染的风险，要求患者遵守血液透析室（中心）消毒隔离、定期监测等传染病控制的相关规定，并签署透析治疗知情同意书 [见“附录三、血液透析（滤过）治疗知情同意书”]，透析器复用患者应同时签署透析器复用知情同意书 [见“附录四、透析器（滤器）重复使用知情同意书”]。

2. 首次开始血液透析的患者、由其他血液透析室（中心）转入或近期接受血液制品治疗的患者，必须在透析治疗前进行乙型肝炎病毒、丙型肝炎病毒、梅毒螺旋体及人类免疫缺陷病毒标志物（包括抗原和 / 或抗体）的检测，推荐同时检测 HBV-DNA 和 HCV-RNA。存在乙型肝炎病毒标志物阳性的患者，应进一步行 HBV-DNA 及肝功能指标的检测；HCV 抗体阳性的患者，应进一步行 HCV-RNA 及肝功能指标的检测；乙型肝炎病毒抗原阴性但存在不能解释的转氨酶异常升高的患者，应进一步行 HBV-DNA 和 HCV-RNA 检测。保留原始记录，登记患者检查结果。

3. 首次开始血液透析的患者、由其他血液透析室（中心）转入、既往或现患肺结核的患者，应进行胸部 X 线和 / 或肺部 CT，以及结核感染标志物检查。

4. 呼吸道传染病疫情期间，透析前应检测患者体温，发热患者应进行相关呼吸道传染病检查。

5. 建立患者病历档案，在排班表、病历及相关文件上对合并传染性疾病的患者作明确标识。

四、血液透析治疗过程中的规范化操作

1. 患者进行血液透析治疗时应当严格限制非工作人员进入透析治疗室/区。

2. 以中心静脉导管或移植物内瘘作为血管通路的患者，血管通路的连接和断开均应进行无菌操作技术。

3. 进入患者组织、无菌器官的医疗器械、器具和物品达到灭菌水平。

4. 接触患者完整皮肤、黏膜的医疗器械、器具和物品达到消毒水平。

5. 各种用于注射、穿刺、采血等有创操作的医疗器具一人一用一灭菌。

6. 一次性使用的医疗器械、器具（包括注射器等）不得重复使用。

7. 血液透析室（中心）使用的消毒药械、一次性使用医疗器械和器具应当符合国家有关规定。

8. 治疗药品配制

（1）治疗过程中所需的肝素溶液、低分子量肝素制剂、红细胞生成刺激剂、铁剂等药品的配制，必须在透析治疗准备室针对每位患者进行配制。

（2）配制后的药品直接送至每位患者的透析单元，标识清楚，一人一用。已经进入透析治疗室/区的药品不可返回进入透析治疗准备室。

（3）指定患者配制的、已进入透析单元的未使用药品不能用于其他患者。

9. 对于需要紧急血液透析治疗，且血源性传染疾病标志物检测结果尚未回报的患者，可安排用于急诊的血液透析机治疗，透析结束后对血液透析机表面和内部进行严格消毒。

五、血液透析治疗结束后的消毒

1. 每班次透析结束后，透析治疗室/区应通风，保持空气清新。每日透析结束后应进行有效的空气净化/消毒。

2. 每班次透析结束后，患者使用的床单、被套、枕套等物品应当一人一用一更换。

3. 每次透析结束后，应参照《医疗机构环境表面清洁与消毒管理规范》(WS/T 512—2016）对透析单元内所有的物品表面（如透析机外部、透析床 / 椅、小桌板等）及地面进行清洁消毒。对有血液、体液及分泌物污染的区域（地面、墙面），按要求使用消毒液擦拭。

（1）血液透析室（中心）环境、物体表面清洁与消毒，应遵循先清洁再消毒的原则，根据环境、物体表面及其污染程度选择有效的清洁剂或消毒剂。

（2）采用 500mg/L 的含氯消毒剂或其他有效消毒剂对透析机外部等物品表面擦拭消毒；如果有血液污染，应立即用 2 000mg/L 浓度含氯消毒剂的一次性使用布巾擦拭或者使用可吸附的材料清除血迹后，再用 500mg/L 浓度的含氯消毒剂擦拭消毒，并做好消毒工作的记录。

4. 每次透析结束后，按照透析机使用说明书要求对机器内部管路进行消毒，必须使用经国家药品监督管理局批准的消毒液或具有所在地省级卫生健康行政部门发放的卫生许可证或备案的消毒液商品。采用中心供液自动透析系统、无透析液内部管路的透析机，可自动冲洗后开始下次透析，无需进行机器内部管路消毒；但每日透析结束后应进行透析系统的整体消毒，并做好消毒工作的记录。

5. 透析过程中如发生透析器破膜或传感器渗漏，应在透析结束时立即进行透析机消毒，传感器渗漏至根部时应更换透析机内部传感器，经处理后的透析机方可再次使用。

6. 血液透析器 / 滤器复用

（1）经国家药品监督管理局批准的可复用透析器 / 滤器才可重复使用，遵照 2005 年卫生部印发的《血液透析器复用操作规范》(卫医发［2005］330 号）进行操作和管理。

（2）合并乙型病毒性肝炎、丙型病毒性肝炎、梅毒及艾滋病等血源性传染疾病患者，不得复用透析器 / 滤器。透析管路（包括血液滤过的连接管路）不能复用。

（3）血液透析器 / 滤器复用人员必须是护士、技术员或经过培训的专门人员，复用时应戴好手套、围裙、防护面罩或护目镜。

（4）必须使用国家药品监督管理局批准的清洁剂和消毒液，以及透析器复用机器，进行透析器 / 滤器复用，不得人工清洗消毒复用透析器 / 滤器。

（5）复用应使用符合透析用水的水质生物学标准的反渗水，并且有一定的压力和流速。

（6）已处理的血液透析器 / 滤器应在指定区域内存放，并与待处理的血液透析器 / 滤器分开放置。

7. 按照水处理系统的使用说明书要求，定期对水处理系统进行冲洗消毒。

8. 护士站桌面、电话按键、电脑键盘、鼠标等应保持清洁，必要时使用消毒剂擦拭消毒。

9. 清洁用具应分区使用，不同区域使用的清洁工具应明确标识，并分别清洗、消毒，分开干燥存放。

六、医疗废物处理

医疗废物应遵循《医疗废物管理条例》及其配套文件的要求进行分类管理，封闭转运。排出的污水应遵循《医疗机构水污染物排放标准》（GB 18466—2005）的要求处理。

1. 遵循医疗废物与生活垃圾分类处理原则。

2. 使用专用包装袋或容器，包装应防渗漏、遗撒和穿漏。医疗废物包装袋及盛放容器应符合《医疗废物专用包装物、容器标准和警示标识规定》的要求。

3. 按规定的时间、线路移送到暂时存放的专用设施，并定期清洁消毒。

4. 存放时间不得超过 24h。

七、感染控制监测

（一）透析室物体表面和空气监测

1. 每月对透析室空气、物体、机器表面及部分医务人员手抽样进行病原微生物的培养监测，保留原始记录，建立登记表。

2. 空气平均细菌菌落总数应≤4CFU/（5min・9cm 直径平皿），物体表面平均细菌菌落总数应≤10CFU/cm^2，医务人员卫生手消毒后手表面细菌菌落总数应≤10CFU/cm^2。

（二）透析患者传染病病原微生物监测

1. 首次开始血液透析的患者、由其他血液透析室（中心）转入或近期接受血液制品治疗的患者，即使血源性传染疾病标志物检测阴性，至少 3 个月内重复检测传染病标志物。

2. 长期透析的患者应每 6 个月检查 1 次乙型肝炎病毒、丙型肝炎病毒、梅毒螺旋体及人类免疫缺陷病毒标志物，保留原始记录并登记。

3. 存在不能解释的肝脏转氨酶异常升高的血液透析患者，应进行 HBV-DNA 和 HCV-RNA 定量检测。

4. 血液透析室（中心）出现乙型肝炎病毒标志物（HBsAg 或 HBV-DNA）或丙型肝炎病毒标志物（HCV 抗体或 HCV-RNA）阳转的患者，应立即对密切接触者（使用同一台血液透析机或相邻透析单元的患者）进行乙型肝炎病毒或丙型肝炎病毒标志物（抗原和 / 或抗体）检测，包括 HBV-DNA 和 HCV-RNA 检测；检测阴性的患者应 3 个月内重复检测。

5. 建议乙型肝炎病毒易感（HBsAb 阴性）患者接种乙型肝炎病毒疫苗。

6. 建议丙型肝炎患者进行药物治疗。

（三）传染病隔离透析治疗区患者的解除隔离标准与实施方案

1. 患者解除隔离标准　合并血源性传染疾病、在隔离透析治疗室 / 区进行血液透析的患者，满足下列全部条件，可考虑解除隔离：

（1）乙肝病毒性肝炎患者：HBsAg（-）和 HBV-DNA（-）。

（2）丙型病毒性肝炎患者：HCV-RNA（-）。检测 HCV 抗原时，HCV 抗原（-）。

（3）梅毒患者：规范治疗 1 年以上，IgM 抗体（-）、RPR 和 TRUST 阴性或低滴度、暗视野显微镜下无梅毒螺旋体。

2. 满足上述标准的患者，可实施解除隔离透析治疗的方案

（1）传染病标志物检测首次转阴之日起 6 个月继续在隔离透析治疗室 / 区进行血液透析，相对固定透析机位，透析日安排第一个透析。监测传染病标志物，每月 1 次，连续 6 个月。

（2）传染病标志物持续阴性达到 6 个月以上患者，可安排在普通透析治疗室 / 区进行血液透析，相对固定透析机位，透析日安排最后一个透析。转入普通透析治疗室 / 区后的 1、3 和 6 个月各检测 1 次标志物，持续转阴者按普通透析患者每 6 个月监测 1 次标志物。

（3）传染病标志物监测过程中，如果出现传染病标志物阳转，则转回隔离透析治疗室 / 区进行血液透析；如果持续传染病标志物阴性，则在普通透析治疗室 / 区进行血

液透析。

（四）透析用水和透析液监测

1. 每年每台透析机应至少进行1次透析液的细菌和内毒素检测。透析用水和透析液培养方法参照《血液透析及相关治疗用水》（YY 0572—2015）标准规范执行，可选择胰化蛋白胨葡萄糖（tryptone glucose extract agar，TGEA）培养基、R2A营养琼脂培养基或其他确认能提供相同结果的培养基，不能使用血琼脂培养基和巧克力琼脂培养基。推荐17~23℃的培养温度和7d的培养时间。

2. 应使用鲎试剂法测定内毒素，或其他确认能提供相同结果的检测方法。

3. 每月1次进行透析用水和透析液的细菌检测，保持细菌数量≤100CFU/ml；细菌数量>50CFU/ml应进行干预。

4. 至少每3个月进行1次内毒素检测，保持透析用水内毒素≤0.25EU/ml及透析液内毒素≤0.5EU/ml；超过最大允许水平的50%应进行干预。

5. 透析用水的细菌或内毒素水平达到干预水平，应对水处理系统进行消毒；透析用水的细菌和内毒素水平合格，而透析液的细菌或内毒素水平超标，应对所有同型号透析机进行透析液细菌和内毒素检测，并校验透析机消毒程序。对于不符合或达到干预标准的水处理系统和/或透析机，必须重新消毒且符合标准后方可使用。

八、医疗机构内感染和传染病上报

（一）血液透析室（中心）发生医疗机构内感染的上报要求

按照《医院感染管理办法》（卫生部令第48号）：

1. 医疗机构经调查证实发生以下情形时，应当于12h内向所在地的县级地方人民政府卫生健康行政部门报告，并同时向所在地疾病预防控制机构报告。

（1）5例以上医疗机构相关感染暴发。

（2）由于医疗机构相关感染暴发直接导致患者死亡。

（3）由于医疗机构相关感染暴发导致3人以上人身损害后果。

2. 医疗机构发生以下情形时，应当按照《国家突发公共卫生事件相关信息报告管理工作规范（试行）》的要求进行报告。

（1）10例以上的医疗机构相关感染暴发事件。

（2）发生特殊病原体或者新发病原体的医疗机构相关感染。

（3）可能造成重大公共影响或者严重后果的医疗机构相关感染。

（二）血液透析室（中心）新发传染病患者的上报要求

按照《突发公共卫生事件与传染病疫情监测信息报告管理办法》（卫生部令第 37 号）:

1. 甲类传染病和乙类传染病中的肺炭疽、传染性非典型肺炎、脊髓灰质炎、人感染高致病性禽流感患者或疑似患者，或其他传染病和不明原因疾病暴发，2h 内上报。

2. 其他乙、丙类传染病患者或疑似患者诊断后，24h 内上报。

3. 新发传染病的血液透析患者应填写传染病报告表（见“附录七、血液净化治疗患者传染病报告表单”）。

乙型病毒性肝炎、丙型病毒性肝炎、梅毒及艾滋病患者血液透析诊治概述（见表 3-1）。

九、血液透析室（中心）工作人员职业安全防护和手卫生规范

（一）工作人员职业安全防护

1. 工作人员上岗前应掌握和遵循血液透析室（中心）感染控制制度和规范。

2. 建立工作人员健康档案，定期（原则上至少 1 次 / 年）进行健康体检，以及乙型肝炎病毒、丙型肝炎病毒、梅毒螺旋体和人类免疫缺陷病毒标志物检测，并管理保存体检资料。建议乙型肝炎病毒易感（HBsAb 阴性）的工作人员注射乙型肝炎病毒疫苗。

3. 个人防护装备的使用　医护人员在执行可能暴露于血液、体液的操作（血管穿刺及血管通路连接与断开等操作）时，应遵循标准预防的个人防护装备使用要求，合理选择所需的个人防护装备。处置传染病患者时，应遵循《中华人民共和国传染病防治法》和《国务院办公厅关于加强传染病防治人员安全防护的意见》（国办发［2015］1 号），在基于标准预防的基础上根据传播途径采取额外的隔离措施，并选择不同防护级别的个人防护装备。

4. 工作人员遇锐器伤后处理　应遵循《血源性病原体职业接触防护导则》（GBZ/T 213—2018）的要求处理。

（1）紧急处理办法：从近心端向远心端挤出伤口部位的血液，避免挤压伤口局部，

■ 表 3-1 乙型病毒性肝炎、丙型病毒性肝炎、梅毒及艾滋病患者血液透析诊治一览表

	乙型病毒性肝炎	丙型病毒性肝炎	梅毒	艾滋病
监测频率	1. 新导入或新转入患者即时检测，3 个月内复检 2. 长期透析患者每 6 个月 1 次 3. 阳性转阴性患者前 6 个月每月 1 次，后 6 个月每 3 个月 1 次 4. 新发患者的密切接触者即时检测，3 个月内复检 5. 不能解释转氨酶异常升高应检测 HBV-DNA	1~4. 同乙型病毒性肝炎 5. 不能解释转氨酶异常升高应检测 HCV-RNA，建议有条件单位检测 HCV 抗原	1~3. 同乙型病毒性肝炎	1~2. 同乙型病毒性肝炎
治疗区	1. 隔离透析治疗区专机血液透析 2. 居家透析治疗	同乙型病毒性肝炎	1. 隔离透析治疗区专机血液透析 2. 传染病医院或指定医疗机构 3. 居家透析治疗	1. 传染病医院或指定医疗机构 2. 居家透析治疗
进入隔离治疗区透析条件	HBsAg（+）或 HBV-DNA（+）	HCV-RNA（+） 检测 HCV 抗原时，HCV 抗原（+）	RPR 高滴度（+）、TRUST 高滴度（+）、梅毒螺旋体 IgM 抗体（+）或暗视野显微镜下见到可活动的梅毒螺旋体	HIV 抗体（+）或 HIV-RNA（+）
解除隔离血液透析治疗条件	HBsAg（-）和 HBV-DNA（-）	HCV-RNA（-） 检测 HCV 抗原时，HCV 抗原（-）	规范治疗 1 年以上，IgM 抗体（-）、RPR 和 TRUST 阴性或低滴度、暗视野显微镜下无梅毒螺旋体	不能解除隔离
解除隔离血液透析治疗方案	首次转阴之日起 6 个月继续在隔离治疗区血液透析；持续阴性 6 个月以上患者，可于非隔离区进行血液透析	同乙型病毒性肝炎	同乙型病毒性肝炎	不能解除隔离

续表

	乙型病毒性肝炎	丙型病毒性肝炎	梅毒	艾滋病
血液透析器 / 滤器和透析管路复用	不能	不能	不能	不能
新发传染病上报	24h 内	24h 内	24h 内	24h 内

注：HBV-DNA. 乙型肝炎病毒脱氧核糖核酸；HCV-RNA. 丙型肝炎病毒核糖核酸；HCV. 丙型肝炎病毒；HBsAg. 乙型肝炎病毒表面抗原；RPR. 快速血浆反应素试验；TRUST. 甲苯胺红不加热血清学试验；HIV. 人类免疫缺陷病毒（又称“艾滋病病毒”）；HIV-RNA. 人类免疫缺陷病毒核糖核酸。

尽可能挤出损伤处的血液，再用流动水冲洗（黏膜用生理盐水反复冲洗），然后用聚维酮碘（碘伏）或其他消毒液（如 75% 乙醇）进行消毒并用防水敷料包扎伤口。

（2）填写《医务人员职业暴露登记表》，上交感染防控管理部门备案。

（3）锐器伤后传染病预防措施：

1）被 HBV 阳性患者血液、体液污染的锐器刺伤：①未接种乙型肝炎病毒疫苗者，应注射乙型肝炎病毒免疫球蛋白和接种疫苗；②接种过疫苗并且 HBsAb 阳性者，无需处理；③接种过疫苗但 HBsAb 阴性者，应注射乙型肝炎病毒免疫球蛋白和接种疫苗；④乙型肝炎病毒感染状况不明确，应注射乙型肝炎病毒免疫球蛋白和接种疫苗，同时检测乙肝病毒血清学标志，根据结果确认是否接种第 2、3 针乙肝疫苗。建议在最后一剂疫苗接种 1~2 个月后进行病毒抗体追踪检测。

2）被 HCV 阳性患者血液、体液污染的锐器刺伤，目前不推荐采用接触后预防性药物治疗。建议于接触 4~6 个月后进行丙型肝炎抗体和谷丙转氨酶（又称丙氨酸转氨酶）基线检测和追踪检测。

3）被 HIV 阳性患者血液、体液污染的锐器刺伤，应有专业人员对暴露级别进行评估，根据暴露级别和病毒的载量水平，咨询专业医师考虑是否进行预防性治疗。

（二）工作人员手卫生规范

血液透析中心工作人员进行操作中应严格遵守国家卫生健康委员会发布的《医务人员手卫生规范》（WS/T 313—2019）。

1. 下列情况下医务人员应洗手和 / 或使用速干手消毒剂进行卫生手消毒。

（1）接触患者前；

（2）清洁、无菌操作前，包括进行侵入性操作前；

（3）暴露患者体液风险后，包括接触患者黏膜、破损皮肤或伤口、血液、体液、分泌物、排泄物、伤口敷料之后；

（4）接触患者后；

（5）接触患者周围环境后，包括接触患者周围的医疗相关器械、用具等物体表面后。

2. 手部没有肉眼可见污染时，宜用速干手消毒剂进行卫生手消毒。

3. 下列情况应洗手，不可单纯使用速干手消毒剂进行卫生手消毒。

（1）当手部有血液或其他体液等肉眼可见的污染；

（2）可能接触艰难梭菌、肠道病毒等对速干手消毒剂不敏感的病原微生物。

4. 下列情况医务人员应先洗手，然后进行卫生手消毒。

（1）接触传染病患者的血液、体液和分泌物以及被传染性病原微生物污染的物品；

（2）直接为传染病患者进行检查、护理、治疗或处理传染病患者污物。

5. 戴手套不能代替手卫生，戴手套前和脱手套后应进行手卫生。

6. 戴手套的时机

（1）接触透析单元内可能被污染的物体表面时戴清洁手套；

（2）注射药物、抽血、处理血标本、处理插管及通路部位、处理或清洗透析机等操作时戴清洁手套；

（3）进入不同治疗单元、清洗不同机器时应洗手或使用速干手消毒剂进行卫生手消毒，并更换清洁手套；

（4）进行深静脉插管、拔管和连接血管通路以及移植物内瘘穿刺时戴无菌手套；

（5）处理医疗废物时要戴清洁手套；

（6）复用透析器的工作人员应戴清洁手套。

7. 不戴手套的时机

（1）透析前准备（透析机检测、安装及冲洗管路和透析器）；

（2）测量患者血压等体检操作；

（3）离开透析单元时，应脱下手套，并进行洗手或卫生手消毒；

（4）配制各种药品；

（5）接触医疗文件；

（6）接触门把手、电脑、键盘、电话等公用物品；

（7）接触手机等个人用品。

十、血液透析室（中心）高传染性呼吸道传染病防控管理规范

维持性血液透析治疗患者因免疫力低下是呼吸道传染病的易感人群。血液透析室（中心）人群高度集中、接触频繁，以及患者每周 2~3 次往返社区和医院，并且我国目前绝大多数的血液透析室（中心）不具备呼吸道传染病防控设施条件，容易引发医护人员与患者、患者之间、患者家属之间的呼吸道传染病传播。因此，需要加强血液透析室（中心）的呼吸道传染病防控管理。

（一）医疗机构管理

1. 建议各级卫生健康行政部门依据本地区维持性血液透析治疗患者数量及呼吸道传染病的流行情况，指定设置定点血液透析治疗医院，主要收治传染性结核，以及合并流行性、传染性较强的呼吸道传染病的血液透析患者。

2. 定点血液透析治疗医院应具备呼吸道传染病的医疗服务能力，其血液透析室（中心）应具备呼吸道传染病的防控设施。

3. 合并传染性结核或确诊高传染性呼吸道传染病的在透或拟导入透析治疗的患者，应转入定点血液透析治疗医院进行血液透析治疗。

4. 疑似高传染性呼吸道传染病的在透或拟导入透析治疗的患者，应收入院单人隔离治疗。住院期间应迅速完善相关检测和检查，尽快明确诊断。无紧急血液透析适应证的患者，可延缓血液透析；存在紧急血液透析适应证的患者，可采用床旁肾脏替代治疗。

5. 处于高传染性呼吸道传染病隔离观察期的患者

（1）建议集中在指定机构进行隔离观察和床旁肾脏替代治疗。

（2）拟导入透析治疗的患者，无紧急血液透析适应证，可延缓至隔离观察期结束后再进行透析导入；存在紧急血液透析适应证的患者，可先在隔离区进行床旁肾脏替代治疗。

（3）符合标准出院后需要进一步隔离观察的患者，建议继续在定点医院进行血液透析，完成隔离观察。

6. 高传染性呼吸道传染病疫期内，拟导入透析治疗的患者建议优先选择腹膜透析治疗；存在腹膜透析禁忌证的患者，按照上述方式进行血液透析导入。

7. 建议血液透析室（中心）具备自然通风条件。使用新风系统装置，疫期内应加强清洁消毒，增加换气频率；发生疑似或确诊病例后，应立即关闭空调通风系统，采取清洗、消毒措施，经检测合格后方可重新运行。

（二）高传染性呼吸道传染病疫期补充执行的规章制度

在执行常规血液透析室（中心）感染控制规章制度的基础上，高传染性呼吸道传染病疫期内应补充执行以下规章制度：

1. 每日排查报告制度　根据传染病特点，建立相应的排查流程与表格，每日进行排查并记录。血液透析室（中心）出现呼吸道传染病确诊和疑似病例的血液透析患者，应立即上报所在医疗机构，并当日上报所在省级肾病学 / 血液净化质控中心。

2. 工作人员每日报告制度 血液透析室（中心）全部工作人员，包括医护人员、技师、辅助护理人员、保洁员、外送员等，每日需报告个人去向，以及 2 次（上午、下午各 1 次）体温监测数据。发生疑似或确诊呼吸道传染病的工作人员，按照规定隔离治疗；与疑似或确诊呼吸道传染病患者密切接触的工作人员，应按照呼吸道传染病特点进行隔离观察，其间不能上岗。

3. 风险教育和感控培训制度 包括严格执行手卫生操作，全面落实并执行标准预防措施，参照国家卫生健康行政部门制定的呼吸道传染病诊疗规范进行防护，加强全员防控知识培训。

4. 家属 / 陪护的培训宣教制度 包括防疫知识、通风、手卫生、正确佩戴口罩、呼吸道卫生及防护用具使用等宣教。

5. 患者和家属应签署疫情防控知情同意书 患者和家属应承诺如实向医护人员告知透析间期移动轨迹，与传染病疫区人员、传染病确诊或疑似患者及隔离观察者的接触史及是否出现呼吸道传染病症状，配合防疫排查工作，杜绝隐瞒不报。

（三）高传染性呼吸道传染病疫期血液透析室（中心）管理措施

1. 设置预检分诊护士

（1）护士正确佩戴合适的口罩、护目镜 / 防护面罩、戴乳胶手套，建议穿防护服。

（2）岗位职责：①测量并记录患者体温；②调查并记录患者及其家属在透析间期移动轨迹，与传染病疫区人员及传染病确诊、疑似患者及隔离观察者的接触史；③询问患者透析间期有无乏力、咳嗽、咳痰、鼻塞、流涕、咽痛及呼吸困难等传染病症状；④对体温≥37.3℃、可疑感染患者护送至发热门诊。

2. 患者及其家属 / 陪护人员管理

（1）患者管理：①在血液透析室（中心）期间佩戴合适的口罩；②进出血液透析室（中心）前后洗手；③透析期间不进食；④透析前后测量体温，并在透析治疗单中记录。

（2）患者家属及其陪护人员管理：疫情防控期内患者家属和陪护人员禁止进入血液透析室（中心）。血液透析室（中心）护士或辅助护理人员应协助患者更衣及在透析室内移动。

3. 消毒措施

（1）每班次治疗后，开窗通风 30min。

（2）每日治疗结束后用紫外线照射或符合呼吸道传染病消毒要求的方式进行消毒，

做好监测及消毒记录。

（3）环境物体表面和地面的消毒严格按照《医疗机构消毒技术规范》（WS/T 367—2012）进行。机器、床、餐桌等物体表面和地面采用500mg/L含氯消毒剂彻底擦拭消毒，并做好记录。

（4）机器、床、餐桌等物体表面及地面如有患者血迹、排泄物、分泌物、呕吐物等污染，先用吸湿材料如纸巾去除可见的污染，再用1 000mg/L含氯消毒剂擦拭消毒，并做好记录。

（5）推荐使用非接触式体温仪进行体温排查，如为接触式，应一用一消毒。

（6）严格按照《医疗废物管理条例》和《医疗卫生机构医疗废物管理办法》有关规定处置和管理医疗废物，分类、标识、密闭运送并登记。强化使用后医疗废物管理，集中处置，杜绝二次污染。

十一、新冠肺炎疫情期间血液透析的管理意见

新型冠状病毒肺炎（新冠肺炎）疫情期间，在严格执行血液透析感染控制与管理规范，特别是呼吸道传染病的控制与管理规范的基础上，建议重点加强以下管理。

（一）医疗机构管理

1. 省市级区域应备有在新冠肺炎定点医院建立定点血液透析室的预案。

2. 当省市级区域内合并新冠肺炎的维持性血液透析患者数量达到10例以上时，应启用定点血液透析室；并且，未经行政部门许可不得随意关闭血液透析室。

3. 当省市级区域内合并新冠肺炎的维持性血液透析患者数量较少（个例范围）时，可在定点医院进行床旁肾脏替代治疗。

4. 确诊新冠肺炎的维持性血液透析患者应在定点医院住院治疗。

5. 疑似诊断新冠肺炎或与新冠肺炎患者密切接触、需要医学隔离观察的维持性血液透析患者，应在卫生行政管理部门指定的机构进行单人床旁肾脏替代治疗；或者收入有条件的医院进行单人隔离床旁肾脏替代治疗，直至确诊新冠肺炎或解除医学隔离观察。

6. 达到出院标准、但仍需隔离观察的确诊新冠肺炎的维持性血液透析患者应在定点透析室进行血液透析或在定点医院进行床旁肾脏替代治疗，直至解除医学隔离观察。

（二）血液透析室（中心）管理

1. 建立并完善各项感染控制与管理的规章制度、流程和预案（同高传染性呼吸道传染病）。

2. 血液透析室（中心）出现新冠肺炎确诊病例时，应对全体工作人员、患者及其家属进行病毒核酸检测。

3. 居住或到过新冠肺炎流行中高风险地区的工作人员，应居家隔离暂停上岗，直至解除隔离观察。

4. 为减少透析患者往返社区医院的次数，降低感染风险；可以依据患者残肾功能和透析充分性评估的结果，减少血液透析治疗频次，但每周透析时间应不少于 10h。

（三）患者及其家属管理

1. 建议患者及其家属疫情期间居家隔离，不聚会、不聚餐，减少与非共同居住人员的接触。

2. 每次血液透析治疗往返社区与医院时，建议选择私家车；选择公共交通时应穿戴好个人防护装备（口罩等），保持社交距离。

3. 患者进入医院后全程佩戴口罩，透析治疗期间不进食；进出血液透析室（中心）应洗手或使用速干手消毒剂进行卫生手消毒。

4. 患者家属不得进入血液透析室（中心），尽可能缩短停留在医院的时间，并与他人保持社交距离。

5. 其他管理规范同高传染性呼吸道传染病控制与管理。

（四）工作人员管理

1. 严格执行血液透析感染控制与管理的各种规章制度，特别是高传染性呼吸道传染病控制与管理的规章制度（同上）。

2. 按照不同岗位，正确穿戴个人防护装备。

3. 新冠肺炎疫情期间，不聚会、不聚餐、不旅行，最大程度减少人员接触。

4. 新冠肺炎流行中高风险地区，应定期进行新冠肺炎病毒核酸检测。

第 4 章　血液透析室（中心）管理规范

一、候诊区和接诊室管理规范

候诊区和接诊室既是患者等候区域，也是患者称量体重，医护人员分配患者透析单元、评估生命体征、制订治疗方案，以及开取处方和化验单等的工作区域，应注重该区域的秩序管理。

1. 教育患者遵守透析室规章制度，积极配合医护人员工作，保障就诊和治疗有序。

2. 保持透析等候区、更衣室环境安静和整洁。

3. 患者等候区应保持地面清洁、防湿滑，不得摆放杂物，避免患者跌绊。

4. 设置有清晰的挂号、就诊、收费、取药、化验和辅助检查等诊治流程的提示板。

5. 在人群集中高峰时段，安排专人进行疏导和管理。

二、血液透析治疗准备室管理规范

（一）治疗准备室功能与设置

治疗准备室是放置各种药物和无菌物品的清洁区域，设置在血液透析室（中心）清洁区的位置。每班次应设置专职护士进行相关操作，进出该区域的人员应由透析中心的管理人员授权，封闭管理。

（二）治疗准备室管理

1. 非传染病和传染病的患者应分区，宜设置传染病患者专用治疗准备室。

2. 药品管理

（1）各种药品标识明确，独立存放，毒麻药双人双锁专人管理。

（2）静脉用、口服用、外用药物、一次性使用医疗物品标识明确并分类存放，按有效期顺序放置。

（3）根据不同药物特性放入冰箱或药柜中保存，按照时间顺序分类放置。

（4）定期检查治疗室存放药品的有效期，过期药品及时更换。

3. 冰箱应使用冰箱温度表持续监测，保持清洁，物品分类摆放整齐。

4. 进入透析治疗区域的物品不得再次进入治疗准备室。

5. 生活垃圾桶加盖，垃圾产生后随时清理；不得放置医疗废物桶。

6. 治疗准备室应达到《医院消毒卫生标准》（GB 15982—2012）中规定的Ⅲ类环境。

（三）药物配制流程

血液透析过程中所需的肝素溶液、低分子量肝素制剂、红细胞生成刺激剂、铁剂等药品的配制，必须在治疗准备室对每位患者分别进行配制。

1. 药品准备

（1）医护人员进入治疗准备室，应衣帽整洁、戴口罩，严格执行无菌操作原则。

（2）每次配药前先对治疗台面进行清洁消毒擦拭，确保治疗台干净整洁。

（3）根据医嘱仔细核对药名剂量，检查有效期、有无破损变色渗漏沉淀等，严格执行无菌原则，保证用药安全性。

（4）摆药、配药后产生的垃圾及时分类处理。

（5）每班清点药物。

2. 药品配制

（1）操作台上多种药物时要使用阻隔措施。

（2）配药时应遵循一药一具，不得交叉使用。

（3）静脉药物现用现配。

3. 药物使用

（1）配制好的药品注明患者姓名、药品名称、剂量及配制时间，放置在专用无菌治疗盘内备用，根据药品说明书要求存放，不能超过 2h。

（2）出治疗准备室进入患者透析单元的药品，不得再送回治疗准备室。

（3）指定患者配制的、已进入透析单元的未使用药品，不能用于其他患者。

（4）各种一次性使用医疗物品应遵循一人、一穿刺针、一注射器和一次性废弃原则。

（5）所有接触过患者的一次性使用物品直接丢弃，所有接触过患者的可复用物品如治疗车、托盘、仪器等必须经过清洁、消毒后才可再次进入治疗准备室。

（6）药品配制前后应二人查对并签名，药品使用前应再次进行查对。

三、血液透析治疗室 / 区管理规范

1. 透析治疗室 / 区应禁止摆放鲜花、带土植物及水生植物水族箱，不得存放工作人员的生活用品。

2. 透析治疗室 / 区不能存放非本班次、未使用的透析耗材、浓缩液及消毒用品。

3. 医疗物品与患者生活物品不得混放。

4. 透析机开机、透析管路安装及预冲期间，患者及其照护人员不能进入透析治疗室 / 区。

5. 一个透析单元不能同时放置多个患者的治疗用品。

6. 在实施有创操作时，正确使用个人防护用具（手套、口罩、护目镜 / 防护面罩），禁止在非操作区域戴手套。

7. 打开的透析用医疗物品应封闭保存，注明开包时间，有效期 4h。

8. 每次治疗结束对透析机表面清洁消毒并做好记录，机器表面不得有胶迹、血渍、污渍等。

9. 监护仪、除颤器、输液泵、理疗仪等公用医疗器械一人一用一消毒。

10. 一次性使用氧气湿化瓶和氧气管专人专用，应一次性使用。

11. 复用氧气湿化瓶要一人一用一消毒。

12. 急救车内喉镜、开口器、舌钳、重复使用简易呼吸气囊等用后送消毒供应中心集中清洗消毒，避污保存。

13. 透析治疗室 / 区应达到《医院消毒卫生标准》（GB 15982—2012）中规定的Ⅲ类环境。

四、水处理间与配液间管理规范

1. 水处理间、配液间应授权封闭管理。

2. 保持地面清洁、干燥，不得堆放杂物。

3. 使用过的透析液桶、消毒液桶等放置在专门存放区，不能与未使用桶装液体

混放。

4. 各种水质监测工具应独立存放，保存完好，效期、功能状态正常。

5. 透析浓缩液配制前，对透析干粉进行二人查对，现用现配。

6. 水处理间与配液间应达到《医院消毒卫生标准》（GB 15982—2012）中规定的Ⅲ类环境。

五、污物处理室管理规范

污物处理室是暂时存放医疗及生活废弃物的场所。

（一）医疗及生活废弃物的管理

各种医疗废弃物处理原则：第一时间、现场（透析治疗区）分类处理，封闭包装，封闭转运，严禁渗漏和遗撒，严禁锐器、生活与医疗废物混放。

1. 透析穿刺针、注射针头等使用后应即刻放置专用锐器盒中。

2. 治疗结束后应尽快将透析器膜内、膜外及管路内液体通过污水管道密闭排放。

3. 透析器、管路及相关用毕的医疗用品（注射器、护理包、棉签、手套等）放于黄色医疗废物袋中。

4. 生活废弃物品一律放置黑色垃圾袋中。

（二）污物处理室消毒及环境要求

1. 建议设置污物转运专用通道，污物处理室邻近污物通道出口。

2. 污物处理室保持干净整齐，通风良好，无异味。

3. 各种医疗、生活废弃物密闭存放，存放时间不能超过 24h。

4. 污物间台面、地面、门把手和保洁车等，每天用含氯消毒剂（500mg/L）或国家许可物表消毒用品进行消毒。

六、洁具间管理规范

洁具间是存放各种保洁工具及其清洗、消毒的场所。

1. 洁具间保持干净整齐，通风良好，无异味。

2. 消毒剂应现用现配，监测有效浓度，记录详实。

3. 清洁用具应分区使用，各区域使用清洁用具分开放置，并在清洁用具上做清晰标识。

4. 配置清洁区与污染区（含潜在感染风险区域）分开，普通区与隔离区分开的水池和拖布清洗池，各区域使用清洁工具分别冲洗、消毒，分开干燥存放。

第二篇

血液透析液和设备维修、管理标准操作规程

Blood Purification
Standard Operating Procedure (SOP)

第 5 章　透析用水处理设备及透析用水质量控制

血液透析用水处理设备包括从市政（含自取）饮用水源进入水处理设备的连接点到设备所生产水的使用点之间所有装置、管路及配件（或配套设备），如电气系统、水净化系统（前处理、反渗透机）、存储与输送系统及消毒系统等。透析用水的质量严重影响患者的透析质量与长期预后，因此，血液透析室（中心）必须进行相应保养、维修、消毒、更新、检测，并进行相应记录。

一、透析用水处理设备管理人员要求

1. 血液透析室（中心）应配备具有相关资质的工程师 / 技师负责设备运行、维护与管理。

2. 工程师 / 技师须具备较好的电气基本原理与操作技能，应熟知血液透析室（中心）的水处理设备与水质量控制管理规范，按规范要求掌握透析用水质量控制方法，熟练掌握透析用水处理设备的工作原理、维护及应急使用方案。参与相关专业的知识与技能培训，每年应获得一定数量的培训学分。

二、透析用水处理设备的基本要求

1. 透析用水处理设备应具有国家药品监督管理局颁发的注册证、生产许可证等。

2. 透析用水处理设备的产水水质必须符合并达到透析用水国家行业标准《血液透析及相关治疗用水》（YY 0572—2015）的要求，具体标准如下。

（1）生物污染物标准

1）透析用水中的细菌总数≤100CFU/ml，细菌总数 >50CFU/ml 应给予干预。

2）透析用水中的内毒素含量≤0.25EU/ml，内毒素含量 >0.125EU/ml 应给予干预。

（2）化学污染物标准（表 5-1）

■ 表 5-1　透析用水化学污染物标准

污染物	最高允许浓度 /（$mg \cdot L^{-1}$）	污染物	最高允许浓度 /（$mg \cdot L^{-1}$）
铝	0.01	钠	70（3.0mmol/L）
总氯	0.1	锑	0.006
铜	0.1	砷	0.005
氟化物	0.2	钡	0.1
铅	0.005	铍	0.000 4
硝酸盐（氮）	2	镉	0.001
硫酸盐	100	铬	0.014
锌	0.1	汞	0.000 2
钙	2（0.05mmol/L）	硒	0.09
镁	4（0.15mmol/L）	银	0.005
钾	8（0.2mmol/L）	铊	0.002

三、透析用水处理设备与管理规范

（一）软水器出水硬度的监测

目前常用软化媒介多为树脂材料，本文以树脂罐为例，供其他类型软水器参考。

1. 监测频率　每天 1 次。

2. 合格标准　树脂罐（软水器）的出水硬度，推荐 <1GPG（或 17.1mg/L）。

3. 监测方法　建议每天透析治疗前进行检测，应在水处理设备运转状态下，打开树脂罐（软水器）的出水取样阀，放水至少 60s 后，采集样本进行测定并记录结果。

4. 树脂罐（软水器）出水硬度超标常见原因及处理方法

（1）再生周期过长或再生水流量过大：需要根据设备软水控制器控制方式，调整再生周期或再生制水量。

（2）盐水未饱和，吸盐水量不足：应保证盐桶中有足够的饱和盐水，检查吸盐管路，进行手动再生。

（3）控制头故障，再生未正常进行：检查控制头设定是否正常，观察控制头动作状态，维修或更换控制头。

（4）控制头或中心管密封泄漏：检查更换密封件。

（5）树脂罐产生偏流，树脂丢失：加强再生反向冲洗，更换或补充树脂。

（二）活性炭罐出水总氯的监测

1. 监测频率 每天 1 次。

2. 合格标准 活性炭罐出水的总氯含量≤0.1mg/L。

3. 监测方法 每天开始透析治疗前，透析用水处理设备运转至少 15min 后开启活性炭罐出水取样阀，取样进行测定并记录。

4. 问题处理 活性炭罐出水的总氯含量 >0.1mg/L 时应立即停止该水处理设备供水，查找并处理相关原因，常见原因及处理方法如下。

（1）反向冲洗周期过长：需要调整反向冲洗周期。

（2）用水量增加，活性炭充填量不足：补充活性炭。

（3）控制头故障或设定错误：检查控制头设定是否正常，观察控制头动作状态，维修或更换控制头。

（4）控制头或中心管密封泄漏：检查并更换密封件。

（5）活性炭被包裹或丢失：加强反向冲洗，更换或补充活性炭。

（三）透析用水的生物污染物监测

1. 监测频率 细菌培养应至少每月 1 次；内毒素检测至少每 3 个月 1 次。

2. 合格标准 检测结果必须符合并达到上述国家行业标准《血液透析及相关治疗用水》（YY 0572—2015）的要求。

3. 监测方法 取样点至少应包括供水回路的末端。样本取样口应保持开启并放水至少 60s 后，对样本取样口进行消毒，可使用 75% 乙醇消毒擦拭出水口外表面 3 次，待乙醇完全挥发后方可采样。不能使用其他消毒剂。

4. 透析用水生物污染物超标的常见问题及处理方法

（1）未进行有效消毒：检测透析用水细菌数 >50CFU/ml，或内毒素 >0.125EU/ml 时，应进行水处理系统完整消毒。

（2）反渗透膜密封件泄漏：检查更换密封件。

（3）反渗透膜破损：更换反渗透膜。

（四）透析用水的化学污染物监测

1. 监测频率 至少每年测定 1 次。

2. 合格标准 检测结果必须符合上述国家行业标准《血液透析及相关治疗用水》（YY 0572—2015）的要求。

3. 监测方法 取样点应至少包括供水回路的末端。取样口应开启至少 60s 后用专用容器取样，送检测定。

4. 常见问题及处理方法

（1）反渗透膜密封件泄漏：检查更换密封件。

（2）反渗透脱盐率下降：降低回收率，更换反渗透膜。

（3）反渗透膜破损：更换反渗透膜。

（五）特殊情况下透析用水处理设备的监测与处理

疑似透析用水污染物超标、新安装的水处理设备、更换反渗透膜后、更换透析用水供水管路后的水处理设备，必须进行系统性的消毒处理，理化与生物污染检测达标后，方可投入使用。

四、透析用水处理设备的维护

（一）维护原则

1. 透析用水处理设备的滤芯、活性炭、树脂、反渗膜等需根据水质检测结果或按照制造商的规定进行调试、维护、保养与更换，并记录和保存文档。

2. 透析用水处理设备每年应进行一次全面的维护、保养和检测，包括报警功能模拟测试、电气检测等，确保设备的正常运行。并应有相应的维护记录。

3. 每天监测水处理设备的实际产水量，在制造商标称的最低温度条件下应该不少于实际透析所需的水使用量，进行记录。

（二）透析用水处理设备的常规维护内容

参照《血液透析和相关治疗用水处理设备常规控制要求》（YY/T 1269—2015），具体内容（表 5-2）。

■ 表 5-2 透析用水处理设备的常规监测对象、项目和周期

监测对象	监测项目	监测周期
砂滤器	入、出口压降	每天
砂滤器反向冲洗循环	反向冲洗循环，时间设定	每天
滤芯式过滤器	入、出口压降	每天
软化器	原水的软化	每天
软化器盐箱	有未溶解的盐和盐溶液的量	每天
软化器再生循环	再生循环的时间或流量设定	每天

续表

监测对象	监测项目	监测周期
活性炭吸附器	出水的总氯含量	每天治疗前运转 15min 后
反渗透装置	处理水的电导率	每天（持续的监测）
反渗透装置	产水和浓缩水流量	每天（持续的监测）

（三）前处理系统的维护

1. 滤芯式滤器 建议每天监测滤器入口和出口的压力。当水阻压力（入口压力减去出口压力）大于 0.06MPa 应更换滤芯，或根据情况定期更换，更换周期应小于 3 个月。

2. 每天巡视观察砂滤、树脂、活性炭罐控制阀（头）的工作情况。各控制器的显示时间应与当前时间相符，误差大于 30min 应校准；观察自来水进水水压、砂滤、树脂、活性炭罐出水水压；检查设定的自动反向冲洗时间是否正确，观察反向冲洗过程是否正常；当砂滤、树脂、活性炭罐水阻增大，不能满足反渗透主机用水时应查找原因；砂滤罐反向冲洗，活性炭罐反向冲洗，树脂再生应分别进行。

3. 观察树脂罐的工作情况，控制阀（头）能正常吸入饱和盐水、向盐箱注水，应对盐箱进行监测以确保盐溶液的饱和度符合使用要求，并确保有足够的盐溶液以保证软水器的正常运行。盐充足的标准为盐箱内持续可见未溶解盐，发现盐量不足时，应及时添加。

4. 如果活性炭颗粒被污物包裹、结块、破损、缺失等导致与水的有效接触面积及接触时间减少，将导致清除总氯能力下降（此时检测活性炭罐出水总氯含量 >0.07mg/L）。此时可对活性炭罐进行反向冲洗、维护等处理，如果仍不能达标，在排除其他原因时，必须更换活性炭滤料。

5. 钠型阳离子树脂颗粒破损、结块、缺失、失效、再生不良等，导致清除钙、镁离子能力下降，经有效再生仍不能满足临床需要（如不能满足 1 天透析用水），并排除其他原因，必须更换树脂。

（四）透析用水处理设备主机的维护

1. 反渗透水处理组件（反渗透机）是透析用水处理设备的核心组件。工作时观察高压泵出口、反渗透机产水（透析用水）与排水（浓水）侧的压力，反渗透机进水、产水的电导率变化，产水与排水的流量，进水温度等重要参数。反渗透水供水压力控制在 0.10~0.3MPa，产水量应大于最大用水量的 20%。

2. 监测透析用水电导率　电导率监测可直接反映反渗透水处理机产水水质（离子）变化。电导率与水中含盐量呈正相关。当透析用水电导率明显升高、反渗透水处理的脱盐率小于 95% 时，应考虑反渗透膜老化、损坏，应对透析用水进行化学污染物检测，确定透析用水是否合格。

3. 下述情况时应更换反渗透膜　①透析用水处理设备的产水水质下降，脱盐率下降至 95% 以下，清洗无效；②产水量不能满足需要，清洗无效，排除其他可纠正因素；③反渗透组件损坏（破膜、膜脱落、压密、被氧化）。

4. 更换反渗透膜组件后应对系统进行消毒，并对透析用水进行化学污染物检测和细菌、内毒素检测。

（五）透析用水处理设备（包括反渗透水处理主机）的消毒

1. 根据透析用水处理设备使用说明书要求确定消毒周期。

2. 检测透析用水细菌数 >50CFU/ml，或内毒素 >0.125EU/ml 时，应进行主动性干预处理。处理方法根据设备的不同分为热消毒和化学消毒，按照产品说明书选择。

（1）热消毒

1）反渗透膜热水消毒：80℃≤水温≤85℃，维持该温度的时间应 >20min，但透析治疗前必须降至常温。

2）热水供水管路消毒：回水端水温≥85℃，该有效温度的维持时间应 >20min，准备透析治疗前降至常温。

（2）化学消毒

1）常用的化学消毒剂有过氧乙酸（有效浓度 1 500~2 000mg/L，水温 <25℃，浸泡时间≤2h）和透析用水处理设备专用消毒剂，按说明书使用。消毒液应具有国家药品监督管理局颁发的注册证、生产许可证，或者具有所在地省级卫生健康行政部门发放的卫生许可证或备案的消毒液商品。

2）根据不同消毒剂的使用方法，应监测最小有效浓度、接触时间，每次消毒后，必须测定消毒剂的残留浓度。

3）复合膜消毒：不能用含氯消毒剂消毒。氧化性药剂（如过氧乙酸）均会对反渗透膜造成一定的破坏，应节制使用。

4）供水管路消毒：常用化学消毒剂有过氧乙酸（有效浓度 1 500~2 000mg/L）、含氯消毒剂（有效浓度 1 500~2 000mg/L）和专用消毒剂，按说明书选择使用。

5）化学消毒完成后，必须对透析用水处理设备主机和供水管路进行完整的冲洗，特别注意供水主管道与透析机之间的连接软管的消毒液冲洗干净。

6）准备透析治疗前确保管路各处透析用水消毒剂残留在安全范围内（注意供水管路与透析机进水管连接三通处），建议检测透析机排水。消毒剂残留量超标（过氧乙酸残余≥1mg/L、总氯含量≥0.1mg/L）者，严禁用于透析治疗。

（3）水路盲端消毒方法：目前血液透析机、透析用水处理设备及供水管路的常规消毒方法中，供水管路出口和透析机之间的连接管路部分经常是消毒的盲区。

解决方法：透析用水的供水管路进行消毒时，用含有消毒剂的水或者热水来回冲洗透析机（透析机必须处于水洗操作状态）。若使用化学消毒剂消毒可监测透析机排水中消毒剂的浓度，待消毒剂有效浓度达标（过氧乙酸：有效浓度 1 500~2 000mg/L；含氯消毒剂：有效浓度 1 500~2 000mg/L）后即可停机进行浸泡，浸泡结束后应对每台透析机进行彻底的水洗操作，并检测化学消毒剂的残留，残留量符合标准（过氧乙酸残余 <1mg/L、总氯含量 <0.1mg/L）要求方可使用。

3. 透析用水处理设备停机后再启动的处理程序　透析用水处理设备停机≥48h，使用前必须进行一次透析用水处理设备的系统性消毒包括主机和供水管路，要求细菌和内毒素水平必须达到上述透析用水国家行业标准。

（六）透析用反渗透水处理系统运行记录

1. 记录内容与说明

（1）预处理部分：包括硬度、总氯、自来水压力、砂滤罐压力差、树脂罐压力差、活性炭罐压力差、砂滤罐反向冲洗、活性炭罐反向冲洗、树脂再生情况、加盐量以及滤器更换。

压力和压力差说明（图 5-1）：

1）自来水压力：P1。

2）砂滤罐压力差：P2-P3。

3）树脂罐压力差：P3-P4。

4）活性炭罐压力差：P4-P5。

（2）反渗透主机：包括高压泵进水压力，高压泵出水压力，膜排水压力，膜产水压力，进水电导率，产水电导率，产水量，排水量，进水温度，供水压力（双级）。反渗透主机检测压力、电导率和水量见图 5-2。

2. 水处理系统日常检测记录单　参照《血液净化临床工程技师日常工作内容和常规操作的指导意见》，具体内容见表 5-3。

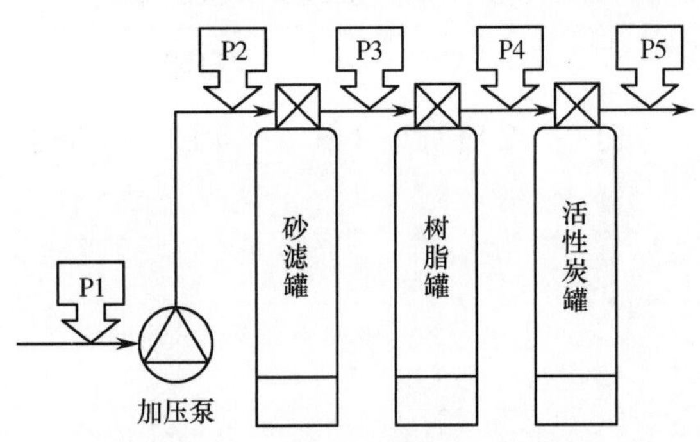

■ 图 5-1 预处理部分检测压力示意

注：P1. 自来水压力；P2. 砂滤罐进水压力；P3. 树脂罐进水压力；P4. 活性炭罐进水压力；P5. 活性炭罐出水压力。

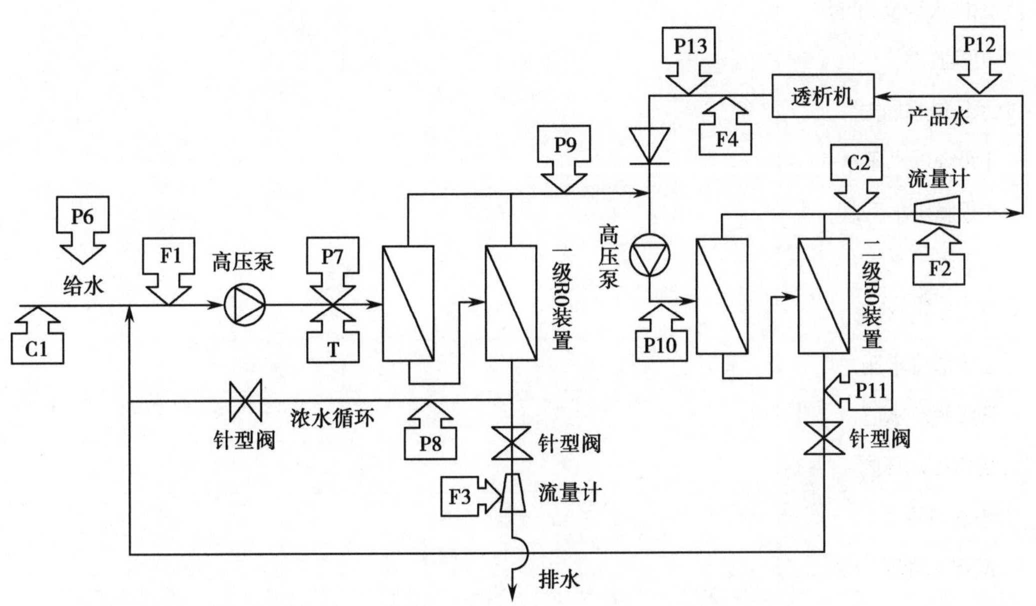

■ 图 5-2 反渗透主机检测压力、电导率和水量示意

注：①水压力：P6. 水机进水压力；P7. 一级膜进水压力；P8. 一级膜排水压力；P9. 一级膜产水压力；P10. 二级膜进水压力；P11. 二级膜排水压力；P12. 二级膜产水压力；P13. 产水回水压力。②电导率：C1. 进水电导率；C2. 产水电导率。③水量：F1. 进水量；F2. 产水量；F3. 废水量；F4. 回水量。④水温：T. 进水温度。

■ 表 5-3 水处理系统日常检测记录单

检测项目	日期						
	1日	2日	3日	4日	5日	6日	7日
进水压力							
控制器状态							
砂滤罐压差							
砂滤罐反向冲洗							
硬度							
树脂罐压差							
树脂再生情况							
残余氯							
活性炭罐压差							
活性炭罐反向冲洗							
更换滤器							
水机进水压力							
1 级膜进水压力							
1 级膜排水压力							
1 级膜产水压力							
2 级膜进水压力							
2 级膜排水压力							
2 级膜产水压力							
纯水回水压力							
进水电导率							
产水电导率							
进水量							
产水量							
废水量							
回水量							
水温							
系统消毒							
签字							

五、透析用水处理设备故障的原因与处理

（一）反渗透组件产水量下降的原因及对策

1. 系统运行压力降低　原因包括进水压力流量太低、前级加压泵故障、预处理组件内水阻增大、保安过滤器阻塞、高压泵效率降低、循环量或排放量过大等，找出原因并作相应处理。一般复合膜的运行压力在 1~1.5MPa，低压膜的运行压力在 1.05MPa。

2. 进水电导增加使渗透压增加，驱动力减少。原因包括进水电导增高、回收率过高等。

3. 发生反渗透膜组件的压密　需要更换反渗透膜。

4. 反渗透膜表面被污染　需要清洗、消毒反渗透膜。

5. 进水温度过低　常发生在冬季，水温降到 5℃以下时尤为明显。

（二）反渗透组件产水水质下降的原因及对策

水质下降的主要表现为电导率升高，水中含盐量增加，系统脱盐率下降。

1. 反渗透膜被氧化　氯、臭氧或其他氧化剂对反渗透膜有一定的氧化损害，消毒时使用氧化剂浓度、时间等超过规定标准时，反渗透膜有可能被氧化，严重时需换膜。

2. 机械损伤　反渗透膜或连接件的机械损坏会造成给水或浓水渗入产品水中，系统脱盐率下降，产品水流量升高。常见的机械损伤包括：密封圈泄漏，膜卷窜动，膜表面磨损。发生机械损伤时应找出原因，作相应处理。

第 6 章　血液透析器和滤器复用标准操作规程

一、定义和概述

血液透析器 / 滤器复用：对使用过的透析器 / 滤器经过冲洗、清洁、消毒等一系列处理程序，并达到规范要求后再次应用于同一患者进行透析治疗的过程。

血液透析器 / 滤器的复用存在争议，复用的缺点包括：增加患者的感染危险，降低透析器 / 滤器的效能，复用过程中增加患者和医务人员接触化学试剂的机会，透析器破膜失血等。但是，血液透析器 / 滤器规范复用也有一定的优势，包括：提高透析器生物相容性，减少免疫系统的激活，减少“首次使用综合征”发生及降低透析成本等。我国大多数透析室（中心）的血液透析器 / 滤器都是一次性使用，也有部分透析室（中心）重复使用透析器 / 滤器。血液透析器 / 滤器的复用涉及医务人员的培训、复用设备和复用消毒程序、复用用水要求、复用室环境安全要求、复用质量检测、复用使用程序等的质量控制。

二、血液透析器 / 滤器复用原则

1. 复用的血液透析器 / 滤器必须有国家药品监督管理局颁发的注册证、生产许可证等，并明确标明为可复用的血液透析器 / 滤器。

2. 遵照 2005 年卫生部印发的《血液透析器复用操作规范》（卫医发［2005］330 号）进行操作和管理。

3. 需复用的血液透析器 / 滤器，下机后 15~30min 内或下机后立即处理，如遇特殊情况，2h 内不能处理的可在冲洗后冷藏，但 24h 之内必须完成消毒和灭菌程序处理。

4. 血液透析器 / 滤器是否复用由主管医师决定，医疗单位应对规范复用透析器和滤器行为负责。

5. 主管医师要告知患者复用可能产生的风险，患者签署“血液透析器 / 滤器复用知情同意书”。

6. 合并乙型病毒性肝炎、丙型病毒性肝炎、梅毒及艾滋病等可能通过血液传播的传染性疾病的患者禁止复用。

7. 对复用过程中使用的消毒剂过敏的患者不能复用。

8. 透析管路（包括血液滤过的连接管路）不能复用。

三、复用血液透析器和滤器人员培训及建立健康档案

1. 血液透析器 / 滤器复用的操作人员必须是护士、技术员或经过培训的专门人员。

2. 复用操作人员经过培训，能正确掌握操作程序和规范。

3. 复用操作人员应定期考核，考核合格后才可进行复用操作。

4. 血液透析室（中心）负责复用操作人员技术资格的认定。

5. 建立复用操作人员健康档案，定期检查肝炎等传染病指标，并接受免疫接种。

四、复用消毒程序

（一）复用条件

应具备专用复用室，内设反渗水接口，全自动复用机。应在透析室（中心）清洁区域内设置复用透析器 / 滤器储存室。

（二）复用室环境与安全要求

1. 环境要求　复用室应设置在污染区，应保持清洁卫生，通风良好，并具备排风、排水设施。

2. 复用室内设置反渗水接口，反渗水管路应为循环管路设置，不能为盲端。

3. 贮存室　复用透析器 / 滤器储存室应设置在清洁区。

4. 复用操作人员防护　在复用过程中操作者应穿戴防护手套和防护衣（隔离衣），应遵守感染控制规范，须佩戴防护面罩或护目镜、口罩。

5. 复用室应设有冲眼装置　确保复用工作人员一旦发生眼部职业暴露时能即刻有效地冲洗。

（三）消毒剂的使用和贮存

必须使用国家药品监督管理局批准或取得所在地省级卫生健康行政部门发放的卫

生许可证或备案的消毒液商品。按透析器复用机使用说明书选择消毒剂。常用消毒剂及贮存条件见表 6-1。

■ 表 6-1　常用消毒剂及贮存条件

消毒剂	浓度 /%	需要最短消毒时间及温度 *	消毒有效期 /d **
过氧乙酸	0.3~0.5	6h，20℃	3
renalin	3.5	11h，20℃	14~30
戊二醛	0.75	1h，20℃	14~30

注：renalin. 冷式清洗灭菌剂。* 复用血液透析器使用前必须经过最短消毒时间消毒后方可使用。** 超过表中所列时间，血液透析器必须重新消毒方可使用。

（四）全自动复用机操作程序

操作程序应按照产品说明书进行。复用过程注意事项包括：

1. 血液透析室（中心）须设立血液透析器 / 滤器复用手册，内容包括复用的相关规定、复用程序、复用记录等。

2. 透析结束后血液透析器 / 滤器应在清洁卫生的环境中运送，并立即处置。如有特殊情况，2h 内不能处置的血液透析器 / 滤器可在冲洗后冷藏，但 24h 之内必须完成血液透析器 / 滤器的消毒和灭菌程序。

3. 血液透析器 / 滤器首次复用前应贴上透析器复用标签，内容包括：姓名、性别、年龄、住院号或门诊号、透析器 / 滤器型号、复用日期、复用次数、操作人员姓名或编号，复用后专人专用。

4. 不同透析器 / 滤器对应连接不同的防交叉感染连接接头，减少交叉感染可能性。

5. 常用消毒剂灌入透析器 / 滤器的血室和透析液室，保证至少应有 3 个血室容量的消毒剂经过透析器 / 滤器，使消毒剂不被水稀释，并能维持原有浓度的 90% 以上。

6. 血液透析器 / 滤器外壳处理，应使用与血液透析器 / 滤器外部材料相适应浓度消毒液（如 0.05% 次氯酸钠）浸泡或清洗血液透析器 / 滤器外部的血迹及污物。

（五）复用后检测

1. 外观检查　标签字迹清楚，牢固贴附于透析器 / 滤器上；透析器 / 滤器外观正常，无结构损坏和堵塞，端口封闭良好、无泄漏；存储时间在规定期限内。

2. 性能检测

（1）容量检测：全自动复用机自动检测透析器 / 滤器血室容积，透析器 / 滤器容量至少应是原有初始容量的 80%。

（2）压力检测：全自动复用机自动检测透析器 / 滤器是否破膜，维持透析器 / 滤器血室 250mmHg 正压 30s，压力下降应 <0.83mmHg/s；对高通量膜，压力下降应 <1.25mmHg/s。

3. 消毒剂浓度检测　在透析器 / 滤器灌注灭菌剂后和使用前应该检测透析器 / 滤器内灭菌剂的浓度是否达到灭菌标准，确定灭菌有效（不同的消毒剂采用不同的试纸检测）。

4. 消毒剂残余量检测　可根据消毒剂产品的要求，采用相应的方法检测透析器 / 滤器消毒剂残余量，确保符合标准。残余消毒剂浓度要求如下：过氧乙酸 <1μg/L、renalin<3μg/L、戊二醛 <1~3μg/L。消毒剂残余量检测后 15min 内应开始透析，防止可能的消毒液浓度反跳。如果等待透析时间过长，应重新清洁、冲洗、测定消毒剂残余量，使之低于允许的最高限度。

（六）复用后血液透析器 / 滤器贮存

复用处理后的血液透析器 / 滤器应贮存于透析室（中心）清洁区设置的复用透析器 / 滤器储存室。

五、血液透析器 / 滤器复用用水要求

血液透析器 / 滤器复用应使用反渗水。供复用的反渗水必须符合水质的生物学标准，有一定的压力（1.5~2.0kg/m^2）和流速（3~4L/min），参考《血液透析器复用操作规范》，必须满足高峰运行状态下的设备用水要求。

1. 消毒　水处理系统的设计应易于整个系统的清洁和消毒，消毒程序应包括冲洗系统的所有部分，以确保消毒剂残余量控制在安全标准允许的范围内。

2. 水质要求　应定期检测复用用水的细菌和内毒素水平。应在血液透析器 / 滤器与复用系统连接处或尽可能接近此处进行水质检测。细菌水平不得超过 100CFU/ml，干预限度为 50CFU/ml；内毒素含量不得超过 0.25EU/ml，干预限度为 0.125EU/ml。当达到干预限度时，可继续使用水处理系统，但应采取措施（如消毒水处理系统），防止系统污染进一步加重。

3. 水质细菌学、内毒素检测时间　最初应每周检测 1 次，连续 2 次检测结果符合要求后，细菌学检测应每月 1 次，内毒素检测应至少每 3 个月 1 次。

六、复用所致不良事件的相关临床表现

使用复用透析器 / 滤器后出现的不明原因的发热和 / 或寒战，以及血管通路侧上肢疼痛等，应注意是否与复用相关，并检测复用冲洗的反渗水内毒素含量及复用透析器 / 滤器消毒剂残余量。

七、复用血液透析器 / 滤器的使用注意事项

1. 复用透析器 / 滤器只能同一患者使用，不得他人使用。

2. 复用次数应依据透析器 / 滤器整体纤维容积（total cell volume，TCV）、膜的完整性实验和外观检查来确定，三项中任何一项不符合要求即应废弃。使用全自动复用程序，低通量透析器推荐复用次数不得超过 10 次，高通量透析器 / 滤器复用次数不得超过 20 次。

3. 每次使用复用血液透析器 / 滤器前及治疗中应监测体温，以及其他生命体征和临床症状。

第 7 章 血液净化设备的使用与维护

一、血液净化设备的基本要求

1. 血液净化设备必须有国家药品监督管理局颁发的注册证等。符合国家医疗器械行业标准《血液透析设备》（YY 0054—2010）、《连续性血液净化设备》（YY 0645—2018）及相关标准的要求。

2. 透析用水处理设备应该有国家药品监督管理局颁发的注册证等。符合中华人民共和国医药业标准《血液透析和相关治疗用水处理设备技术要求》。

（1）透析用水处理系统的产水水质必须符合中华人民共和国医药业标准《血液透析及相关治疗用水》（YY 0572—2015）的要求。

（2）产水量满足透析用水的需求（透析机、溶解浓缩粉用水、血液透析器复用用水）。

二、血液净化设备的使用与维护基本要求

1. 医疗机构应为每一台血液净化设备（包括水处理设备、血液透析机、血液透析滤过机等）编号并建立档案，档案内容应包括透析机的相关信息、故障、维修、保养、转让、实际使用时间等事项。

2. 血液净化设备的使用应按照设备使用说明书，在设备规定的环境下（包括温度、湿度、电压、供水压力等）使用，并按照要求进行操作。

3. 按照《医疗器械监督管理条例》（国务院令第 650 号）及设备使用说明书，定期进行技术安全检查、参数校对和常规维护保养。血液透析室（中心）应当按照产品说明书的要求进行检查、检验、校准、保养、维护并予以记录，记录保存期限不得少于医疗器械规定使用期限终止后 5 年。

4. 更改血液透析机 / 血液透析滤过机消毒程序，改变消毒液原液浓度或吸入量时，

应在消毒完成后，使用消毒剂残留量试纸（试剂）在排水口取样，检测水路中的残留浓度，达到安全标准后方可应用。

5. 血液净化设备的维护工作必须在人机分离的情况下进行，以确保患者安全。

6. 建议血液透析室（中心）配备备用透析机。备用透析机停用 >48h，使用前应进行一次完整的水路消毒。

7. 按照《医疗器械监督管理条例》（国务院令第 650 号），血液透析室（中心）应监测血液净化设备不良事件；发现不良事件或者可疑不良事件，应向医疗器械不良事件监测技术机构报告。

三、血液净化设备维护内容

1. 透析机维护　透析机是集电子、机械、自动化控制于一体的医疗设备。从结构上可分为电路控制与监测（简称“电路”）、外部血液循环通路（简称“血路”）、透析液通路（简称“水路”）3 个部分。应定期校准与维护水路、电路、血路各项参数（详见透析机技术说明书）。

2. 水处理系统维护　参见“第 5 章透析用水处理设备及透析用水质量控制”。

四、血液净化设备报警处理原则

1. 报警装置应按要求定期校准其精度，发现问题及时处理，不得废除报警装置或随意改变报警参数。

2. 发生报警时应按消音键，查看报警内容，找出报警原因。正确处理后，再复位或继续透析治疗。原因不明或报警原因未解决时，不得进入透析治疗状态。

3. 当透析治疗过程中判定是透析机故障时，应终止治疗或更换机器。

五、透析机常见报警的处理

1. 透析液温度报警及原因

（1）当发生温度报警时，透析机将进入旁路状态。

（2）造成温度报警的原因有进水温度异常、透析液流量不稳定、加热器损坏、温度传感器工作点漂移或损坏、控制电路故障及除气系统工作不良。

2. 电导率报警及原因

（1）发生电导率报警时透析机进入旁路状态。

（2）当电导率报警发生时，应首先检查 A、B 浓缩液量是否足够，A、B 浓缩液吸液管连接是否牢固，吸液管路内是否有气泡，A、B 浓缩液的配制或原液型号是否正确，发现问题进行相应处理。

（3）透析机的混液系统故障导致透析液的电导率超出报警限值，主要原因有 A 或 B 浓缩液泵故障、透析液的流量异常、控制系统故障。

（4）透析机的电导率监测和显示故障

1）常见原因：电导率传感器或温度补偿传感器被污染、结垢，传感器连接件接触不良，传感器工作点漂移；或显示异常时的不正确操作。

2）可导致显示值与透析液的实际值不符，而透析机不报警。此故障对透析治疗有潜在危险性，不合格的透析液将通过透析器，将给患者带来不适或严重后果。

（5）当透析机的电导率显示值与设定值出现偏差大于 ±0.3ms/cm 时，应用标准电导率仪或送实验室检测透析液电解质浓度；疑似出现偏差时，用标准电导率仪进行检测，发现问题及时处理。

（6）不得随意改变报警窗口。

（7）更换不同规格 A、B 浓缩物、调整混合比时应对透析液进行离子检测。

（8）患者出现疑似透析液离子浓度偏差引起的症状，或透析治疗后实验室检测血液中离子浓度异常时，应立即检测透析液离子浓度。

（9）透析治疗结束后对透析机进行酸洗，并定期清洁电导率传感器。

3. 漏血报警与处理

（1）发生漏血报警时，透析机进入旁路状态，阻止透析液流向透析器（滤器）和/或阻止置换液流进血液。

（2）报警发生后应首先观察透析器是否破膜，如透析器破膜透析液侧可见血细胞，这时应按操作规定更换透析器；如未发现漏血，经两人确认后可按透析治疗键继续透析治疗。

（3）漏血误报警

1）上述操作后报警继续存在，确认为误报警。

2）判断可能是空气进入漏血传感器引起时，应检查透析液连接口是否密封，透析器发生凝血或脱气泵效率降低也可发生此报警。

3）漏血误报警解除困难时原则上应分离患者，停止透析。

4）漏血误报警常见原因：漏血报警传感器被污染，漏血传感器工作点漂移，漏血传感器进入较多空气。

5）漏血误报警的一般处理：用化学方法（次氯酸钠）或人工清洁漏血传感器污染后，按透析机说明书重新校准漏血传感器，校准无效时应考虑漏血传感器损坏或电路故障。

4. 静脉压、动脉压报警

（1）应首先判断是否因操作、治疗引发的报警。

（2）怀疑动脉压、静脉压传感器故障或工作点漂移时可用以下方法检验，夹紧动脉压或静脉压测量接管，分开与透析机动脉压或静脉压测量接口的连接，测量接口对空气开放，这时动脉压值或静脉压值显示应为 0 ± 3mmHg，如不为 0 说明压力传感器故障或工作点漂移。

（3）压力传感器故障时应更换，工作点漂移时，应按说明书重新校准。

5. 空气监测报警

（1）气泡监测器：静脉管路内出现 >0.05ml 气泡时，应发出报警。

（2）液面监测器：当静脉壶内液面低于监测器时，应发出报警。

（3）发生空气报警时，透析机进入旁路状态，血泵停止工作，静脉管路夹关闭。

（4）报警发生后先检查静脉壶内的血液平面或静脉管路内是否有气泡，如静脉壶液面下降或静脉管路内有气泡，应查找其产生原因并作相应的处理，再进入透析治疗状态。

（5）空气监测报警的主要原因：①体外循环血液管路血泵前管路微漏、接头不严、透析器排气不充分是空气报警的主要原因；②血液管路与报警传感器接触不良，如血液管路、静脉壶直径细等，可用清水或酒精擦拭传感器表面；③传感器工作点漂移或损坏。

6. 透析液压和跨膜压（TMP）报警及原因

（1）发生透析液压或跨膜压报警时，透析机进入旁路状态，血泵停止工作。

（2）由于透析器血液侧与透析液侧对于水阻力较小，血液侧压力与透析液侧压力相互影响。所以当跨膜压或透析液压报警时应判断是透析治疗所致，还是透析机故障引起。

六、脱水（超滤）误差

因多种因素可导致脱水误差。透析治疗结束后，患者的脱水量与设定脱水量差值超过设备规定范围时，应积极寻找原因，必要时校准透析机脱水准确性。

1. 脱水误差是因透析机的原因造成时，透析机一般不报警。有脱水泵或平衡装置监测系统的透析机能发出脱水泵或平衡装置异常报警。

2. 影响脱水准确性的原因较多，主要有体重计（秤）引起的计量误差（常用体重计分度值 50~200g）、患者正常生理代谢、患者透析治疗过程中摄入量误差、透析治疗脱水的设定误差、透析治疗血液管路盐水预冲量和回水量及治疗中补液量等引起的误差、计量单位不同（脱水设定是 L，患者体重是 kg）产生误差等，以上均不属于透析机脱水误差。

3. 透析机脱水误差　指透析机平衡装置和脱水泵故障引起的脱水误差，为脱水泵误差和平衡装置误差叠加而成。

（1）透析治疗结束后，患者的脱水量与设定脱水量差值小于 ±0.2kg（体重计分度值 100g）时，可忽略不计。

（2）差值 >±50ml/h 时应暂停使用透析机，怀疑是透析机故障引起的误差时需检测透析机的脱水准确性。

（3）对有平衡装置的透析机可用电子秤检验透析机脱水的准确性。将透析机准备好，进入模拟透析状态，把透析液接头放入盛水容器内（约 3 000ml），容器放在电子秤上（精度 2g），电子秤置零，透析机设定除水量（1 000ml）、脱水速度（1 000ml/h），进入治疗状态，观察电子秤显示值与透析机记录脱水量的情况，如差值在 ±40ml/(g·h）之内，说明透析机脱水误差在允许范围内；反之透析机存在平衡装置误差或脱水泵误差，应检查平衡系统或校正脱水泵。

（4）有些透析机设计时为防止反超滤的发生，设定了最小超滤量（50~100ml/h），当透析机设定脱水速度为 0 时，会有 50~100ml/h 的脱水。

（5）当透析治疗过程中发现透析机有泄漏现象，应找出泄漏点。

（6）平衡装置本身或平衡系统内的水路部分出现泄漏、故障都可引起透析机脱水误差。

第 8 章　集中供液系统操作规范

集中供液系统主要分为集中供浓缩透析液系统（central concentrate delivery system，CCDS）和集中供透析液系统（central dialysis fluid delivery system，CDDS）。

第 1 节　集中供浓缩透析液系统

一、中心供液配制室

1. 配制室应位于透析室清洁区内相对独立区域，周围无污染源，符合《医院消毒卫生标准》的Ⅲ类环境。保持环境清洁。配制室房间的选择应满足供液系统安装的要求。

2. 配制室面积应为中心供液装置占地面积的 1.5 倍以上，周围有足够的空间进行设备检修及维护；地面承重应符合设备要求；地面应进行防水处理并设置地漏。

3. 配制室应保持干燥，水电分开；具有良好的隔音和通风设施，满足中心供液设备所需的温度、湿度和气压。中心供液设备应避免日光直射。

4. 配液所用的反渗水应符合《血液透析及相关治疗用水》（YY 0572—2015）的标准，反渗水供应量应满足透析液的配液要求。

二、设备安装、培训及验收

（一）设备要求

集中供浓缩透析液系统设备中 A、B 粉末自动溶解装置应符合《国家食品药品监督管理总局办公厅关于体外高频治疗机等 47 个产品分类界定的通知》（食药监办械管

[2013] 31 号）的要求。

（二）安装

1. 设备应由生产厂商专业技术人员按照标准进行安装。

2. 设备安装后专业人员必须对全部设备进行测试和验证，确保设备正常工作和安全有效，并提供安装记录和测试记录。

3. 设备供应商应向血液透析室（中心）提供包括系统流程图与系统安装布局图，操作手册、维护保养记录表、相关使用注意事项等。

（三）培训

设备安装调试后，设备的供应商应向血液透析室（中心）的设备维护工程师 / 技师或专职人员、操作人员进行系统培训，并有培训记录。

（四）验收

1. 设备所涉及应满足的相关标准，应由厂商提供国家药品监督管理局认定的第三方检测机构出具的相关检测报告。

2. CCDS 配制的浓缩液须达到透析液浓缩物的国家标准（YY 0598—2015），即细菌数量≤100CFU/ml，内毒素≤0.5EU/ml。

3. CCDS 运行后，必须检测透析液的各成分浓度、pH、渗透压等，确认与处方要求一致。

4. 安装初期，需要每隔 1 周检测 1 次透析液中的细菌、内毒素、电解质。连续检测 3 次，对每次数据进行记录保存。连续测定的 3 次数值趋势稳定且合格，可认为系统进入正常稳定状态。

5. 设备试用一定时间后，血液透析室（中心）能够证实系统操作的便利性、参数设置的合理性、系统性能的稳定性，通过报警测试和功能测试，系统性能、功能与规格说明书相符方可验收。

三、浓缩透析液配制

（一）制剂要求

1. 配制浓缩透析液的反渗水必须符合国家标准《血液透析及相关治疗用水》（YY 0572—2015）。

2. 应使用国家药品监督管理局批准的透析液干粉，并具有国家相关部门颁发的注册证、生产许可证、经营许可证。

（二）人员要求

浓缩透析液（A 液、B 液）配制，应由经过培训的工程师 / 技师、护士完成，应做好配制记录，并有专人核查登记。

（三）配制要求

1. 应建立签字登记制度，登记配制时间、配制种类、批号、干粉量、电导率或密度、pH、配制人、核对人等信息。

2. 配制人员须佩戴口罩、手套、帽子、袖套，着工作服。

3. 使用 CCDS，每次配制前后需清洗配液桶，连续配制时中途可不清洗。

4. 配制必须严格按照各设备生产说明及配制流程进行。

5. 配制前须检查透析粉有效日期、合格证，检查包装上配制比例与血液透析机设定的透析液处方比例是否一致，透析粉包装是否完好，有无泄漏，目视是否有杂质等，确认无异常后方可进行配制，否则严禁使用。

6. 为保证配制的 B 浓缩液的浓度和微生物符合要求，透析 B 粉的溶解要采取以下原则。

（1）现配现用、少量多次。

（2）设定合适的搅拌时间和搅拌强度，确保充分溶解，同时避免过度搅拌，具体应根据透析 B 粉的溶解情况及碳酸氢根检测结果确定。

（3）具有加热功能的 CCDS，须设定合适的加热温度，避免二氧化碳析出及后级系统碳酸氢钠结晶，具体加热温度应根据碳酸氢钠溶解度及碳酸氢根检测结果确定。

7. 浓缩液配制完成后必须检测电导率或密度，确保在合格范围内方能使用。不同配方的透析粉溶解后电导率或密度值稍有不同，具体值由制造商在安装检测完成后给出。

8. 每天完成治疗之后将系统内的所有 B 液排空并冲洗。

四、设备管理和维护

（一）一般性维护

1. 每台中心供液设备应建立独立的工作档案，包括设备的运行状态，变更参数设置、滤芯更换、清洗消毒、故障维修等。

2. 应由专职的工程师 / 技师进行系统维护。

3. 应按照操作说明书，进行设备管理与维护保养。

4. 每月应对系统的管路进行检查，包括电路、水路、连接件、阀门等，对破损漏液或损耗组件应及时予以更换。

5. 应根据设备生产商的要求及实际使用情况，更换微粒过滤器和内毒素过滤器，并记录。

6. 每季度应对储液桶上的空气过滤器进行检查，如已潮湿应予以更换。

7. 每半年应对设备进行参数校验，及功能测试检查。

8. 系统出现故障后，应联系专业人员进行维修。

（二）消毒和清洗

1. 消毒时应在桶外悬挂“消毒中”警示牌，并通知值班医师及护士。当采用自动消毒程序时，消毒系统的激活应能导致报警系统的激活。

2. 集中供液和 / 或透析机进行消毒时，应确保其输送管路与血液透析机断开或阀门为关闭状态。

3. 每次的消毒数据应记录于专用的消毒登记本。

4. 血液透析室（中心）应根据微生物监测结果对消毒策略进行验证，以确保消毒策略是否合适。

5. 每天完成治疗之后将系统内的所有 B 液排空，并用符合标准的透析用水进行完整冲洗。

6. 每周至少消毒 B 液配制桶 1 次，并更换 1μm 过滤器的滤芯。

7. A 液配制桶和管路不需要常规消毒，但新装管路或管路有明显污垢时需要冲洗和消毒。

8. B 液系统使用化学消毒，频率不应低于每周 1 次，如使用过氧乙酸等酸性消毒液，消毒前应先将 B 液配液罐、储液罐及输送管路中的碳酸氢钠冲洗干净。

（1）必须使用具有国家药品监督管理局或所在地省级卫生健康行政部门发放的卫生许可证或备案的消毒剂商品。

（2）化学消毒时，使用 0.3%~0.5% 过氧乙酸或 0.5%~1% 次氯酸钠溶液，消毒时间 30min；或使用系统说明书推荐的其他消毒液、有效消毒浓度、消毒时间。

（3）消毒液循环结束开始浸泡前，应分别在配液罐、储液罐、浓缩液管路末端检测消毒液有效浓度。

（4）消毒需包含整个输送管路，当管路与透析机连接为 T 型连接时，应包括与透析机连接的支管路。每个与透析机连接的端口应打开并用消毒剂冲洗，然后用反渗水冲洗。

（5）消毒冲洗结束后，应检测消毒液的残余浓度，过氧乙酸 <1mg/L，次氯酸钠 <0.1mg/L。若使用其他消毒液，应低于系统说明书推荐的消毒液残余浓度。

9. 系统使用热消毒，每周 1 次或更高的消毒频率。

（1）热消毒时，应能对消毒的有效温度进行监测。在距离加热器最远的管路末端，温度应不低于 85℃，并且持续时间大于 20min。

（2）热消毒后水温须降至常温方可进行配液。

10. 系统使用其他消毒方式，应按照系统说明书实施。消毒时应对消毒液的有效成分进行监测，确保消毒的有效性；消毒后应对残留成分进行监测，确保患者安全。

11. 当输送管路发生沉淀或盐积聚时，推荐使用 1%~2% 醋酸溶液进行清洗。

五、质量管理

（一）透析干粉混合溶解系统监测

每次配液搅拌后，应对完全溶解的浓缩透析液进行检测。可采用电导率检测和/或密度检测。

1. 电导率检测

（1）可采用在线检测或离线检测，电导率值应与透析干粉说明书的离子总浓度对应浓缩液电导率数值进行对比，确定浓缩液是否符合要求或干粉是否充分溶解。

（2）每年至少 1 次校准电导率检测仪，防止被腐蚀后产生较大的误差。

2. 密度检测

（1）根据透析粉供应商提供的浓缩液密度数值进行测量对比，确定干粉是否充分溶解。

（2）每年至少 1 次校准压力传感器，防止产生较大误差。

（二）生物污染监测

1. 生物污染标准

（1）含碳酸氢盐的浓缩透析液的细菌总数≤100CFU/ml，真菌总数≤10CFU/ml，大肠埃希菌不得检出；内毒素水平≤0.5EU/ml。

（2）标准透析液和超纯透析液的细菌总数和内毒素水平符合 ISO 11663 规定的水平，一般情况下干预水平为最大允许水平的 50%。

透析液生物污染的标准与干预水平见表 7-1。

■ 表 7-1　标准透析液和超纯透析液中微生物总数和内毒素最大允许水平

污染物	标准透析液		超纯透析液
	最大允许水平	干预水平	最大允许水平
微生物总数	<100CFU/ml	50CFU/ml	<0.1CFU/ml
内毒素水平	<0.5EU/ml	0.25EU/ml	<0.03EU/ml

注：CFU. 菌落形成单位（colony-forming unit）；EU. 内毒素单位（endotoxin unit）。

（3）透析液细菌检测：每月 1 次，每次至少检测 2 台血液透析机；每台血液透析机每年至少检测 1 次。

（4）透析液内毒素检测：每 3 个月 1 次，每次至少检测 2 台血液透析机；每台血液透析机每年至少检测 1 次。

2. 微生物检测方法　应采用常规的微生物检测方法（倾注平板法、涂布平板法、薄膜过滤法）获得细菌总数（标准培养皿计数），薄膜过滤法是首选的检测方法。如果需要检测到是否达到超纯透析液的标准，应使用薄膜过滤法，或其他确认能提供相同结果的方法。

（1）对透析液和碳酸氢盐浓缩液进行细菌培养，培养基宜选用胰化蛋白胨葡萄糖（TGEA）培养基、R2A 营养琼脂培养基（R2A），或其他确认能提供相同结果的培养基，不能使用血琼脂培养基和巧克力琼脂培养基。

（2）细菌培养温度 17~23℃，培养时间 7d。

（3）每一种培养皿在孵化过程中应储存在密封的塑料袋中，以避免琼脂干燥。

（4）试样应在收集后尽快进行检测，如不能在 4h 内进行检测，请遵循转运和检测的要求，用于菌落计数的样本不应被冻结。

（5）血液透析室（中心）应对监测结果进行趋势分析，超过干预水平或出现患者发热、疑似菌血症 / 真菌血症病例，应及时检测，并给予相应处理。

3. 内毒素检测方法

（1）供试液的制备和测定：浓缩液，直接取样成供试液；对干粉，称取样品 5g，用细菌内毒素检查用水按使用说明书配制成浓缩液供试液。

（2）取供试液按使用说明的比例混合，以细菌内毒素检查用水代替透析用水稀释后按《中华人民共和国药典（二部）》（2010 年版）附录XIE 方法检查。

第 2 节 集中供透析液系统

一、中心供液配制室

同集中供浓缩透析液系统。

二、设备安装、培训及验收

（一）设备要求

集中供透析液系统与配套透析装置组成的中心供液自动透析系统，应使用国家药品监督管理局批准的设备。

（二）安装

同集中供浓缩透析液系统。

（三）培训

同集中供浓缩透析液系统。

（四）验收

1. 设备所涉及应满足的相关标准，应由厂商提供国家药品监督管理局认定的第三方检测机构出具的相关检测报告。完整中心供液自动透析系统，厂商应提供国家药品监督管理局的注册证等。

2. CDDS 配制的透析液须达到超纯透析液的标准（ISO 11663—2014） 细菌数量 <0.1CFU/ml，内毒素 <0.03EU/ml。

3. CDDS 运行后，必须检测透析液的各成分浓度、pH、渗透压等，确认与处方要求一致。

4. 安装初期，需要每隔 1 周检测 1 次透析液中的细菌、内毒素、电解质。连续检测 3 次，对每次数据进行记录保存。连续测定的三次数值趋势稳定且合格，可认为系统进入正常稳定状态。

5. 设备试用一定时间后，血液透析室（中心）能够证实系统操作的便利性、参数设置的合理性、系统性能的稳定性，通过报警测试和功能测试，系统性能和功能与规格说明书相符方可验收。

三、透析液配制

（一）制剂要求

同集中供浓缩透析液系统。

（二）人员要求

同集中供浓缩透析液系统。

（三）配制要求

1. 必须建立签字登记制度，登记配制时间、配制种类、批号、干粉量、电导率或密度、pH、配制人、核对人等信息。

2. 配制人员须佩戴口罩、手套、帽子、袖套，着工作服。

3. 使用 CDDS，每次配制透析液必须严格按照各设备生产厂商的说明及配制流程进行。

4. 配制前须检查透析粉的有效日期、合格证，检查包装上配制比例与血液透析机设定的透析液处方比例是否一致，透析粉包装是否完好，有无泄漏，目视是否有杂质等，确认无异常后方可进行配制，否则严禁使用。

5. 透析液配制完成后必须检测电导率或密度，确保在合格范围内方能使用。不同配方的透析粉溶解后电导率或密度值稍有不同，具体值由制造商在安装检测完成后给出。

四、设备管理和维护

（一）一般维护

同集中供浓缩透析液系统。

（二）消毒和清洗

1. 当采用自动消毒程序时，消毒系统的激活应自动激活报警系统。

2. 使用 CDDS 应确保消毒时透析治疗模式为禁用状态。

3. 每次的消毒数据应记录于专用的消毒登记本。

4. 当日透析治疗结束后，按厂家说明书要求方法执行消毒。

5. 血液透析室（中心）应根据微生物监测结果对消毒方案进行验证，以确保消毒方案是否合适。

五、质量管理

（一）透析干粉混合溶解系统监测

同集中供浓缩透析液系统。

（二）生物污染监测

1. 生物污染标准 微生物总数 <0.1CFU/ml，内毒素水平 <0.03EU/ml。

2. 检测方法 同集中供浓缩透析液系统。

附：集中供液系统设备要求

目前集中供液系统在中国尚未列入医疗器械管理，但鉴于集中供液系统在中国的发展比较迅速、产品缺乏监管，建议将集中供液系统纳入医疗器械管理。

一、集中供浓缩透析液系统

（一）材料的相容性

1. 集中供液系统中的所有组件，包括溶解系统、储存系统、泵、管路、阀门、密封圈、供液系统和检测装置等所有接触浓缩液部分，不应与浓缩透析液发生相互作用，消毒时不应与消毒液相互作用。

2. 铜、黄铜、铅、锌、电镀材料和铝等任何已经证明在血液透析中会产生毒素的材料禁止使用在生产设备上。

3. 以上证明试验参照《血液透析及相关治疗用浓缩物》（YY 0598—2015）附录C，由设备厂商提供报告。

（二）溶解系统

1. 溶解系统的材料应抗腐蚀。

2. 能够按比例准确并充分溶解干粉。

3. 具有将桶内的浓缩透析液完全排空并且具备反渗水自动清洗功能，具备高、低液位报警及防止溢流、防止泵空转功能，不应使用液位观察管，以免导致藻类和真菌类生长。

4. 浓缩透析液溶解后在注入储存桶之前应当经过 1μm 和 0.22μm（或更精细）的过滤器过滤，过滤器应使用无纤维释放，且不含已知的对人体有损害的材料。

（三）储液系统

1. 用于碳酸氢盐浓缩液的储存罐应有锥形或碗形的底，应从底部最低点引流；刚性、非伸屈性酸性浓缩液储存容器可以是平底的，并应采用可防止浓缩液污染的方式确保液体流出。

2. 碳酸氢盐储存容器应有密封盖以防止污染物的进入。建议安装≤0.45μm 的疏水性空气过滤器进行通风，一般 1~2 年更换一次，如潮湿应立即更换。

3. 储液桶应具备高、低液位报警及防止溢流、防止泵空转功能。

4. 配有采样口。

5. B 浓缩液在储液罐后建议安装孔径为 0.1μm（或更精细）内毒素过滤器，过滤器应使用无纤维释放且不含已知的对人体有损害的材料，根据使用情况定期更换滤芯，一般 3~6 个月更换 1 次。

（四）供液系统

1. 供液系统输送方式分压力输送和重力输送，两种方式的供液压力都应符合透析机吸液的压力要求。

2. 供液管路与透析机连接处建议有符合常规的颜色标识，如 A 液为红色，B 液为蓝色。如 A 液有多个配方，接口应有标识。

3. 供液系统的设计和操作应最大程度地降低细菌繁殖和生物膜形成。

4. B 液管路采用全循环管路，B 液管路与血液透析机连接方式有 U 型和 T 型，建议使用 U 型方式。

5. 浓缩液管路末端应有采样口。

（五）安全性要求

每个浓缩液混合装置 / 系统都应满足下列最低安全要求：

1. 应安装操作控制器，以便将操作疏忽和功能重置降至最低。

2. 应对分配控制器进行清晰标识，以便将浓缩液转送过程中出现错误的可能性降至最低。

（六）紫外线辐照器

当浓缩透析液储存和分配系统配有紫外线辐照器进行细菌控制时，应符合下列要求：

1. 紫外线辐照器的射线波长应为 254nm。

2. 在紫外线辐照器上配以校准了的紫外线强度仪，应能提供 16mW · s/cm^2 的辐照剂量；否则应能提供 30mW · s/cm^2 的辐照剂量。

3. 紫外线辐照器的大小应适合于最大流量。

4. 紫外线辐照器应配以辐照能量输出的在线监控器，或应注明灯置换的推荐频次。

5. 紫外线辐照器后应配有一个内毒素滤器。

（七）管道系统

1. 浓缩透析液的分配系统不应对浓缩透析液造成微生物污染，浓缩透析液分配系统的设计和操作，应最大程度地降低易污染浓缩液的细菌繁殖和生物膜形成。

2. 高频次消毒是一种最大程度降低细菌增殖和生物膜形成方式。

3. 管道系统构造不应含有铝、铜、黄铜、铅、锌和电镀组件。

4. 通过 YY 0598—2015 6.3 和 C.3 中描述的试验方法，证实分配系统中溶液内不存在细菌和特异性化学污染物。

（八）电气安全

1. 当有可能因患者持续利用液体通路而传导电流时，该装置应符合 GB 9706.1—2007 电气安全的相关要求。

2. 当电气系统与患者隔离时，该装置应符合 GB 4793.1—2007 电气安全的相关要求。

（九）电磁兼容

中心供液系统应符合 YY 0505—2012 要求的电磁兼容的相关标准。

二、集中供透析液系统

集中供透析液系统主要由溶解装置和透析液配比及供给装置组成。与没有配比系统的血液透析机（透析监视装置）联合，组成中心供透析液自动透析系统；中央透析液系统集中生产透析液，经供给装置分配到各个透析单元的透析监视装置。

中央透析液系统包括透析水储存、溶解装置与浓缩透析液制备、透析液配比、分配与供给系统，上述集中供浓缩透析液系统的设备要求，大部分适用于集中供透析液系统。

（一）设备安全要求

1. 全系统设备应满足 GB 9706.1—2007、GB 9706.15—2008、YY 0709—2009 的医用电气设备安全通用要求。

2. 透析监视装置应满足 GB 9706.2—2003、YY 0054—2010 血液透析设备安全要求。

（二）设备中相关材料的生物学安全要求

根据 GB/T 16886.1—2011 规定，对设备中的相关材料进行生物学评价。

1. 细胞毒性计分应不大于 1。

2. 无迟发型超敏反应性。

3. 无皮内反应。

4. 无急性全身毒性。

5. 血液溶血率应小于 5%。

（三）透析用水和透析液标准

1. 透析用水满足《血液透析及相关治疗用水》（YY 0572—2015）。

2. 透析液满足《血液透析和相关疗法用透析液的质量》（ISO 11663—2009）超纯透析液标准。

（四）医疗器械说明书和标签管理规定

符合国家药品监督管理局（原国家食品药品监督管理总局）2014 年 10 月 1 日起施行的管理规定。

第三篇

血液净化临床操作和标准操作规程

Blood Purification
Standard Operating Procedure (SOP)

第 9 章　血管通路的建立与管理

血管通路是血液透析患者的生命线。血管通路的建立应在充分评估患者全身和血管状况的基础上，个体化选择适合于患者的血管通路，才是最佳选择。一般而言，对于长期维持性透析患者推荐选择自体动静脉内瘘，并至少在透析导入前 2~4 周完成构建；对于血管条件较差、难以完成自体动静脉内瘘构建的长期维持性透析患者，推荐选择移植血管内瘘或带涤纶套带隧道导管；对于合并慢性心力衰竭的长期维持性透析患者，推荐选择带涤纶套带隧道导管或动脉表浅化；对于急性肾损伤患者，依据预测的需要血液净化时间，选择无涤纶套无隧道导管或带涤纶套带隧道导管。需要强调的是，患者具有血管通路的最终选择权；医护人员的职责是充分向患者及其家属说明各种血管通路的利弊，以及患者适合的血管通路类型。

血管通路功能的长期维持，应从构建血管通路开始，包括保持内瘘内膜光滑的规范缝合，端侧吻合与端端吻合时形成面向近心端 U 型自然弯曲血管通路，以及中心静脉导管的合适位置；此外，有计划、规律与规范的内瘘穿刺操作与保养，以及中心静脉导管连接的无菌操作和合理抗凝，也是长期维持血管通路功能的重要措施。内瘘血管经皮腔内治疗技术的发展，为长期维持血管通路功能提供了新的治疗手段，但应严格把握适应证，并考虑效益与卫生经济学的比值，以及获得患者或家属的知情同意。

第 1 节　中心静脉导管置管术

一、无隧道无涤纶套中心静脉导管置管术

无隧道无涤纶套中心静脉导管是实施各种血液净化治疗的临时血管通路。包括单腔、双腔和三腔导管，目前双腔导管最常用。导管置入的部位主要包括颈内静脉、股

静脉和锁骨下静脉，但因锁骨下静脉穿刺的血栓、狭窄发生率高，不做常规选择。

（一）适应证

1. 急性药物中毒、免疫性疾病或危重症等需要建立体外循环进行血液净化治疗。
2. 急性肾损伤需要血液净化治疗。
3. 需要维持性或长期血液透析，但动静脉内瘘尚未成熟或内瘘失功。
4. 腹膜透析出现并发症需要血液透析临时过渡治疗。

（二）禁忌证

无绝对禁忌证，相对禁忌证为：

1. 广泛腔静脉系统血栓形成。
2. 穿刺局部有感染。
3. 凝血功能障碍。
4. 患者不配合。

（三）术前评估与准备

1. 签署知情同意书。
2. 确定是否有可以供置管用的中心静脉　颈内静脉、股静脉及锁骨下静脉等。
3. 根据条件选择患者的体位和穿刺部位。
4. 建议采用超声引导穿刺。
5. 建议在手术室或治疗室内进行操作。
6. 操作应由经过培训的专业医师完成。

（四）器材及药物

1. 穿刺针。
2. 导丝。
3. 扩张器。
4. 导管　依据患者情况选择单腔、双腔、三腔导管。

（1）单腔导管：血流从单一管腔出入，可行单针透析，目前已很少用；也可以将单腔导管作为引出血液通路，另外找周围静脉做回路。

（2）双（三）腔导管："死腔"减少，再循环减少，导管相对较粗，穿刺难度增加。目前主要使用的是双腔导管。因为三腔导管感染机会增加，不推荐常规使用。

5. 肝素帽。
6. 注射器、缝皮针、缝线、小尖刀片、无菌纱布、透气敷料等。

7. 药品　2% 利多卡因 5ml、肝素 12 500U（100mg）和生理盐水 200ml。

（五）操作方法

以 Seldinger 方法为例。标准操作流程见“附录八、无隧道无涤纶套中心静脉导管置管的标准操作流程（附图 -1）”。

1. 根据穿刺部位采取不同体位，如颈内静脉采用头低仰卧位（Trendelenburg 体位）。

2. 穿刺部位皮肤消毒。

3. 戴无菌手套，铺无菌巾。

4. 给予 0.5%~1.0% 利多卡因局部浸润麻醉。

5. 采用穿刺针静脉穿刺，确认穿刺针进入目标静脉。

6. 固定穿刺针并插入导丝；注意插入导丝困难时，不可强行插入。

7. 应用扩张器沿导丝扩张皮肤及皮下组织。

8. 取相应的导管，导管各腔内充满 250~500U/ml（2~4mg/ml）肝素生理盐水，沿导丝插入中心静脉。

9. 抽出导丝。

10. 分别检查导管各腔血流是否通畅。

11. 用 1 000U/ml（8mg/ml）肝素生理盐水或 4% 枸橼酸溶液充满导管各腔，并盖好肝素帽。

12. 将导管缝合固定到皮肤上。

13. 局部行无菌包扎。

（六）拔管指征和方法

1. 导管拔除指征

（1）导管相关性感染。

（2）导管失功，不能满足透析血流量。

（3）导管周围出血且止血失败。

（4）不再需要血液净化治疗，或可使用其他血管通路。

2. 导管拔除方法

（1）导管拔出前对患者和导管状况进行评估。

（2）导管局部消毒。

（3）术者戴无菌手套，铺无菌巾。

（4）用无菌剪刀剪开固定导管的缝合线。

（5）拔除导管。

（6）压迫血管穿刺点止血。

（7）局部行无菌包扎。

（七）经皮颈内静脉置管术

1. 适用范围　见“无隧道无涤纶套中心静脉导管置管术”的适应证，但有明显充血性心力衰竭、呼吸困难、颈部较大肿瘤者不建议经皮颈内静脉置管术。

2. 优缺点

（1）优点

1）颈部易于保护，不易感染，使用时间相对较长。

2）颈内静脉压力较低，容易压迫止血。

3）血栓形成和血管狭窄发生的机会少。

（2）缺点

1）穿刺时对体位要求较高。

2）不够美观、影响头部活动。

3. 穿刺部位　因右颈内静脉与无名静脉和上腔静脉几乎成一直线且右侧胸膜顶低于左侧，右侧无胸导管，故首选右颈内静脉插管。根据穿刺点的不同分前、中、后三种路径，以中路最为常用。

（1）前路法

1）定位：胸锁乳突肌前缘中点（即喉结 / 甲状软骨上缘水平），触及颈总动脉后旁开约 0.5~1.0cm。应注意个体差异。

2）进针：针干与皮肤冠状面成 30°~45°，针尖指向同侧乳头，胸锁乳突肌中段后面进入颈内静脉。此路径位置高，颈内静脉深，合并气胸机会少，但易误入颈总动脉。

（2）中路法

1）定位：胸锁乳突肌三角（以胸锁乳突肌的锁骨头、胸骨头和锁骨形成的三角区）的顶端作为穿刺点，距锁骨上缘约 3~5cm，颈总动脉前外侧。

2）进针：锁骨内侧端上缘切迹作为骨性标志，颈内静脉正好经此而下行与锁骨下静脉汇合。穿刺时左拇指按压此切迹，在其上方 3~5cm 进针，针干与皮肤成 30°~45°，针尖略偏外。此路径颈内静脉较浅，穿刺成功机会大。

（3）后路法

1）定位：胸锁乳突肌外侧缘中、下 1/3 交点作为进针点（锁骨上缘 3~5cm）。

2）进针：针体与皮肤呈 15°~20°，针尖朝向颈静脉切迹（又称胸骨上切迹）。

4. 操作方法

（1）器材准备：250~500U/ml（2~4mg/ml）肝素生理盐水冲洗穿刺针、扩皮器及导管。

（2）体位：以右颈内静脉穿刺为例，患者去枕平卧，头转向左侧，肩背部垫一薄枕，取头低位 10°~15°。

（3）穿刺点选择：选择中路法进针部位。

（4）常规消毒：戴无菌手套，铺无菌洞巾，用 0.5%~1% 利多卡因做穿刺点局麻。

（5）用含一定量生理盐水注射器连接穿刺针，穿刺针与皮肤冠状面成 30°~45°，针尖指向同侧乳头，进针过程中边进边回抽。有突破感后如见暗红色回血，说明针尖已进入静脉内，如不能确定是否为静脉，可拔出注射器，保留针头，观察血液流出速度。如血液喷射状，或呈鲜红色，可能误穿动脉。

（6）进针深度一般 1.5~3cm，肥胖者 2~4cm，置管长度男性 13~15cm，女性 12~14cm，小儿 5~8cm。

（7）保持穿刺针固定，由导丝口送入导丝。

（8）导丝进入 15~20cm 后拔出穿刺针，将导丝留在血管内。

（9）沿导丝将扩皮器送入皮下扩皮，如皮肤或皮下组织较紧，可以小尖刀侧切小口。

（10）拔出扩皮器，将已预冲肝素生理盐水的导管沿导丝插入颈内静脉，导管进入后即拔出导丝，关闭静脉夹。

（11）分别回抽导管动静脉两端观察回血是否顺畅，再于两端分别注入 1 000U/ml（8mg/ml）肝素生理盐水或 4% 枸橼酸溶液充满导管腔，盖肝素帽。

（12）用皮针与缝线将导管颈部的硅胶翼与皮肤缝合，固定导管，再以敷料覆盖包扎。

（13）推荐置管后行胸部 X 线摄片，了解导管位置。

5. 注意事项

（1）颈内静脉穿刺较股静脉穿刺并发症相对要多，术前应向患者及家属充分说明，并签知情同意书。

（2）如患者曾行同侧静脉插管，可能会存在颈内静脉狭窄或移位，建议超声引导下穿刺。

（3）颈内静脉穿刺对体位要求较高，正确的体位是穿刺成功的前提；合并心力衰竭、难以平卧的患者建议做股静脉置管。

（4）定位欠清晰时可先用 5ml 注射器探查，穿刺针穿入血管后如见暗红色血液，说明进入静脉的可能大，如推注压力小，则静脉的可能性更大；但合并心力衰竭患者静脉压较高，而低氧血症患者动脉血颜色较暗需要注意鉴别。

（5）当需要穿刺左侧颈内静脉时，因该侧颈内静脉与锁骨下静脉汇合成左头臂静脉后形成一定角度，注意扩皮器进入不要太深，以免损伤血管。

（6）避免同一部位反复穿刺，可更换其他部位，以减少组织和血管的损伤。

（7）如穿刺针误入动脉或难以确定是否静脉，则应拔出穿刺针充分压迫，一般穿入动脉需压迫 10min 左右，确认无出血后再继续穿刺，如有明显血肿建议改换其他部位。

6. 并发症及处理

（1）穿刺部位出血或血肿，局部压迫即可。

（2）误穿动脉：常见于颈动脉及锁骨下动脉。处理：立即拔出穿刺针，指压至少 10min，否则易发生血肿。

（3）气胸及血气胸：较锁骨下静脉穿刺少见，大多发生经锁骨下或锁骨下凹切迹穿刺患者。

1）原因：①患者不配合。②胸廓畸形，胸膜有粘连。③穿刺点过低。

2）临床表现：①一般发生局限气胸，患者可无症状，自行闭合。②呼吸困难，同侧呼吸音减低，胸部 X 线检查或胸部 CT 确诊。

3）预防及处理：防止穿刺点过低，避免扩皮器进入太深，发生后可按一般气胸处理。

（4）空气栓塞：少见，但可致命。

1）临床表现：突发呼吸困难、缺氧。

2）诊断：①心尖部可闻及水轮样杂音。②超声检查有助于诊断。③应与心律失常、大面积肺栓塞、急性心肌梗死和心脏压塞鉴别。

3）处理：①左侧头低位。②经皮行右心房或右心室穿刺抽气。③呼吸循环支持，高浓度吸氧。

（5）感染：远较股静脉导管感染率低，但长期留置可增加感染的机会。

1）临床表现：①出现不能解释的寒战、发热，尤其是在透析过程中。②局部压痛和炎症反应。③白细胞数增高，血培养确诊。

2）处理：严格无菌操作；确诊后即应拔除导管，并做细菌培养，应用抗生素治疗。

（6）心律失常

1）原因：导丝插入过深或导管过长。

2）临床表现：多为窦性心动过速、室上性期前收缩（又称室上性早搏）或心动过速，且为一过性；存在严重心脏疾病的患者，有时可引起致命的室性心律失常。

3）预防：对于有严重心脏疾病的患者，应避免颈内静脉或锁骨下静脉插管；操作建议在心电监护下进行。

（7）窒息

1）原因：穿刺过程中损伤颈内静脉后压迫不准确，或者误刺动脉后继续操作造成大出血压迫气管。

2）临床表现：皮下血肿进行性或急骤增大，短时间内压迫气管，造成窒息甚至死亡。

3）处理：对持续性增大的血肿切开皮肤减压并压迫或缝合出血点，如患者已出现严重的窒息症状，应及时做气管插管，必要时立即行气管切开。避免当日透析，如确实需要，应采用无肝素透析。

（8）导丝断裂或导丝留在血管内

1）原因：操作不当，或患者配合不当。

2）处理：请血管介入科或血管外科协助解决。

（八）经皮股静脉置管术

1. 适用范围

（1）操作较容易，所以适合新开展经皮中心静脉置管技术的单位或术者。

（2）卧床及全身情况较差者。

（3）锁骨下静脉、上腔静脉血栓形成或颈内、锁骨下静脉插管有困难者。

（4）无需长期留置导管或即插即用者。

（5）插管后需紧急透析者。

2. 优缺点

（1）优点

1）操作简单、安全。

2）适用于需紧急抢救，神志不清、不能主动配合及不能搬动的患者。

（2）缺点

1）邻近外阴、肛门，易污染，感染率较高，保留时间短。

2）易误穿入股动脉。

3）导管易折，且不易固定。

4）下肢活动相对受限。

3. 操作方法

（1）双腔管，导管长度至少 19~20cm。

（2）腹股沟穿刺处常规备皮。

（3）体位：患者仰卧位，屈膝、大腿外旋外展 45°。合并心力衰竭、不能平卧患者可采用半坐位。完全坐位或前倾位则不宜行股静脉置管。

（4）穿刺点选择腹股沟韧带下 2~3cm，股动脉内侧 0.5~1cm 处。

（5）其余操作步骤同颈内静脉穿刺操作方法。

4. 注意事项

（1）股静脉穿刺为有创性的治疗措施，术前应向患者及家属说明手术的必要性及可能出现的并发症等，征得同意并签字后方可进行。

（2）如患者血管条件差，术前触摸不到股动脉，应做血管超声检查。如有条件建议在超声引导下操作。

（3）预冲导管时应注意避免混入气泡。

（4）如定位欠清晰或术者不熟练，穿刺前可予 5ml 注射器探查血管。

（5）穿刺针穿入血管后如见暗红色血液，说明进入静脉的可能性大，如再推注压力小，则静脉的可能性更大。

（6）如穿刺针误入动脉或难以确定是否为静脉，则应拔出穿刺针充分压迫。

（7）导丝进入过程中如遇阻力切勿强行推进，转动方向后再进。如仍有阻力，则需退出穿刺针和导丝，重新选择穿刺部位。

（8）扩皮器扩皮时动作应轻柔，避免将导丝压折。

（9）插导管前注意留在体外的导丝长度应长于导管，沿导丝插管时应及时打开静脉夹使导丝露出。

（10）需要较长的导管，一般股静脉临时导管的长度至少应为 19cm。

（11）由于股静脉影响患者活动，易感染，不宜长时间使用。

5. 并发症　穿刺部位出血或血肿（包括腹膜后），局部血肿压迫处理即可，腹膜后大血肿需要外科处理。其余同颈内静脉置管术。

（九）经皮锁骨下静脉置管术

由于该方法合并症严重，一般不推荐应用。

1. 优缺点

（1）优点

1）不易感染，可保持较长时间。

2）活动不受限，易于固定，不外露，患者耐受性好。

3）血流量较高。

（2）缺点

1）穿刺技术难度较高。

2）并发症严重。

2. 操作方法

（1）锁骨下径路

1）体位：上肢垂于体侧并略外展，头低足高 15°，肩后垫小枕（背曲），使锁肋间隙张开，头转向对侧。

2）穿刺点定位：锁骨中、外 1/3 交界处，锁骨下 1.0cm。

3）皮肤消毒：按胸部手术要求消毒皮肤上至发际，下及全胸与上臂，铺洞巾。

4）穿刺：先用 0.5%~1% 利多卡因做穿刺点局麻；右手持连接注射器之穿刺针，保持针尖向内偏向头端直指锁骨胸骨端的后上缘进针；针干与皮肤表面成 25°~30°，进针 3~5cm。余步骤同前所述。

（2）锁骨上径路

1）体位：肩部垫小枕、头转向对侧、暴露锁骨上窝。

2）穿刺点定位：胸锁乳突肌锁骨头外侧缘，锁骨上约 1.0cm。

3）穿刺：针干与锁骨或矢状切面成 45°，在冠状面针干成水平或略前偏 15°，朝向胸锁关节进针 1.5~2.0cm。余同前。

3. 注意事项

（1）尽量保持穿刺针与胸壁呈水平位，贴近锁骨后缘。

（2）锁骨下静脉走行弯曲，扩张器扩皮时进入血管不宜过深，一般以 2~3cm 为宜，以免损伤血管。

（3）锁骨下静脉与颈内静脉成角较大，甚至接近直线，因而导丝容易进入头部颈内静脉。此时患者可能感觉到同侧颈部或耳部不适，此种情况下应退出导丝 5~10cm，再轻柔地重新插入。

（4）如有条件，可用超声引导插管，以增加成功率，减少并发症。

4. 并发症及处理

（1）血气胸：锁骨下静脉穿刺较常见的并发症，发生率与术者的技术熟练程度有关。预防及处理：穿刺时尽量避免刺破胸膜，一旦出现该并发症应立即拔出导管，对严重病例应行胸腔引流。

（2）上腔静脉或右心房穿孔、纵隔出血、心脏压塞：主要与解剖变异、导管质地较硬、不光滑、扩张器进入过深有关。

（3）心律失常：见颈内静脉插管。

（4）胸导管损伤：胸导管汇入左锁骨下静脉与颈内静脉连接处，在左锁骨下静脉插管时偶可引起乳糜胸或淋巴瘘，有时可见乳状液体从穿刺部位漏出。

（5）锁骨下静脉狭窄：属于远期并发症，发生率高且临床意义大。

1）原因：锁骨下静脉内膜增生肥厚和 / 或血栓形成。

2）表现：轻度狭窄者一般不引起症状，但如在该侧上肢建立动静脉内瘘后，由于静脉回流量增加，可出现上肢不同程度的水肿。而程度较重的锁骨下静脉狭窄患者中，可直接引起上肢水肿。

3）处理：可将内瘘结扎或在狭窄的静脉处应用球囊扩张或放入支架治疗。

二、带隧道带涤纶套中心静脉导管置管术

（一）适应证

1. 预期需要 4 周以上血液净化治疗的患者。

2. 不适宜自体内瘘及移植物内瘘建立，或手术失败患者。

3. 预期生命有限的血液透析患者。

（二）禁忌证

无绝对禁忌证。相对禁忌证：

1. 手术置管部位的皮肤或软组织存在破损、感染、血肿、肿瘤。

2. 患者不能配合，不能平卧。

3. 患者合并难以纠正的严重出血倾向。

4. 患者存在颈内静脉解剖变异或严重狭窄。

（三）置管部位

1. 首选右侧颈内静脉。

2. 其他部位　左侧颈内静脉、颈外静脉、股静脉。

3. 尽量避免使用锁骨下静脉。

（四）器材及药物

1. 静脉穿刺包，包括穿刺针、注射器、导丝、隧道针、留置导管、扩张器、撕脱鞘、手术刀。

2. 静脉切开包。

其他同中心静脉临时导管置管术。

（五）操作步骤

标准操作流程见“附录九、带隧道带涤纶套中心静脉导管置管的标准操作流程（附图 -2）”。

1. 操作应在手术室进行，推荐超声引导下穿刺，必要时 X 线引导下操作。

2. 以右侧颈内静脉插管为例，患者仰卧位，头略偏向左，充分暴露右侧颈部三角区（胸锁乳突肌胸骨头、锁骨头及锁骨上缘组成的三角区）。

3. 术者戴帽子、口罩，建议穿一次性无菌手术衣，穿刺区局部消毒，戴无菌手套，铺无菌巾单。

4. 用 0.5%~1.0% 利多卡因局麻成功后，穿刺针沿麻醉针穿刺方向进针，保持注射器适当负压，当有突破感后，回抽血流通畅，推注压力不大，血液颜色暗红，可判定穿刺针进入静脉中。

5. 经穿刺针导丝孔送入导丝后，拔出穿刺针。

6. 于体表标记好长期导管的出口位置，使导管的涤纶套在出口内 1~2cm 处，并使导管尖端位于右侧胸骨旁的第 3、4 肋间。

7. 用 0.5%~1.0% 利多卡因局麻后，于做好标记的长期导管出口处皮肤切 2cm 左右的小口，沿切口向上分离皮下组织，形成皮下隧道至导丝出口处，并于导丝出口处做 2cm 切口。

8. 用隧道针将长期导管的末端从皮肤出口处沿皮下隧道引出至导丝处，调整长期管 Cuff 的位置于离出口 1~2cm 处的皮下。

9. 沿导丝送入扩张器扩张皮肤及皮下组织后，沿导丝置入带芯的撕脱鞘。

10. 拔出导丝及撕脱鞘芯，对于撕脱鞘不自带阀门的导管，应立即以指腹堵住撕脱鞘口以避免血液流出或空气进入血管。

11. 沿撕脱鞘腔置入长期导管，向两侧撕开撕脱鞘至长期导管全部进入，注意避免导管打折。

12. 注射器分别于留置导管的动静脉端反复抽吸、推注，确定两端血流通畅。

13. X 线确认导管尖端位置，理想位置应位于右心房上部 1/3。

14. 用 1 000U/ml（8mg/ml）肝素生理盐水或 4% 枸橼酸溶液封管，关闭夹子，拧上肝素帽。

15. 缝合切口，缝合固定留置导管于皮肤上，无菌敷料包扎。

（六）注意事项

带隧道带涤纶套中心静脉置管基本注意事项与无隧道无涤纶套中心静脉置管相同，需要特殊注意：

1. 推荐超声引导下穿刺置管，必要时 X 线引导下操作。

2. 皮肤切口应包括皮肤全层和皮下组织，不宜过小，减少鞘管针通过皮肤及皮下组织的阻力，避免鞘管针通过坚韧的皮肤时引起鞘管口开裂。

3. 沿撕脱鞘放置导管时注意动作要快，以免空气进入血管内造成空气栓塞。

4. 应注意避免导管在皮下打折、扭转，确保管腔通畅。

（七）并发症及处理

1. 感染

（1）进行血培养及管腔内容物培养。

（2）药敏结果未出前，常规应用广谱抗革兰氏阳性球菌药物抗菌治疗。

（3）抗菌治疗无效及时拔出导管。

2. 其他并发症及处理见“无隧道无涤纶套中心静脉导管置管术”内容。

第 2 节　自体动静脉内瘘成形术

一、定义及概述

自体动静脉内瘘成形术（arteriovenous fistula，AVF）是通过外科手术，吻合患者的外周动脉和浅表静脉，使得动脉血液流至浅表静脉、静脉动脉化，达到血液透析所需的血流量要求，血管直径及深度便于血管穿刺，从而建立血液透析体外循环。

二、适应证及禁忌证

（一）适应证

自体动静脉内瘘成形术适用于慢性肾衰竭需要长时间血液透析治疗的患者。

1. 诊断慢性肾衰竭，eGFR<25ml/（min · $1.73m^2$），并预期 3~6 个月内需要实施血液透析治疗的患者，应考虑实施自体动静脉内瘘成形术。

2. 老年患者、糖尿病、系统性红斑狼疮，以及合并其他脏器功能不全的患者，更应尽早实施自体动静脉内瘘成形术。

（二）绝对禁忌证

1. 左心室射血分数小于 30%。

2. 四肢近端大静脉或中心静脉存在严重狭窄、明显血栓或因邻近病变影响静脉回流，且不能纠正。

3. 患者前臂艾伦试验（Allen's test）阳性，禁止行前臂动静脉内瘘端端吻合。

（三）相对禁忌证

1. 预期患者存活时间短于 3 个月。

2. 心血管状态不稳，心力衰竭未控制或低血压患者。

3. 手术部位存在感染。

4. 同侧锁骨下静脉安装心脏起搏器电极导线。

5. 未纠正的严重凝血功能障碍。

三、术者资质和手术环境

（一）术者资质

经过相关专科培训、达到熟练操作的医师才可独立实施手术。

（二）手术环境

手术需在符合《医院手术部（室）管理规范（试行）》（卫医政发［2009］90 号）要求的手术室中进行。

四、术前评估

（一）血管条件

预期选择的静脉直径≥2.0mm，且该侧肢体近心端深静脉和 / 或中心静脉无明显狭窄、明显血栓或邻近组织病变；预期选择的动脉直径≥1.5mm，选择上肢部位时，应避免同侧存在心脏起搏器，选择前臂端端吻合术式时，患者同肢体的掌动脉弓应完整。

（二）手术部位

1. 原则　先上肢，后下肢；先非惯用侧，后惯用侧；先远心端后近心端。

2. 可选用的血管　前臂腕部桡动脉 - 头静脉内瘘最常用，其次为腕部尺动脉 - 贵要静脉内瘘、前臂静脉转位内瘘（主要是贵要静脉 - 桡动脉）、肘部内瘘（头静脉、贵要静脉或肘正中静脉 - 肱动脉或其分支的桡动脉或尺动脉）、下肢内瘘（大隐静脉 - 足背动脉、大隐静脉 - 胫前或胫后动脉）、鼻烟窝内瘘等。

（三）血管吻合方式

主要包括三种：动、静脉端端吻合，端侧吻合和侧侧吻合；首选静脉 - 动脉端侧吻合。

（四）全身状态和凝血功能评估

术前应对患者心脏、肺脏、肝脏等重要脏器功能和循环血流动力学状态进行充分评估，检测血常规、凝血指标，评估患者的凝血功能。

五、操作步骤

以头静脉 - 桡动脉端侧吻合为例：

1. 患者取仰卧位或坐位，手术侧上肢外旋外展，平放于手术操作台上。用手术画线笔或龙胆紫棉签标记动静脉血管走行。

2. 常规碘伏消毒、铺巾。

3. 给予 0.5%~1% 利多卡因局部浸润麻醉，也可以采取臂丛麻醉。

4. 在桡动脉和头静脉之间纵行切开皮肤 3~4cm，有时根据血管走行也可采用横切口或其他形状切口，切口选择应尽量能充分暴露桡动脉及头静脉，便于分离血管。

5. 分离皮下组织，寻找并游离头静脉，结扎并切断近心端分支，分支血管靠近头静脉主干的残端留取不宜过短，以免结扎时引起头静脉狭窄。

6. 头静脉游离长度为 3~5cm，可连接到桡动脉，且可形成面向近心端 U 型自然弯曲，远端穿 1 号或 0 号丝线备用。

7. 剥离皮下组织，分离腕掌侧韧带，打开动脉鞘，小心分离与之伴行的静脉，游离桡动脉 1.0~1.5cm 并结扎分支，再穿一根专用皮筋备用。

8. 保持游离的头静脉无扭曲，近心端夹血管夹，远心端结扎后斜行剪断，斜行切面应与动脉走向平行，并保证静脉 - 动脉连接后形成面向近心端的 U 型弯曲。5ml 注射器接无创针头，生理盐水冲洗头静脉管腔残余血液，并做液性扩张。

9. 血管吻合

（1）端侧吻合：将桡动脉用悬吊皮筋提起，两端夹血管夹，将两侧皮筋用血管钳固定，注意张力不宜过大，以免引起血管痉挛。用手术刀尖（11 号尖刀）刺破桡动脉或用眼科剪尖刺入桡动脉，眼科剪沿该破口剪开桡动脉上壁 6~8mm 的纵向切口（注意勿损伤血管下壁），生理盐水冲洗血管腔。先在近心端和远心端缝合 2 个标记线：7-0 无创伤血管缝合线在桡动脉切口近心端，从桡动脉外侧壁进针内侧壁穿出，再从头静脉断端钝角处（近心端）的静脉内侧壁进针外侧壁穿出，打结固定近心端；头静脉断端锐角处（远心端）穿过另一根缝合线作为静脉牵引线。助手提拉牵引线，充分暴露桡动脉侧切口下侧壁，用近心端标记缝合线做连续外翻缝合，缝合至吻合口远心端后，缝线从动脉切口远心端穿出并与静脉牵引线打结固定。牵引线另一端向近心端连续或间断缝合动静脉上壁，缝至近心端后与近心端标记缝合线残端打结固定。缝合最后一针前，用生理盐水冲洗血管腔，血管腔充盈后缝合最后一针，然后与标记线打结。注意事项：①剪除多余的血管及外膜，以免缝合时这些组织嵌入血管腔内；②避免血管钳直接钳夹血管及其边缘，可采用血管镊夹持血管边缘，通过牵拉动脉外膜、撑开动脉管腔，避免夹持动脉内膜；③必须垂直进针全层缝合，以防遗漏内膜，对于存在斑块的动脉，应保持进针的方向由内膜向外膜，避免斑块脱落或离床；④缝合时必须外翻，不可内翻；⑤尽可能保持针孔与血管壁的距离一致。缝合完毕后，摆正血管吻合口的位置，先松开静脉夹，后松开动脉夹。

（2）端端吻合：动脉近心端夹血管夹，远心端结扎，于远心端切断动脉，若动脉管径较细，可剪一斜面。生理盐水冲洗管腔，采用 7-0 丝线先做两定点吻合，并作为牵引线；然后依据血管条件间断或连续吻合动、静脉前壁和后壁，针距间隔大约 1mm。吻合完毕后，打开静脉和动脉血管夹。

10. 血管吻合后的检查与调整

（1）开放血流后，观察血管吻合口有无漏血。如有少量漏血，用盐水纱布块轻轻压迫后即可止血；必要时也可局部敷用凝血酶或生物蛋白胶止血。如漏血较多，找准漏血点后单针缝合。

（2）开放血流后，观察内瘘通畅情况。在静脉段触摸到较为明显的血管震颤说明内瘘通畅；否则应查找原因，必要时拆除缝合线，重新吻合血管。

（3）开放血流后，观察头静脉走行是否形成面向近心端的 U 型自然弯曲，如果存在头静脉折曲，应再次充分剥离头静脉，结扎相应侧支。

11. 完成检查和调整后，缝合皮下组织和皮肤。注意缝合皮肤不宜过紧，以免压迫血管。

六、术后处置

1. 抗血小板或抗凝药物使用　如患者存在高凝状态或血压较低，且术后无渗血，可给予口服肠溶阿司匹林片、氯吡格雷等，也可皮下注射低分子量肝素，但应注意个体化。

2. 术后渗血　如渗血较少可轻压止血，压迫时注意保持血管震颤的存在；如有较多渗血需要打开伤口，寻找出血点并结扎止血。

3. 功能检查　术后静脉能触及震颤，听到血管杂音。术后早期应多次检查，以便早期发现血栓形成，及时处理。

4. 适当抬高内瘘手术侧肢体，可减轻肢体水肿。

5. 每 3d 换药 1 次，10~14d 拆线，注意包扎敷料时不加压力。

6. 注意身体姿势及袖口松紧，避免内瘘侧肢体受压。

7. 术后避免在内瘘侧肢体输液、输血及抽血化验。

8. 手术侧禁止测量血压，术后 2 周内手术侧上肢禁止缠止血带。

9. 术后 24h 术侧手部可适当做握拳及腕关节运动，以促进血液循环，防止血栓形成。

七、内瘘的成熟与使用

1. 促使内瘘尽快“成熟”　在术后 1 周且伤口无感染、无渗血、愈合良好的情况下，每天用术侧手捏握皮球或橡皮圈数次，每次 3~5min；术后 2 周可在上臂捆扎止血带或血压表袖套，术侧手做握拳或握球锻炼，每次 1~2min，每天可重复 10~20 次。

2. 内瘘成熟一般需要 4~6 周。若术后 8 周静脉还没有充分扩张，血流量 <600ml/min，透析血流量不足（除外穿刺技术因素），则为内瘘成熟不良或发育不全。术后 3 个月尚未成熟，则认为内瘘手术失败，需考虑介入治疗或建立新的内瘘。推荐采用超声评估内瘘成熟度。

3. 穿刺血管的选择　动静脉内瘘初次穿刺时，首先要观察内瘘血管走向，以触摸来感受所穿刺血管管壁的厚薄、弹性、深浅及瘘管是否通畅。通畅的内瘘触诊时有较明显的震颤，听诊时能听到动脉分流产生的粗糙吹风样血管杂音。

4. 穿刺顺序与方法　内瘘的使用要有计划，一般从内瘘远心端到近心端进行阶梯式或扣眼式穿刺，然后再回到远心端，如此反复。应避免定点重复穿刺，穿刺点应距离吻合口 3~5cm 以上。

5. 穿刺针选择　在动静脉内瘘使用的最初阶段，建议使用小号（17G 或 16G）穿刺针，并采用较低的血流量（200~250ml/min），以降低对内瘘的刺激与损伤。使用 3~5 次后，再选用较粗的穿刺针（16G 或 15G），并在患者耐受的情况下，尽量提高血流量（250~350ml/min）。有条件的单位建议使用套管针。

八、并发症与处理

1. 血管狭窄

（1）病因：各种原因导致的血管内膜局部增生。吻合口附近及穿刺点部位血管易发生狭窄。

（2）预防及处理：有条件可行经皮血管腔内血管成形术和 / 或放置支架，也可开放手术纠正狭窄或重建内瘘。

2. 血栓

（1）病因：多发生在血管狭窄处。高凝状态、低血压、压迫时间过长、低温等是常见诱因。

（2）预防与处理：血栓形成 24h 内，可采用注射重组组织型纤溶酶原激活剂或局部血管内注射尿激酶等进行药物溶栓。此外，瘘管血栓形成后也可采用取栓术治疗，成功率可达 90% 以上；虽然血栓形成 1 周后内瘘血流仍可以重建，但还是提倡尽可能在血栓尚未机化前行取栓术。目前常用的取栓术方法包括 Fogarty 导管取栓术及手术切开取栓术，较小的血栓可应用经皮腔内血管成形术（percutaneous transluminal angioplasty，PTA）进行球囊扩张及碎栓开通血管。

3. 感染

（1）病因：内瘘附近部位皮肤等感染，以及长期透析患者伴有的免疫功能缺陷。

（2）预防及处理

1）感染部位应禁止穿刺，手臂制动。

2）在病原微生物监测的基础上使用抗生素，初始经验治疗推荐采用广谱的万古霉素联合应用一种头孢类或青霉素类药物，并根据药敏结果调整抗生素的应用；初次自体内瘘感染治疗时间至少 6 周。

3）极少数情况下内瘘感染需要立即进行外科手术，切除感染瘘管可以用自体静脉移植吻合，也可以在缺损部位的近端进行再次吻合。

4. 内瘘动脉瘤

（1）定义：内瘘术后数月或数年吻合口的静脉流出道扩张，隆起于皮肤表面并伴有搏动，称之为动脉瘤，也称真性动脉瘤。动脉瘤的入口和出口是连续的血管。大多数情况下扩张的血管是动脉化的静脉，一般直径大于 3cm。

（2）原因：病因不明。血管比较表浅、局域穿刺或静脉高压是主要诱因。

（3）预防及处理

1）防止瘤样扩张的血管继续扩张，尽量避免在动脉瘤上穿刺，其表面较薄弱易于发生破溃及感染。

2）静脉流出道的动脉瘤，应该处理狭窄部位，可采取血管成形术。

3）切除血管瘤，重新吻合血管，重建内瘘。

4）用聚四氟乙烯（PTFE）血管做旁路搭桥手术；避免在瘘管穿刺部位放支架。

5. 假性动脉瘤

（1）定义：由于外伤、感染或穿刺，造成血管壁局部形成破口，出血后在血管周围形成血肿，血肿壁机化后又与内瘘相通，伴有搏动者称为假性动脉瘤，也称波动性血肿。

（2）原因：常发生于透析内瘘穿刺后或者血管介入治疗后，也常见于穿刺针穿破内瘘血管后壁或毗邻动脉；患者依从性差，紧张和肢体频繁变动体位容易诱发，穿刺术后压迫时间不够或压迫位置不准确是形成假性动脉瘤的原因。

（3）预防与处理：穿刺时正确定位，内瘘穿刺不宜过深，尤其附近有肱动脉走行部位。内瘘介入治疗拔出鞘管后按照正确的定位和手法压迫血管。合理使用抗凝药物。内瘘穿刺透析过程中，做好宣教，避免穿刺肢体乱动，避免剧烈咳嗽、打喷嚏。密切观测局部血肿增大情况及患者血压变化，假性动脉瘤大多不能自愈，需要手术治疗。手术包括动脉破口修补、瘤体切除、血管结扎或者血管移植重新制作内瘘。

6. 心力衰竭 吻合口径大或近心部位的内瘘，在合并贫血、高血压及其他器质性心脏病或慢性心力衰竭等基础疾病时，容易发生心力衰竭。一般上臂动静脉内瘘吻合口直径应限制在4mm以下，同时应积极治疗基础疾病。前臂内瘘发生心力衰竭比较少见，一旦发生，可采取外科限流手术。反复心力衰竭者必须闭合内瘘，改用动脉表浅化、带隧道带涤纶套中心静脉导管或腹膜透析治疗。

7. 静脉高压综合征 由于回流静脉狭窄及动脉血流压力的影响，出现肢体远端静脉回流障碍。2周内出现的静脉高压症可以通过抬高术侧肢体、握拳增加回流，减轻水肿，超过2周持续肿胀手需要进一步检查，可采用经皮血管腔内血管成形术解除流出道狭窄，特别需要注意解决中心静脉的狭窄，必须时可结扎内瘘，更换部位重新制作内瘘。

8. 透析通路相关缺血综合征（HAIDI）

（1）定义：动静脉内瘘建立后，动脉血分流入低阻力的内瘘，导致肢体远端的一系列缺血相关的综合征。

（2）原因：①动脉发育不佳、动脉硬化、动脉炎等疾病，影响手部血液供应；②动静脉内瘘建立后，近心端动脉血流增加，并直接经吻合口流入压力低的静脉系统，全部或部分血液不流入远心端动脉及其分支；③极少一部分手术缝合原因造成远端动脉闭塞。高危因素包括长期胰岛素依赖的糖尿病、高血压、高龄、女性、之前同侧肢体做过内瘘术、高流量动静脉内瘘、冠状动脉疾病、系统性红斑狼疮、外周动脉闭塞性疾病等。

（3）诊断

1）临床症状分级

Ⅰ级：手部苍白、发绀和/或发凉但无疼痛。

Ⅱ级：透析期间或运动时出现疼痛痉挛、感觉异常、麻木、寒冷。

Ⅱa级：疼痛可以忍受。

Ⅱb级：疼痛难以忍受。

Ⅲ级：患肢静息痛。

Ⅳ级：组织缺失（溃疡、坏死）。

Ⅳa 级：如果缺血好转，手部主要功能可能恢复。

Ⅳb 级：手或者肢体近心端不可逆坏死，手部主要功能丧失。

2）物理检查：脉搏减弱或消失；皮肤苍白或发绀，皮温降低；毛细血管充盈时间延长；感觉、运动异常；远端组织溃疡或坏死。

3）辅助检查：基础指压（basal digital pressure，BDP）<60mmHg，指肱指数（digital brachial index，DBI）<0.4，压迫吻合口及未压迫吻合口的指压变化，超声、数字减影血管造影（DSA）、CT 血管成像（CTA）明确动脉病变。血管造影压迫吻合口后原未显影的远端动脉显影有助于诊断。

（4）治疗

1）保守治疗：手部保暖，功能锻炼，以及扩血管药物。

2）手术治疗：Ⅱb 级以上建议手术，Ⅳb 级建议截肢。因手术缝合原因引起的建议重新吻合。对于流入道动脉狭窄或闭塞可经皮血管内介入治疗（球囊扩张、支架植入）以保证血供。关闭瘘管能改善症状，但丧失了血透通路。既保存血透通路又缓解症状的手术方式：①吻合口远心端桡动脉结扎术（distal radial artery ligation，DRAL），仅适用于前臂远端动静脉内瘘血液逆流所致缺血。②内瘘缩窄术（banding），适用于高流量内瘘，通过缩窄内瘘，降低通路流量来增加远端肢体血供。见图 9-1。③动脉流入道远端化（revision using distal inflow，RUDI），适用于高流量内瘘，需在远端动脉与原内瘘静脉重建吻合，动脉流入道远端化后流速下降，通路流量降低，达到改善远端肢体缺血的目的。见图 9-1。④远端血管重建并中间结扎（distal revascularization

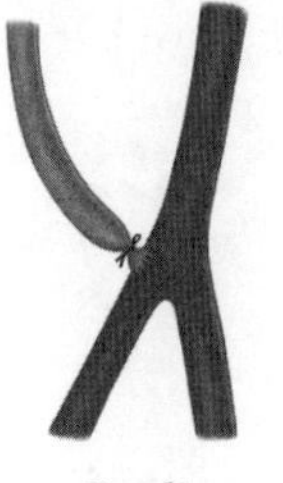
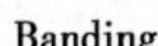

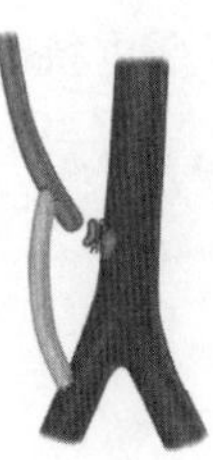

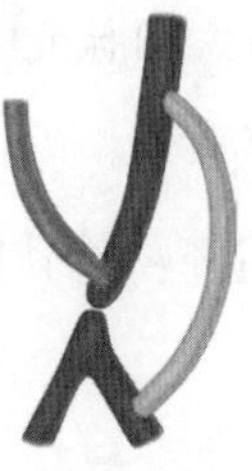

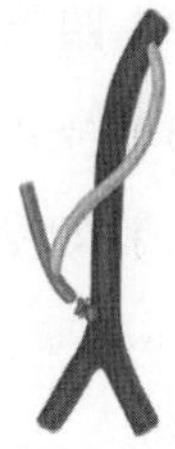

■ 图 9-1 透析通路相关缺血综合征的治疗术式示意

注：Banding. 内瘘缩窄术；RUDI. 动脉流入道远端化；DRIL. 远端血管重建并中间结扎；PAI. 动脉流入道近端化。

and interval ligation，DRIL），适用于正常或低流量内瘘，更近心端的动脉旁路术直接增加肢体远端血供，结扎内瘘吻合口远端动脉避免远端动脉血进入压力低的内瘘静脉，达到治疗目的。见图 9-1。⑤动脉流入道近端化（proximalization of the arterial inflow，PAI），适用于低流量或正常流量内瘘，通过人工血管或自体静脉将动静脉内瘘的流入道动脉重建至更近心端动脉，目的在于通过增加分流处压力来增加了前臂的血供。见图 9-1。

第 3 节　移植血管内瘘成形术

移植血管内瘘成形术（arteriovenous graft，AVG）是针对患者自身血管无法建立自体动静脉内瘘，而采用移植血管与患者动、静脉吻合，建立血管通路的手术方法。

一、适应证及禁忌证

（一）适应证

利用自身血管无法建立自体内瘘者，包括：由于反复制作内瘘使上肢动静脉血管耗竭，由于糖尿病、周围血管病、银屑病等使上肢自身血管严重破坏，原有内瘘血管瘤或狭窄切除后需用移植血管搭桥。

（二）禁忌证

1. 绝对禁忌证

（1）左室射血分数小于 30%。

（2）四肢近心端静脉大静脉或中心静脉存在严重狭窄、明显血栓。

（3）合并全身或局部感染。

2. 相对禁忌证　同自体动静脉内瘘成形术。

二、术者资质和手术环境

同自体动静脉内瘘成形术。

三、移植血管材料

1. 自体血管　主要是大隐静脉和股浅静脉。由于取材较方便、无抗原性、口径较合适，目前临床仍较常用。

2. 同种异体血管　尸体大隐静脉、股动脉、脾动脉、肱动脉，以及胎盘脐静脉等，由于取材较困难等，应用越来越少。

3. 异种血管　主要是牛颈动脉。取材较易，但抗原性强、处理工序复杂、价格昂贵，因此，目前较少应用。

4. 人造血管　主要是聚四氟乙烯（polytetrafluoroethylene，PTFE）人造血管。取材容易、形状及口径容易控制、生物相容性好、容易穿刺，是目前应用最广泛的人工血管。

5. 生物工程血管。

四、手术方法

（一）术前检查

1. 患者准备　通过物理检查及血管彩超检查上肢血管（必要时进行血管造影），选择拟做吻合的动静脉，动静脉内径应不小于3mm，决定手术方式。做胸部X线检查、心电图及超声心动图了解患者心功能，存在心力衰竭应予以改善；抽血检查患者凝血状态；手术前1h预防性使用抗生素。

2. 移植血管选择　自体血管移植多选择大隐静脉，取材前应做血管的相关检查，如血管超声等了解拟取大隐静脉的情况，明确没有曲张、硬化、闭塞等病变。人造血管一般选用直径6mm的标准壁人造血管，根据患者年龄与自身血管条件做适当调整。目前市场上常用的人造血管有：Core-Tex人造血管、Impra人造血管、BRAUN及BAXTER人造血管等。也可采用立即穿刺型人工血管。

3. 吻合的配对动静脉　多采用上肢血管。肱动脉与头静脉或贵要静脉、正中静脉、肱静脉（前臂袢式）最为常用，成功率高、并发症少、使用方便。其次为桡动脉根部与贵要静脉或正中静脉、头静脉（前臂袢式），其他术式临床应用较少。

（二）手术步骤

1. 移植血管处理

（1）自体血管处理

1）患者取仰卧位，下肢外展，常规备皮后用甲紫或画线笔标记出大隐静脉走行，消毒、铺巾。

2）1% 利多卡因局部麻醉后，在卵圆窝部做一小切口，游离大隐静脉。根据需用血管长短，于大隐静脉走行方向做纵行切口或若干小切口，将大隐静脉进一步游离，结扎并切断附近的小分支，完全游离所需大隐静脉后，结扎并切断大隐静脉近心端和远心端，取出大隐静脉，用 500U/ml（4mg/ml）肝素盐水反复冲洗，记清大隐静脉近心端及远心端，然后放入生理盐水中备用。

3）仔细止血后，缝合皮下组织及皮肤。

（2）人造血管处理：人造血管从包装袋中取出即可直接使用，可不用肝素盐水灌洗，以便减少血流贯通后的血清渗出。

2. 移植步骤

（1）麻醉选择：根据手术部位可选用臂丛阻滞麻醉、局部浸润麻醉、蛛网膜下腔阻滞麻醉（下肢手术）和全麻等。前臂和上臂移植血管内瘘可以采用局部麻醉。

（2）切口设计：根据血管移植术式和拟做吻合的动静脉位置选择皮肤切口，通常可做一个或多个，切口形状和长度则应根据静脉的走行、皮下隧道的位置及形状来选择。跨肘窝部位的移植血管搭桥内瘘必须考虑弯曲肘部对血管的影响。

（3）游离血管：钝性分离皮下组织，分别暴露和游离一段长 2~3cm 拟吻合的动静脉。

（4）皮下隧道：用皮下隧道器做袢式（U 形）或直桥式（J 形）皮下隧道，深浅要适中，过深不易穿刺，过浅可发生局部感染和局部皮肤坏死，移植血管穿过隧道时应避免扭曲、成角和受压。

（5）冲洗血管腔：将游离好的动静脉用血管夹分别阻断其血流，如为端侧吻合在血管壁上做一纵向切口，长度与移植血管直径相当，端端吻合（仅限于桡动脉远心端）则拟吻合血管远端结扎切断，以 0.1%~0.2% 肝素盐水反复冲洗动静脉管腔。

（6）吻合血管：修剪移植血管两端，采用 6-0 无损伤缝合线分别连续或间断吻合自体动、静脉，注意先吻合静脉端后吻合动脉端。

（7）开放血流：一般先开放动脉端血管夹，待移植血管内空气由静脉端吻合口针眼排除后再开放静脉血流，若有局部渗血，轻压止血。有活动性喷血点应补针。若针眼或局部组织渗血难以压迫止血时，可使用医用生物蛋白胶止血。用手触摸吻合口，可触及血管震颤。

（8）皮肤：轻压包扎，一般不需要放置引流条。

3. 术后医嘱 术后常规使用抗生素 3~10d（自体移植血管 3~7d，人造血管 7~10d），术后可口服肠溶阿司匹林抗血小板治疗，对于高凝状态患者，也可每 12~24h 皮下注射低分子量肝素。抬高术侧肢体，避免压迫，人造血管一般 4~6 周血清性水肿消退后开始穿刺使用，自体移植血管成熟时间 6~8 周，建议 2~3 个月后使用。即穿型人工血管，术后次日即可穿刺使用。

五、常见并发症与处理

1. 感染 感染是 AVG 手术最严重的并发症，可导致菌血症、人工血管周围脓肿、菌栓、继发性出血以及患者死亡，是人造血管失功的常见原因。

预防感染是第一位。必须等待患者全身或局部感染控制后才可行 AVG 手术，术前做好手术野皮肤清洁工作，术中严格无菌操作，术前预防性使用抗生素可降低 AVG 术后感染率。

术后早期感染时，由于人造血管尚未与组织愈合，感染易扩散，必须手术取出，即意味着 AVG 手术失败。手术需切除全部人造血管，动脉吻合口重建；否则吻合口残留的人造血管感染加重可能导致破裂出血，严重者危及生命。

后期人造血管感染大多数来源于皮肤细菌感染，主要因为穿刺技术所造成。患者未做好个人清洁卫生，透析穿刺时未严格遵守规范，造成穿刺点局部人造血管感染。由于患者一周两至三次的规律透析，一旦局部人造血管感染，透析后极易引起菌血症并播散。因此，需早发现、及时治疗。全身使用抗生素，避开感染区域、间置一段人工血管，最后切除感染血管。

2. 狭窄及血栓形成 狭窄及血栓形成是 AVG 最常见的并发症。狭窄好发部位为人造血管静脉吻合口、人造血管穿刺点、中心静脉、人造血管动脉吻合口。

（1）病因：大多数情况下，继发于静脉吻合口狭窄或穿刺部位狭窄；也有 20% 的患者没有明确病因；其他病因包括低血压，血液高凝状态、睡眠时人工血管受到压迫，血液透析后压迫穿刺点止血时用力过度等。

（2）治疗：

1）去除血栓：人工血管血栓在动脉端存在血栓头，伴或不伴通路的狭窄，其余人工血管内均为继发的红色血栓，过一段时间会自溶。因此无论何种方式去除血栓，必须去除动脉端的血栓头。

i. 药物溶栓：可静脉注射重组组织型纤溶酶原激活剂（阿替普酶）或尿激酶，也可以直接穿刺或人工血管内置入溶栓导管持续注入尿激酶。

ii. 机械溶栓导管：人工血管内置入机械溶栓导管溶栓。可用于不适合药物溶栓合并出血倾向的患者。

iii. 球囊碎栓：采用 6~7mm 球囊扩张导管，抽吸并挤压血栓，开通人工血管。

iv. 手术取栓：切开人工血管，Fogarty 导管取出血栓。

2）纠正狭窄或闭塞病变

i. 介入治疗：球囊扩张狭窄段，对于短期复发、扩张后残余狭窄 >30% 以及破裂出血可植入覆膜支架。

ii. 补片成形术：通常用于短段狭窄病变。可采用自体静脉或人工血管补片。

iii. 人工血管转位术：如在人工血管静脉吻合口平面有另一支通畅的上肢回流静脉（贵要静脉、肱静脉、正中静脉、头静脉），可直接切断原人工血管静脉吻合口，将人工血管转位至另一支通畅的回流静脉。

iv. 移植血管间置术：跨越狭窄或闭塞部位，间置一段移植血管至通畅的血管。

v. 腔外覆膜支架植入术：如人工血管静脉吻合口近心端导丝无法通过，可在近心端通畅静脉处做一小切口，显露回流静脉，插入导丝，经皮下置入覆膜支架至近心端回流静脉，覆膜支架另一端置入人工血管或与人工血管吻合。

3. 假性动脉瘤　分为感染性及非感染性。感染性假性动脉瘤按照感染的原则处理。非感染性假性动脉瘤主要是因为反复穿刺同一段人工血管，人工血管被破坏所造成，因此可以通过穿刺不同部位来避免形成假性动脉瘤。一旦形成如有破裂可能，可置换一段人工血管或局部置放覆膜支架。

4. 血清肿　人工血管动静脉内瘘特有的并发症。血清肿指无菌性血清样液体聚集在人工血管周围，外周由纤维软组织假包膜包裹。发生原因可能与人工血管多孔性结构相关，血清经多孔结构渗出。可以发生在人工血管全程，较多见于人工血管动脉吻合口。临床表现为术后人工血管周围局部肿块，超声无血流信号，合并感染局部红肿。其发生与人工血管材质相关。应避免人工血管内压力过大（如静脉流出道狭窄，术中肝素生理盐水过度加压充盈），以及过度拉伸人工血管。肝素使用会增加血清渗出，全身营养状况差、低蛋白血症降低血管内胶体渗透压增加血清渗出。治疗：①保守治疗：纠正可能引起血清肿的因素。②手术治疗：跨越血清肿段间置人工血管，并去除血清肿。间置人工血管采用无孔隙的即穿型人工血管更佳。如合并感染，同感染人工血管的处理。

5. 透析通路相关缺血综合征　同自体动静脉内瘘。

6. 心力衰竭　同自体动静脉内瘘。

第 4 节　血管通路的监测

理想的血管通路标准：①长期使用，感染和栓塞并发症发生率低；②提供高血流量满足设定的透析剂量。但是临床上透析中心常遇到血流量不足和血管通路堵塞限制了透析的实施，延长了治疗时间，导致透析不充分，增加了患者死亡率。

一、监测的目标与对象

监测目标：血管通路中具有生理学意义并可能导致血栓形成的严重狭窄等所有并发症。监测对象：不仅是维持性血液透析患者，还包括已建立血管通路的未透析患者，对于不成熟的动静脉内瘘可以通过经皮血管腔内血管成形术和结扎竞争性静脉侧支的方法进行补救。

二、血管通路的监测

1. 物理检查　通过体格检查来检测提示血管通路功能不良的体征，并包括观察拔针后出血时间延长、透析不充分、存在再循环、动态静脉压升高。

2. 仪器监测　通过特殊设备（多普勒超声、磁共振血管检查等）对血管通路进行周期性评价，包括通路血流量、通路阻力或传导性、通路内压力测定。

3. 通路再循环（大于 10% 提示狭窄）和 Kt/V 的测定。

三、血管通路的体格检查

（一）判断动静脉内瘘成熟的重要参数

动静脉内瘘成熟的 3 个重要参数包括：搏动、震颤和杂音。3 个参数正常和狭窄时的临床表现见表 9-1。

表 9-1　动静脉内瘘成熟的重要参数的临床表现

参数	正常	狭窄
搏动	轻柔	强度增强
	容易压迫	有力
震颤	弥漫	局限
	柔和	增强
	连续	仅收缩期有
	机器样	涡流样
杂音	弥漫	局限
	连续	不连续
	收缩期和舒张期均有	仅收缩期有
	低调	高调

（二）基本检查试验

1. 抬臂试验　血液透析通路肢体下垂时，由于重力的作用，动静脉内瘘一般会有一定程度的扩张，当抬高超过心脏水平时，正常的通路会有所塌陷。当存在静脉狭窄时，在狭窄处的动静脉内瘘远心段仍保持扩张而近心段塌陷。抬臂试验是初步评估通路流出道的最佳方法。本试验不适合评估移植物血管内瘘。

2. 搏动增强试验　正常的动静脉内瘘通路相对柔软，容易压迫。在离吻合口一段距离处压闭通路，阻断的通路远心端的搏动会增强，搏动增强程度与通路流入道的质量呈正相关。搏动增强试验是对通路流入道初步评价的最佳方法。本试验对于评估移植物血管内瘘也有一定价值。

3. 动静脉内瘘成熟时超声测定的自然血流量超过 500ml/min，内径≥5mm，距皮深度小于 5mm。

（三）通路建立后的评估

新建的动静脉内瘘需要经过 4~6 周的成熟时间，导致成熟失败的病变分为三大类：

1. 流入道问题　供血动脉（管径细小，动脉粥样硬化性疾病）、动脉吻合口本身、近吻合口的狭窄或功能不足。

2. 动静脉内瘘瘘体问题　狭窄和附属静脉（超过动静脉内瘘口径的 1/4 时可造成成熟不良）。

3. 流出道问题　狭窄或静脉功能不足。

第 5 节　血管通路的介入治疗

血管通路的介入治疗包括经皮腔内血管成形术（percutaneous transluminal angioplasty，PTA）伴或不伴辅助性支架植入。经皮血管腔内血管成形术是治疗静脉或动脉狭窄性病变的技术，是维持或挽救动静脉通路的有效方法。

一、总则

1. 具备放射介入治疗或超声介入治疗资质的二级以上医疗机构，可进行动静脉内瘘腔内介入治疗。

2. 动静脉内瘘腔内介入治疗应在符合腔内介入治疗标准的操作场所（放射介入治疗室或手术室）中进行。

3. 动静脉内瘘腔内介入治疗前，应对患者进行充分术前评估，制订完善手术方案，并签署手术知情同意书。

4. 术中出现不可预见的并发症，应及时与麻醉科、心血管外科等相关科室协作或及时终止医疗行为。

二、适应证及禁忌证

（一）适应证

影像学检查证实动静脉内瘘存在需要干预的狭窄，并伴有血流量不足，难以满足血液透析治疗需求的患者。

可考虑干预的动静脉内瘘狭窄的影像学征象：动静脉内瘘局部出现一处或多处血管腔狭窄，且最狭窄部位的狭窄程度 >50%、血管内径 <1.8mm 或峰值血流速为毗邻部位平直段血管的 2 倍以上（吻合口后 5cm 内狭窄为 3 倍以上）。

（二）禁忌证

1. 左室射血分数小于 30% 或血流动力学不稳定。

2. 合并感染或动静脉内瘘局部创面。

3. 严重凝血功能异常或有明显出血倾向。

4. 患者不能配合。

三、术前检查

拟施行动静脉内瘘腔内介入治疗的患者应接受全面系统的术前检查，以明确患者全身状况及动静脉内瘘的功能状态，排查可能存在的并发症类型及严重程度。术前检查应包括物理检查、流量监测、压力监测及影像学检查，充分了解动静脉内瘘狭窄的发生部位、严重程度、周围血管和软组织状态及伴发血栓状态等情况。

（一）临床出现以下征象时应进行动静脉内瘘功能检查

1. 动静脉内瘘物理检查

（1）震颤 / 杂音明显减弱或消失，或在内瘘血管某处震颤 / 杂音异常增强。

（2）内瘘搏动异常增强或内瘘局部短时间内出现明显瘤样扩张。

（3）搏动增强试验或举臂抬高试验结果异常。

2. 血液透析治疗过程中

（1）血流量 <200ml/min，且调整穿刺针位置后不能纠正。

（2）维持 200ml/min 血流量时，监测动脉压力小于 -120mmHg 连续 2 次以上，或监测静脉压力 >120mmHg。

（二）动静脉内瘘功能检查发现以下征象时应进行影像学检查

1. 动静脉内瘘血流量 <500ml/min 或较前一次检查结果下降 25% 以上，或者肱动脉血流量 <600ml/min。

2. 动静脉内瘘直接静态静脉压　动脉穿刺点压力 <15mmHg，或动脉穿刺点压力与平均动脉压比值（Vpa/MAP）<0.13；静脉穿刺点压力 >40mmHg，或静脉穿刺点压力与平均动脉压比值（Vpv/MAP）>0.35。

3. 动静脉内瘘再循环率 >10%，或较前一次检查结果升高 25% 以上。

（三）动静脉内瘘影像学检查

包括彩色多普勒超声、CT 血管成像、磁共振血管成像、DSA 等。

四、术前准备

充分的术前准备是保证动静脉内瘘腔内治疗顺利实施，避免严重并发症，保障医疗安全的基础。

（一）患者评估

1. 应充分评估患者的全身与血管状况及心理情况，严格掌握适应证。

2. 手术方案的制订应由介入治疗、血液净化和麻醉医师共同完成。

3. 应充分告知患者术前评估结果，并签署手术知情同意书。

（二）血管评估与标记

1. 血管腔内介入治疗前，应进行彩色多普勒超声、CT 血管成像或磁共振血管成像检查，全面完整评估供血动脉、动静脉内瘘、外周静脉及中心静脉的通畅性；并且确定狭窄部位与程度、是否合并血栓，以及局部侧支血管状况。

2. 在血管评估基础上，标记供血动脉、动静脉内瘘及静脉走行和相应狭窄部位。

（三）术式选择

1. 单纯动静脉内瘘或单纯外周血管病变的患者，可选择超声引导下血管腔内介入治疗，也可选择 DSA 引导下血管腔内介入治疗。

2. 合并中心静脉狭窄的患者，应在 DSA 引导下实施腔内介入治疗。

3. 动静脉内瘘新鲜血栓形成，且血栓量较大（预计血栓量大于 20ml）的患者，可选择超声引导下血管腔内溶栓或取栓治疗。

4. 反复发生的血管狭窄，单纯球囊扩张效果不佳的患者，可行支架植入；或者开放手术重建动静脉内瘘。

五、操作流程

（一）患者准备

1. 一般患者取平卧位，同时充分暴露拟手术部位。

2. 常规消毒，铺无菌巾。

3. 依据手术需要，选择局部浸润麻醉、神经阻滞麻醉或在持续镇静状态下进行治疗。

（二）器械准备

1. 推荐使用介入操作专用的无菌消毒器械。

2. 根据患者术前评估结果选择合适的球囊导管。

（1）建议选择扩张静脉的球囊导管内径较周围平直段血管增加10%~20%，推荐选择爆破压在20个标准大气压以上的高压球囊；一般中心静脉狭窄扩张选择直径8~12mm、长度40mm的球囊。

（2）建议选择扩张动脉的球囊导管内径与周围平直段血管相同或略小，不建议使用高压力扩张动脉。

（3）建议对于重度狭窄或闭塞病变选择小口径球囊行预扩张；如普通球囊无法打开病变，建议使用高压球囊或切割球囊。

3. 根据球囊导管的要求选择与之相匹配的导丝、动脉鞘及压力泵。如患者预期需要使用多个不同型号的球囊导管，则需准备相应的辅助器械。

4. 术前动脉鞘及导丝应分别组装完善，并内外表面均使用稀肝素盐水冲洗。

5. 支架选择　球囊扩张术效果不佳（残余狭窄>30%）、反复短期内再狭窄病变、解剖压迫性病变、闭塞病变（再次开通有风险）可一期行支架植入术；但血管腔内支架在处理血液透析通路静脉狭窄中的作用并不明确。血管腔内支架有4大类型：球囊扩张式支架，自膨支架，覆膜支架，药物洗脱支架。覆膜支架的通畅率优于裸支架，但需避免影响其他主干中心静脉的回流。

（三）操作步骤

1. 选择合适的手术入路　包括静脉顺行入路、静脉逆行入路及动脉入路。闭塞病变难以通过导丝时可考虑病变两侧双向入路。常用入路包括同侧通路浅表扩张静脉、人工血管，造影或超声引导下贵要静脉、肱静脉、肱动脉、颈静脉、股静脉入路。

2. 选择合适的穿刺点及穿刺血管

（1）穿刺点选择浅表，便于穿刺、易止血的通路血管，人工血管优先考虑。

（2）应选择相对粗大的血管（直径4mm以上）进行穿刺，以保证穿刺成功率及减少动脉鞘对血管的损伤。

（3）穿刺点与拟处理的病变血管应保持恰当的距离，保证手术过程中球囊导管能够覆盖病变区域。

（4）推荐在超声实时引导下进行穿刺，血管充盈不足时可在助手或器械帮助下阻断近心端回流血管，以便穿刺成功。

3. 穿刺成功后，沿穿刺针置入动脉鞘自带的导丝，置入导丝过程推荐在超声或透视监测下进行。

4. 沿导丝置入动脉鞘，如患者皮肤及皮下组织阻力较大，可稍稍切开皮肤。动脉鞘置入血管后拔除动脉鞘鞘芯及鞘导丝，抽回血以确保动脉鞘位于血管内，可在超声或透视监测下调整动脉鞘的置入深度。

5. 行 DSA 引导下介入治疗的患者，需经动脉鞘进行动静脉内瘘血管造影。

（1）血管造影应包括自体动静脉内瘘吻合口至右心房的所有血管，移植物内瘘应包括从动脉吻合口至右心房的所有血管，浅表化动脉应包括肱动脉至掌动脉弓的所有血管。

（2）某些特殊部位的血管造影可借助造影导管完成。

6. 经动脉鞘单向阀置入与球囊导管相匹配的导丝，在超声或 DSA 引导下将导丝通过血管病变区域。

（1）推荐静脉逆行入路时将导丝尖端置于桡动脉近端或肱动脉内；上腔静脉入路时导丝通过病变后，导丝尖端应当进入下腔静脉；股静脉入路的导丝应该通过右心房进入上腔静脉，衔接上、下腔静脉，防治导丝在右心腔内卷曲，以防止术中严重心律失常。

（2）如导丝通过病变区域较困难，可使用鞘芯、导管等配合导丝通过病变区域，或使用牵张导丝技术等通过病变区域。

7. 使用肝素盐水冲洗球囊导管内外表面，在超声或 DSA 引导下经导丝置入合适的球囊导管，将球囊导管的球囊部分置于拟扩张的病变部位。

8. 准备压力泵，行超声引导下介入治疗的患者压力泵内应抽吸肝素生理盐水；行 DSA 引导下介入治疗的患者压力泵内需抽吸造影剂原液或 1∶1 稀释后的造影剂。连接压力泵与球囊导管，负压抽吸，做好扩张前准备。

9. 在超声或透视监测下逐步增加球囊压力，直至球囊完全打开。可选择维持球囊完全打开时的压力，也可选择继续加压至合适的压力，球囊打开时间可根据手术需要维持 10~60s。

（1）同一狭窄部位可反复多次球囊扩张。

（2）如病变区域存在血栓，可经导丝置入溶栓导管，将溶栓导管置于合适区域后，回撤导丝，经溶栓导管给予药物溶栓治疗。

（3）如病变区域单纯球囊扩张效果不佳，需行支架植入，则应经导丝置入支架，并于病变部位进行释放。

10. 回撤压力，等待球囊回抱后可在超声或透视监测下调整球囊位置。

11. 治疗完成后，保留导丝，回撤球囊导管、溶栓导管等器械至动脉鞘内或完全撤出体外。

12. 重新评估患者动静脉内瘘情况

（1）评估患者动静脉内瘘震颤情况。

（2）具备术中超声条件的患者应测量原病变部位内径、血流通过情况，测量内瘘血流量并与术前进行比较。

（3）行DSA引导下腔内介入治疗的患者应再次行动静脉内瘘血管造影，并与术前造影进行比对。

（4）物理检查发现动静脉内瘘震颤恢复或明显增强；影像学提示内瘘狭窄解除、残余狭窄小于30%；动静脉内瘘血流量较术前增加50%以上，或增加至600ml/min以上，可视为手术成功，可以结束手术。

（5）如重新评估内瘘发现治疗效果不佳，则可行重复治疗、更换更合适的球囊导管进行再次治疗，或更改手术方案行支架植入等额外治疗。

13. 如治疗过程中出现血管痉挛、内膜撕裂、球囊破裂、血管破裂等并发症，应及时评估并发症的严重程度及动静脉内瘘功能状态，选择合适的处理方案进行腔内治疗；必要时可改开放手术处理相关并发症。

14. 拔除动脉鞘并止血，可选择按压止血或在拔除鞘管前在穿刺点附近行八字缝合。

15. 无菌敷料包扎，评估患者术后生命体征及出血量。

六、术后处置

（一）术后监测与处理

1. 接受血管腔内介入治疗的患者术后应常规行4~6h心电、血氧饱和度监测。

2. 医护人员在术后12h内应对完成动静脉内瘘腔内介入治疗的患者进行系统的动静脉内瘘物理检查，护理人员应每2~4h进行内瘘触诊及听诊。

3. 穿刺点行缝合处理的患者应在术后24h进行拆线。

4. 医护人员应对接受血管腔内介入治疗的患者进行术后宣教。

（二）术后用药

1. 术后不推荐常规使用抗凝抗血小板药物，如患者存在高凝状态或血压较低，且无明确出血倾向，可适当给予全身抗凝如皮下注射低分子量肝素。

2. 术前术后均不推荐使用抗生素。

（三）术后长期随访

1. 建议对接受血管腔内介入治疗的患者建立血管通路档案，进行统一管理。

2. 术后 1 个月内对患者进行系统性的动静脉内瘘及其相关血管的评估，内容包括物理检查、功能学检查及影像学检查，并每 3 个月重复，评估结果应记入档案。

3. 随访过程中发现病变再发，应及时处理。

七、并发症与处理

1. 血管痉挛　血管腔内介入治疗过程中导丝导管等器材刺激血管引起。多数可在数分钟到数小时内自行缓解，无须特殊干预。

2. 内膜撕裂　球囊扩张导致内膜破坏引起，多数情况无须特殊干预，如形成夹层或突入管腔影响动静脉内瘘血流，可于该部位重复行球囊扩张使内膜贴合，球囊压力可控制在工作压。

3. 血管破裂　球囊扩张导致血管撕裂，根据严重程度不同可分三级。

（1）Ⅰ级血管破裂：指血管破裂后有局部血肿形成，无活动性出血，血肿不压迫血管，动静脉内瘘血流通畅。无须特殊处理，可监测血肿变化。

（2）Ⅱ级血管破裂：指血管破裂后有局部血肿形成，无活动性出血，血肿压迫动静脉内瘘血管，影响内瘘血流，导致局部形成狭窄或内瘘完全闭塞。此时应找到血肿及血管受压部位，于该部位重复行球囊扩张，直至内瘘血流恢复。

（3）Ⅲ级血管破裂：指血管破裂后有局部血肿形成，仍有活动性出血或局部假性动脉瘤形成，瘤体持续增大，多数情况下动静脉内瘘血流会受影响。此时应通过按压吻合口或上游供血动脉阻断动静脉内瘘供血，如活动性出血停止，则按Ⅱ级血管破裂处理；如仍有活动性出血，阻断内瘘血供的同时于破裂部位行球囊堵压；如活动性出血仍存在或内瘘血流无法恢复，可于破裂部位放置覆膜支架。

4. 球囊破裂　操作不当或球囊自身原因导致。

（1）待球囊回抱后撤出球囊，检查球囊完整性，如球囊完整，可更换球囊继续操作。

（2）待球囊回抱后撤出球囊，检查球囊完整性，如球囊不完整，有血管腔内残留，应行影像学检查明确残余球囊位置，沿导丝置入抓捕装置进行抓捕并取出体外。

5. 中心静脉的血管腔内介入治疗并发症　包括血管穿孔引起的血胸、纵隔血肿、心脏压塞等，必要时需要外科开放手术处理。

6. 远期并发症　包括血管再狭窄，以及放置支架的患者发生支架内再狭窄、支架内再闭塞和支架移位。依据患者全身和血管状态的评估结果，可选择再次血管腔内介入治疗，或重新手术建立动静脉内瘘。

第 10 章 血液净化的抗凝治疗

血液净化的抗凝治疗是指在评估患者凝血状态的基础上，个体化选择合适的抗凝剂和剂量，定期监测、评估和调整，以维持血液在透析管路和透析器中的流动状态，保证血液净化的顺利实施；避免体外循环凝血而引起血液丢失；预防因体外循环引起血液凝血活化所诱发的血栓栓塞性疾病；防止体外循环过程中血液活化所诱发的炎症反应，提高血液净化的生物相容性，保障血液净化的有效性和安全性。

血液净化抗凝治疗的工作流程见图 10-1。

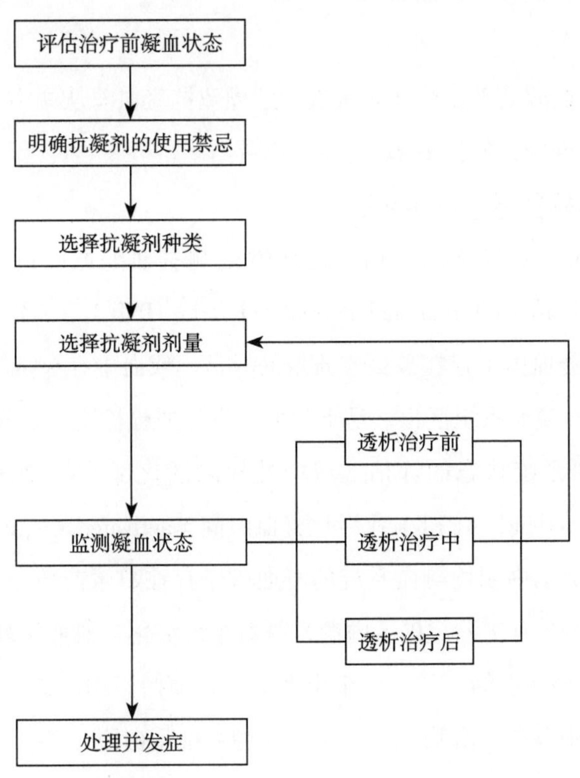

■ 图 10-1　血液净化抗凝治疗的工作流程

一、评估治疗前患者的凝血状态

（一）评估患者出血性疾病发生的风险

1. 血友病等遗传性出血性疾病。

2. 长期使用华法林等抗凝血药物或抗血小板药物。

3. 既往存在支气管扩张、消化道溃疡、肝硬化、痔疮等潜在出血风险的疾病。

4. 严重创伤或围手术期。

（二）评估患者临床上血栓栓塞性疾病发生的风险

1. 患有糖尿病、系统性红斑狼疮、系统性血管炎等伴有血管内皮细胞损伤的基础疾病。

2. 既往存在静脉血栓、脑血栓、动脉栓塞、心肌梗死等血栓栓塞性疾病。

3. 有效循环血容量不足，低血压。

4. 长期卧床。

5. 先天性抗凝血酶缺乏或合并大量蛋白尿导致抗凝血酶从尿中丢失过多。

6. 合并严重的创伤、外科手术、急性感染。

（三）凝血指标的检测与评估

1. 外源性凝血系统状态的评估　选择性检测凝血酶原时间（prothrombin time，PT）或国际标准化比值（international normalized ratio，INR）。PT 延长和 INR 增加提示外源性凝血系统的凝血因子存在数量或质量的异常，或血中存在抗凝物质；PT 缩短和 INR 减少提示外源性凝血系统活化，易于凝血、发生血栓栓塞性疾病。

2. 内源性凝血系统状态的评估　选择性检测活化部分凝血活酶时间（activated partial thromboplastin time，APTT）或活化凝血时间（activated coagulation time，ACT）。APTT 和 ACT 延长提示内源性凝血系统的凝血因子存在数量或质量的异常，或血中存在抗凝物质；APTT 和 ACT 缩短提示内源性凝血系统活化，血液呈高凝状态。

3. 凝血共同途径状态的评估　如果患者上述各项指标均延长，则提示患者的凝血共同途径异常或血中存在抗凝物质。此时应检测纤维蛋白原（fibrinogen，FIB）和凝血酶时间（thrombin time，TT），如果 TT 延长而 FIB 水平正常，则提示血中存在抗凝物质或 FIB 功能异常。

4. 血栓栓塞疾病的高危状态　外源性凝血系统、内源性凝血系统和共同途径的各项凝血指标均缩短，则提示患者易于发生血栓栓塞性疾病。

5. 血小板活性状态的评估　检测全血血小板计数和出血时间（bleeding time，BT）初步评估血小板功能状态：如果血小板数量减少伴 BT 延长提示患者止血功能异常，易于出血；如果血小板数量增多伴 BT 缩短提示血小板易于发生黏附、集聚和释放反应，易于产生血小板性血栓。对于单位时间内血小板数量进行性降低的患者，推荐检测血浆血小板颗粒膜糖蛋白（granular membrane glycoprotein，GMP-140）[P 选择素（selectin P）] 或血中 GMP-140 阳性血小板数量，以便明确是否存在血小板活化。不能检测上述 2 项指标时，如果患者伴有血浆 D- 二聚体水平升高，也提示血小板活化。

二、抗凝剂的使用禁忌

（一）肝素或低分子量肝素

1. 既往存在肝素或低分子量肝素过敏史。

2. 既往诊断过肝素诱发的血小板减少症（heparin induced thrombocytopenia，HIT）。

3. 合并明显的出血性疾病。

4. 有条件的单位推荐检测患者血浆抗凝血酶活性，对于血浆抗凝血酶活性 <50% 的患者，不宜直接选择肝素或低分子量肝素；应适当补充抗凝血酶制剂或新鲜血浆，使患者血浆抗凝血酶活性≥50% 后，再使用肝素或低分子量肝素。

（二）枸橼酸钠

1. 严重肝功能障碍。

2. 低氧血症（动脉氧分压 <60mmHg）和 / 或组织灌注不足。

3. 代谢性碱中毒、高钠血症。

（三）阿加曲班

合并明显肝功能障碍时不宜选择阿加曲班。

（四）抗血小板药物

存在血小板生成障碍或功能障碍的患者，不宜使用抗血小板药物；而血小板进行性减少、伴血小板活化或凝血功能亢进的患者，则应加强抗血小板治疗。

三、抗凝剂的合理选择

1. 对于临床上没有出血性疾病的发生和风险；没有显著的脂代谢和骨代谢的异常；血浆抗凝血酶活性在 50% 以上；血小板计数、活化部分凝血活酶时间、凝血酶原时间、国际标准化比值、D- 二聚体正常或轻度异常的患者，推荐选择普通肝素作为抗凝药物。

2. 对于临床上没有活动性出血性疾病，血浆抗凝血酶活性在 50% 以上，血小板数量基本正常；但脂代谢和骨代谢的异常程度较重，或活化部分凝血活酶时间、凝血酶原时间延长和国际标准化比值增加的具有潜在出血风险的患者，推荐选择低分子量肝素作为抗凝药物。

3. 对于临床上存在明确的活动性出血性疾病或明显的出血倾向，或活化部分凝血活酶时间、凝血酶原时间明显延长和国际标准化比值显著增加的患者，推荐选择阿加曲班、枸橼酸钠作为抗凝药物，或采用无抗凝剂的方式实施血液净化治疗。

4. 实施连续性肾脏替代治疗（continuous renal replacement therapy, CRRT）的患者，无论是否合并出血性疾病，均可采用枸橼酸抗凝；但对于合并血液高凝状态和 / 或血栓栓塞性疾病高危因素的患者，建议采用普通肝素或低分子量肝素作为抗凝药物。

5. 对于以糖尿病肾病、高血压性肾损害等疾病为原发疾病，临床上心血管事件发生风险较大，而血小板数量正常或升高、血小板功能正常或亢进的患者，推荐每天给予抗血小板药物作为基础治疗。

6. 对于长期卧床具有血栓栓塞性疾病发生的风险，国际标准化比值较低、血浆 D- 二聚体水平升高，血浆抗凝血酶活性在 50% 以上的患者，推荐每天给予低分子量肝素作为基础治疗。

7. 合并肝素诱发的血小板减少症，或先天性、后天性抗凝血酶活性在 50% 以下的患者，推荐选择阿加曲班或枸橼酸钠作为抗凝药物。此时不宜选择普通肝素或低分子量肝素作为抗凝剂。

四、抗凝剂剂量的选择

（一）普通肝素

1. 血液透析、血液滤过或血液透析滤过　一般首剂量 37.5~62.5U/kg（0.3~0.5mg/kg），追加剂量 625~1 250U/h（5~10mg/h），间歇性静脉注射或持续性透析器 / 滤器前静脉输注（常用）；血液透析结束前 30~60min 停止追加。应依据患者的凝血状态个体化调整剂量。

2. 血液灌流、血浆吸附或血浆置换　一般首剂量 62.5~125U/kg（0.5~1.0mg/kg），追加剂量 1 250~2 500U/h（10~20mg/h），间歇性静脉注射或持续性透析器 / 滤器前静脉输注（常用）；预期结束前 30min 停止追加。实施前给予 500U/dl（4mg/dl）的肝素生理盐水预冲、保留 20min 后，再给予生理盐水 500ml 冲洗，有助于增强抗凝效果。肝素剂量应依据患者的凝血状态个体化调整。

3. 连续性肾脏替代治疗　采用前稀释的患者，一般首剂量 1 875~2 500U（15~20mg），追加剂量 625~1 250U/h（5~10mg/h），静脉注射或持续性透析器 / 滤器前静脉输注（常用）；采用后稀释的患者，一般首剂量 2 500~3 750U（20~30mg），追加剂量 1 000~1 875U/h（8~15mg/h），静脉注射或持续性静脉输注（常用）；治疗结束前 30~60min 停止追加。抗凝药物的剂量依据患者的凝血状态个体化调整；治疗时间越长，给予的追加剂量应逐渐减少。

（二）低分子量肝素

一般给予 60~80IU/kg 静脉注射。血液透析、血液灌流、血浆吸附或血浆置换的患者无需追加剂量；CRRT 患者可每 4~6h 给予 30~40IU/kg 静脉注射，治疗时间越长，给予的追加剂量应逐渐减少。有条件的单位应监测血浆抗凝血因子 Xa 活性，根据测定结果调整剂量。

（三）枸橼酸钠

用于血液透析、血液滤过、血液透析滤过或 CRRT 患者。枸橼酸浓度为 4%~46.7%，以临床常用的一般给予 4% 枸橼酸钠为例。在使用无钙透析液 / 置换液时 4% 枸橼酸钠 180ml/h 滤器前持续注入，控制滤器后的游离钙离子浓度 0.25~0.35mmol/L；在静脉端给予氯化钙生理盐水（10% 氯化钙 80ml 加入到 1 000ml 生理盐水中）40ml/h 或 10% 葡萄糖酸钙 25~30ml/h，控制患者体内游离钙离子浓度 1.0~1.35mmol/L；直至血液净化治疗结束。也可采用枸橼酸透析液 / 置换液，或采用含钙透析液 / 置换液进行体外枸橼酸局部抗凝。重要的是，无论采用何种透析液 / 置换液，均应控制体外循环的游离钙例子浓度在 0.25~0.35mmol/L，否则达不到抗凝作用；控制体内游离钙离子浓度 1.0~1.35mmol/L，否则将增加出血风险；并且临床应用局部枸橼酸抗凝时，需要考虑患者实际血流量、并应依据游离钙离子的检测相应调整枸橼酸钠（或枸橼酸透析液 / 置换液）和钙剂的输入速度。治疗过程中，如果管路动脉端或患者静脉采血检测的总钙/游离钙（TCa/iCa）>2.5，提示机体不能及时充分代谢枸橼酸盐，应减少枸橼酸钠输入剂量或停止治疗。

需要注意的是：使用1mmol的枸橼酸盐抗凝治疗，最终体内将增加3mmol钠、1.5mmol钙和3mmol碳酸氢根。因此，单纯血液灌流、单纯血浆吸附或双重血浆置换时，不宜采用枸橼酸钠抗凝。

（四）阿加曲班

血液透析、血液滤过、血液透析滤过或CRRT患者，一般首剂量250μg/kg、追加剂量2μg/（kg·min），或2μg/（kg·min）持续滤器前输注；CRRT患者给予1~2μg/（kg·min）持续滤器前输注；血液净化治疗结束前20~30min停止追加。应依据患者血浆活化部分凝血活酶时间的监测来调整剂量。

（五）无抗凝剂

需要血液透析、血液滤过、血液透析滤过或CRRT，且无肝素类药物禁忌的患者，血液净化实施前给予500U/dl（4mg/dl）的肝素生理盐水预冲、保留20min后，再给予生理盐水500ml冲洗；存在肝素类药物禁忌的患者仅用生理盐水充分冲洗。血液净化治疗过程中每30~60min，给予100~200ml生理盐水冲洗管路和滤器。对于有条件实施枸橼酸钠或阿加曲班抗凝治疗时，应尽可能避免应用无抗凝剂的方案。

五、抗凝治疗的监测

由于血液净化患者的年龄、性别、生活方式、原发疾病，以及合并症的不同，患者个体间血液凝血状态差异较大。因此，为确定个体化的抗凝治疗方案，应实施凝血状态监测。

（一）血液净化前和结束后凝血状态的监测

血液净化前凝血状态的监测主要是为了评估患者基础凝血状态，指导血液净化过程中抗凝剂的种类和剂量选择；血液净化结束后凝血状态的监测主要是了解患者血液净化结束后体内凝血状态是否恢复正常，以及是否具有出血倾向，目的是评估抗凝治疗方案的安全性。因此，血液净化前和结束后凝血状态的评估是全身凝血状态的监测，需要从血液净化管路动脉端或患者外周静脉采集血样进行检测。

（二）血液净化过程中凝血状态的监测

血液净化过程中凝血状态的监测主要是为了评估患者血液净化过程中体外循环是否达到充分抗凝、患者体内凝血状态受到抗凝剂影响的程度以及是否易于出血。因此，不仅要监测体外循环管路中的凝血状态，而且还要监测患者全身的凝血状态。从血液净化管路静脉端采集的样本，由于血液刚刚流过体外循环管路，因此各项凝血指标的检测可反映体外循环的凝血状态，目的是评估抗凝治疗方案的有效性；从血液净化管路动脉端采集的样本，由于血液刚刚从体内流出，因此各项凝血指标的检测可反映患者的全身凝血状态，目的是评估抗凝治疗方案的安全性。血液净化过程中凝血状态的监测，需要同时采集血液净化管路动、静脉端血样进行凝血指标的检测，两者结合才能全面地判断血液透析过程中的凝血状态。

（三）不同抗凝剂的监测指标

1. 以肝素作为抗凝剂时，推荐采用活化凝血时间（ACT）进行监测，也可采用活化部分凝血活酶时间（APTT）进行监测。理想的状态应为血液净化过程中，从血液净化管路静脉端采集的样本的 ACT/APTT 维持于治疗前的 1.5~2.5 倍，治疗结束后从血液净化管路动脉端采集的样本的 ACT/APTT 基本恢复治疗前水平。

2. 以低分子量肝素作为抗凝剂时，可采用抗凝血因子 Xa 活性进行监测。建议无出血倾向的患者抗凝血因子 Xa 活性维持在 500~1 000U/L，伴有出血倾向的血液透析患者维持在 200~400U/L。但抗凝血因子 Xa 活性不能即时检测，临床指导作用有限。

3. 以枸橼酸钠作为抗凝剂时，应监测滤器后和患者体内游离钙离子浓度，也可监测活化凝血时间（ACT）或部分凝血活酶时间（APTT），从血液净化管路静脉端采集的样本的 ACT 或 APTT 维持于治疗前的 1.5~2.5 倍，而治疗过程中和结束后从血液净化管路动脉端采集的样本的 ACT 或 APTT 应与治疗前无明显变化。

4. 以阿加曲班作为抗凝剂时，可采用活化部分凝血活酶时间（APTT）进行监测。从血液净化管路静脉端采集的样本的 APTT 维持于治疗前的 1.5~2.5 倍，而治疗过程中和结束后从血液净化管路动脉端采集的样本的 APTT 应与治疗前无明显变化。

（四）监测时机

1. 对于第一次进行血液净化的患者，推荐进行血液净化治疗前、治疗过程中和结束后的全面凝血状态监测，以确立合适的抗凝剂种类和剂量。

2. 对于某个患者来说，每次血液净化过程的凝血状态差别不大，因此，一旦确定患者的抗凝药物种类和剂量，则无需每次血液净化过程都监测凝血状态，仅需要定期

(1~3个月)评估。

六、抗凝治疗的并发症与处理

(一)抗凝不足引起的并发症

主要包括:透析器和管路凝血,透析过程中或结束后发生血栓栓塞性疾病。

1. 常见原因

(1)存在出血倾向而没有应用抗凝剂。

(2)透析过程中抗凝剂剂量不足。

(3)先天性或因大量蛋白尿引起的抗凝血酶不足或缺乏,而选择普通肝素或低分子量肝素作为抗凝药物。

2. 预防与处理

(1)对于合并出血或出血高危风险的患者,有条件的单位应尽可能选择枸橼酸钠或阿加曲班作为抗凝药物;采用无抗凝剂时应加强滤器和管路的监测,加强生理盐水的冲洗。

(2)应在血液净化实施前对患者的凝血状态充分评估,并在监测血液净化治疗过程中凝血状态变化的基础上,确立个体化的抗凝治疗方案。

(3)有条件的单位应在血液净化治疗前检测患者血浆抗凝血酶的活性,以明确是否适用肝素或低分子量肝素。

(4)发生滤器凝血后应及时更换滤器;出现血栓栓塞性并发症的患者应给予适当的抗凝、促纤溶治疗。

(二)出血

1. 常见原因

(1)抗凝剂剂量使用过大。

(2)合并出血性疾病。

2. 预防与处理

(1)血液净化实施前应评估患者的出血风险。

(2)在对患者血液透析前和过程中凝血状态检测和评估的基础上,确立个体化抗凝治疗方案。

(3)对于发生出血的患者,应重新评估患者的凝血状态,停止或减少抗凝药物剂量，重新选择抗凝药物及其剂量。

（4）针对不同出血的病因给予相应处理，并针对不同的抗凝剂给予相应的拮抗剂治疗。肝素或低分子量肝素过量可给予适量的鱼精蛋白；枸橼酸钠过量可补充钙制剂；阿加曲班过量可短暂观察，严重过量可给予凝血酶原制剂或血浆。

（三）抗凝剂本身的药物不良反应

1. 肝素诱发的血小板减少症（HIT）

（1）病因：机体产生抗肝素 - 血小板 4 因子复合物抗体（HIT 抗体）所致。

（2）诊断：应用肝素类制剂治疗后 5~10d 内血小板下降 50% 以上或降至 10 万 /μl 以下，合并血栓、栓塞性疾病（深静脉最常见），以及 HIT 抗体阳性可以临床诊断 HIT；停用肝素 5~7d 后，血小板数可恢复至正常则更支持诊断。

（3）治疗：停用肝素类制剂，并给予抗血小板、抗凝或促纤溶治疗，预防血栓形成；发生 HIT 后，一般禁止再使用肝素类制剂。在 HIT 发生后 100d 内，再次应用肝素或低分子量肝素可诱发伴有全身过敏反应的急发性 HIT。

2. 高脂血症、骨质脱钙

（1）病因：长期使用肝素或低分子量肝素所致。与肝素相比，低分子量肝素较少发生。

（2）预防与处理：在保障充分抗凝的基础上，尽可能减少肝素或低分子量肝素剂量；对存在明显高脂血症和骨代谢异常的患者，推荐使用低分子量肝素。

3. 低钙血症、高钠血症和代谢性碱中毒

（1）病因：枸橼酸钠使用剂量过大或使用时间过长，或存在电解质和酸碱失衡，或存在肝脏、肺脏功能异常。

（2）预防与处理：采用无碱、低钠的置换液；治疗过程中密切监测游离钙离子浓度、调整枸橼酸钠和钙剂的输入速度与剂量；发生后应改变抗凝方式，并调整透析液和置换液的成分，给予积极纠正。

附：无隧道无涤纶套 / 带隧道带涤纶套中心静脉导管的抗凝方案

1. 对于没有枸橼酸盐使用禁忌的患者，无论是否合并活动性出血或高危出血风险，可采用 4% 枸橼酸钠溶液封管。

2. 对于没有肝素使用禁忌，且无严重出血的患者，可采用 1 000U/ml 浓度的肝素溶液封管。

3. 合并导管内血栓形成的患者，建议每周 1 次使用 1mg 重组组织型纤溶酶原激活剂（recombinant tissue plasminogen activator，rtPA）溶液封管；因患者经济条件等因素难以应用 rtPA 时，可采用 10 万单位尿激酶溶液封管或 20 万 ~30 万单位尿激酶静脉注射。

4. 对于血液高凝状态明显或血栓栓塞疾病高风险的患者，除外药物禁忌后，推荐给予抗血小板药物或低分子量肝素作为基础治疗。

5. 发生导管感染、需要导管内使用抗菌药物时，推荐以 4% 枸橼酸钠作为基础抗凝药物；使用肝素溶液作为基础抗凝药物时，必须注意肝素与抗菌药物之间是否存在配伍禁忌。

第 11 章 血 液 透 析

一、定义及概述

血液透析（hemodialysis，HD）采用弥散和对流原理清除血液中代谢废物、有害物质和过多水分，是终末期肾脏病患者最常用的肾脏替代治疗方法之一，也可用于治疗药物或毒物中毒等。

血液透析工作流程见“附录十、血液透析流程（附图 -3）”。

二、适应证及禁忌证

患者是否需要血液透析治疗应由有资质的肾脏专科医师决定，但患者具有最终决定权。肾脏专科医师负责患者的筛选、治疗方案的确定等。

（一）适应证

1. 终末期肾病

（1）决定是否开始透析的原则

1）应对患者的症状、体征以及代谢异常、容量状态、营养和药物干预效果进行综合评估，决定透析开始时机。

2）肾脏专科医师应充分告知患者及其家属血液透析的必要性及其并发症的风险。患者或其家属按相关规定签署血液透析知情同意书后，才能开始血液透析治疗。

（2）血液透析时机

1）建议患者导入透析治疗指征：肾小球滤过率（glomerular filtration rate，GFR）<15ml/(min · 1.73m^2)，且出现下列临床表现之一者：①不能缓解的乏力、恶心、呕吐、瘙痒等尿毒症症状或营养不良；②难以纠正的高钾血症；③难以控制的进展性代谢性酸中毒；④难以控制的水钠潴留和高血压，合并充血性心力衰竭或急性肺水肿；⑤尿毒症性心包炎；⑥尿毒症性脑病和进展性神经病变；⑦医师认为其他需要血液透

析的病因。

估算肾小球滤过率（estimated glomerular filtration rate，eGFR）评估公式见“附录一、肾功能计算公式”。

2）高风险患者（合并糖尿病），应适当提早开始透析治疗。

3）无论临床症状如何，患者 GFR<6ml/（min·1.73m^2）应开始透析治疗。

2. 急性肾损伤。

3. 药物或毒物中毒。

4. 严重水、电解质和酸碱平衡紊乱。

5. 其他 如严重高热、低体温，以及常规内科治疗无效的严重水肿、心力衰竭、肝功能衰竭等。

（二）禁忌证

无绝对禁忌证，但下列情况应慎用：

1. 颅内出血或颅内压增高。

2. 药物难以纠正的严重休克。

3. 严重心肌病变并有难治性心力衰竭。

4. 活动性出血。

5. 精神障碍不能配合血液透析治疗。

三、血管通路的建立

临时或短期血液透析治疗的患者可以选用无隧道无涤纶套中心静脉导管作为血管通路，预计需较长时间血液透析治疗的患者应选用长期血管通路。具体参照“第 9 章 血管通路的建立与管理”。

四、透析处方确定及调整

（一）首次透析患者（诱导透析期）

1. 透析前应进行乙型和丙型肝炎病毒、梅毒和 HIV 的血清学指标检测，以及肺结核等呼吸道传染病检查，以决定透析治疗分区及血液透析机安排。

2. 确定抗凝方案

（1）治疗前患者凝血状态评估和抗凝药物的选择：参照“第 10 章血液净化的抗凝治疗”。

（2）抗凝方案

1）普通肝素：适用于无活动性出血或无出血风险、血液高凝状态的患者，一般首剂量 37.5~62.5U/kg（0.3~0.5mg/kg），追加剂量 625~1 250U/h（5~10mg/h），间歇性静脉注射或持续性静脉输注（常用）；血液透析结束前 30~60min 停止追加。应依据患者的凝血状态个体化调整剂量。

2）低分子量肝素：适用于无活动性出血或具有潜在出血风险的患者，一般选择 60~80IU/kg，推荐在治疗前 20~30min 静脉注射，无需追加剂量。

3）局部枸橼酸抗凝：适用于活动性出血或高危出血风险的患者，枸橼酸浓度为 4%~46.7%，以临床常用的 4% 枸橼酸钠为例。在使用无钙透析液或置换液时 4% 枸橼酸钠 180ml/h 滤器前持续注入，控制滤器后的游离钙离子浓度 0.25~0.35mmol/L；在静脉端给予氯化钙生理盐水（10% 氯化钙 80ml 加入到 1 000ml 生理盐水中）40ml/h 或 10% 葡萄糖酸钙 25~30ml/h，控制患者体内游离钙离子浓度 1.0~1.35mmol/L；直至血液透析治疗结束。也可采用枸橼酸透析液实施。重要的是，临床应用局部枸橼酸抗凝时，需考虑患者实际血流量、并依据游离钙离子的检测相应调整枸橼酸钠（或枸橼酸透析液）和钙剂的输入速度。治疗过程中，如果管路动脉端或患者静脉采血检测的总钙 / 游离钙（TCa/iCa）>2.5，提示机体不能及时充分代谢枸橼酸盐，应减少枸橼酸钠输入剂量或停止治疗。

4）阿加曲班：适用于活动性出血或高危出血风险、肝素类药物过敏或既往发生肝素诱导血小板减少症的患者，一般首剂量 250μg/kg、追加剂量 2μg/（kg · min），或 2μg/（kg · min）持续滤器前给药。应依据患者血浆活化部分凝血活酶时间（APTT）的监测，调整剂量。

5）无抗凝剂：适用于合并活动性出血或高危出血风险的患者，但不适用于合并血液高凝状态显著的患者。无肝素类药物禁忌的患者，治疗前给予 500U/dl（4mg/dl）的肝素生理盐水预冲、保留灌注管路和透析器 / 滤器 20min 后，再给予生理盐水 500ml 冲洗；存在肝素类药物禁忌的患者，仅用生理盐水充分冲洗。血液净化治疗过程中每 30~60min，给予 100~200ml 生理盐水冲洗管路和透析器 / 滤器。

（3）抗凝治疗的监测和并发症处理：参照“第 10 章血液净化的抗凝治疗”。

3. 确定每次透析治疗时间　建议首次透析时间不超过 2~3h，以后逐渐延长每次透析时间，直至达到设定的透析时间［每周 3 次者 4.0~4.5h/ 次；残肾功能 >2ml/（min・1.73m^2）时可每周 2 次透析，5.0~5.5h/ 次，每周总治疗时间不低于 10h］。残肾功能计算公式见“附录一、肾功能计算公式”。

4. 确定血流量　首次透析血流速度宜适当减慢，可设定为 150~200ml/min。以后根据患者情况逐渐调高血流速度。

5. 选择合适膜面积透析器（首次透析应选择相对较小膜面积的透析器），以减少透析失衡综合征的发生。

6. 透析液流速　可设定为 500ml/min。通常不需调整，如首次透析中发生严重透析失衡表现，可调低透析液流速。

7. 透析液成分　常不做特别要求，可参照透析室常规应用。临床工作中可依据患者透析前容量负荷、血压控制情况，以及血钠、血钾、血钙水平，个体化调整透析液 Na^+、K^+、Ca^{2+} 的浓度。

8. 透析液温度　常设定为 36.5℃左右，根据患者临床实际情况个体化调整。

9. 确定透析超滤总量和速度　根据患者容量状态及心肺功能、残肾功能、血压水平等情况设定透析超滤量和超滤速度。建议每次透析超滤总量不超过体重的 5%，超滤速度不超过 0.35ml/（kg・min）。存在严重水肿、急性肺水肿等情况时，超滤速度和总量可适当提高。在 1~3 个月内逐步使患者透后体重达到“干体重”。

10. 透析频率　诱导透析期内为避免透析失衡综合征，建议适当调高患者每周透析频率。根据患者透前残肾功能，可采取开始透析的第 1 周透析 3~5 次，以后根据治疗反应及残肾功能、机体容量状态等，逐步过渡到每周 2~3 次透析。

（二）维持透析期

维持性透析患者建立透析病历（见“附录五、门诊血液透析治疗病历首页”）。每次透析前均应进行症状和体征评估，观察有无出血，测量体重，评估血管通路，并定期进行血生化检查及透析充分性评估，以调整透析处方。

1. 确立抗凝方案　同上。

2. 超滤量及超滤速度设定

（1）干体重的设定：干体重是透析超滤能够达到最大限度体液减少，且不发生低血压时的体重，即采用血液透析缓慢超滤至出现低血压时的体重。此时患者体内基本无多余水分潴留也不缺水，是患者感觉舒适的理想体重。由于患者营养状态等的变化会影响体重，故建议每 2 周评估 1 次干体重。

干体重的标准：①透析过程中无明显的低血压；②透析前血压得到有效控制；③临床无水肿表现；④胸部X线片无肺淤血征象；⑤心胸比值，男性<50%，女性<53%；⑥有条件者也可以应用生物电阻抗法等技术进行机体容量评估。

（2）每次透析前根据患者既往透析过程中血压和透析前血压情况、机体容量状况，以及透前实际体重，计算需要超滤量。建议每次透析超滤总量不超过体重的5%。存在严重水肿、急性肺水肿等情况时，超滤速度和总量可适当提高。

（3）根据透析总超滤量及预计治疗时间，设定超滤速度。同时在治疗中应密切监测血压变化，避免透析中低血压等并发症发生。

3. 透析治疗时间　依据透析治疗频率，设定透析治疗时间。建议每周2次透析者为5.0~5.5h/次，每周3次者为4.0~4.5h/次，每周透析时间至少10h以上。

4. 透析治疗频率　一般建议每周3次透析。对于残肾功能较好［残肾尿素清除率（residual renal urea clearance，Kru）在2ml/（min · 1.73m^2）以上］、尿量200ml/d以上且透析间期体重增长不超过3%~5%、心功能较好者，可予每周2次透析，但不作为常规透析方案。残肾功能计算公式见“附录一、肾功能计算公式”。

5. 血流速度　每次透析时，先予150ml/min血流速度治疗15min左右，如无不适反应，调高血流速度至200~400ml/min。要求每次透析时血流速度最低200~250ml/min。但高龄、婴幼儿或存在严重心律失常患者，可酌情减慢血流速度，并密切监测患者治疗中生命体征变化。

6. 透析液设定

（1）每次透析时要对透析液流速、透析液溶质浓度及温度进行设定。

（2）透析液流速：一般设定为500ml/min。如采用高通量透析，可提高透析液流速至800ml/min。

（3）透析液溶质浓度

1）钠浓度：常为135~140mmol/L，应根据血压控制情况选择。高血压控制不佳时可选用个体化的透析液钠浓度，通过测定患者3次透析前血钠水平，计算其平均血钠浓度，乘以95%作为透析液钠浓度；也可采用低钠透析液，但应注意肌肉抽搐、透析失衡综合征及透析中低血压或高血压发生危险；反复透析中低血压可选用较高钠浓度透析液，或透析液钠浓度由高到低的序贯钠浓度透析，但易并发口渴、透析间期体重增长过多、顽固性高血压等不良后果。

2）钾浓度：为0~4.0mmol/L，常设定为2.0mmol/L。对维持性透析患者，应根据患者血钾水平、存在心律失常等合并症或并发症、输血治疗、透析模式等情况，选择合适钾浓度透析液。每日透析或服用地高辛类药物者，可适当选择较高钾浓度透析液。低钾浓度透析液可引起血钾下降过快，并导致心律失常甚至心搏骤停。

3）钙浓度：常用透析液钙浓度为 1.25~1.75mmol/L。透析液钙浓度过高易引起高钙血症，并导致机体发生严重异位钙化等并发症，建议应用钙浓度 1.25~1.5mmol/L 透析液。当存在顽固性高血压、高钙血症、难以控制的继发性甲状旁腺功能亢进时，选用钙浓度 1.25mmol/L 透析液，并建议联合应用活性维生素 D 及其类似物、磷结合剂及拟钙剂治疗；血 iPTH 水平过低时也应选用钙浓度 1.25mmol/L 透析液；当透析中反复出现低钙抽搐、血钙较低、血管反应性差导致反复透析中低血压时，可短期选用钙浓度 1.75mmol/L 透析液，但此时应密切监测血钙、血磷、血 iPTH 水平，并定期评估组织器官的钙化情况，防止出现严重骨矿物质代谢异常。

（4）透析液温度：为 35.5~37.5℃，常设定为 36.5℃。透析中常不对透析液温度进行调整。但如反复发作透析低血压且与血管反应性有关，可适当调低透析液温度。对于高热患者，也可适当调低透析液温度，以达到降低体温作用。

五、血液透析操作

（一）血液透析操作的流程

血液透析操作流程见图 11-1。

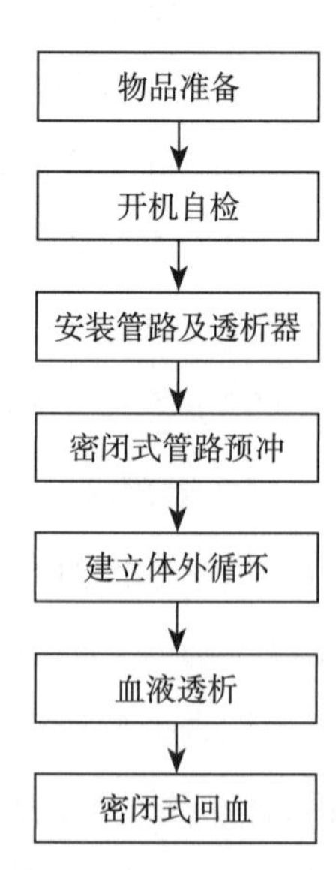

图 11-1 血液透析操作流程

（二）操作步骤

操作前，检查并保持透析治疗区干净整洁，患者及陪护人员在候诊区等候，操作护士应洗手、戴口罩。

1. 物品准备 血液透析器、血液透析管路、内瘘患者备穿刺针、无菌治疗巾、生理盐水、碘伏和棉签等消毒物品、止血带、一次性使用手套、透析液等。

2. 开机自检

（1）检查透析机电源线连接是否正常。

（2）打开机器电源总开关。

（3）按照机器要求完成全部自检程序，严禁简化或跳过自检步骤。

3. 血液透析器和管路的安装

（1）检查血液透析器及透析管路有无破损，外包装是否完好。

（2）查看有效日期、型号。

（3）按照无菌原则进行操作。

（4）管路安装顺序应按照体外循环的血流方向依次安装。

4. 密闭式预冲

（1）普通单人用血液透析机

1）启动透析机血泵 80~100ml/min，用生理盐水先排净透析管路和透析器血室（膜内）气体。生理盐水流向为动脉端→透析器→静脉端，不得逆向预冲。

2）将泵速调至 200~300ml/min，连接透析液接头与透析器旁路，排净透析器透析液室（膜外）气体。

3）生理盐水预冲量应严格按照透析器说明书中的要求；若需要进行闭式循环或肝素生理盐水预冲，应在生理盐水预冲量达到后再进行。

4）预冲生理盐水直接流入废液收集袋中，并且废液收集袋置于机器液体架上，不得低于操作者腰部以下；不建议预冲生理盐水直接流入开放式废液桶中。

5）预冲完毕后根据医嘱设置治疗参数。

（2）集中供透析液自动透析系统：透析液在线预冲量 ≥4 000ml，透析监视装置（血液透析机）自动采用逆超滤，膜外、膜内、动脉端、静脉端分别预冲。

5. 建立体外循环（上机） 透析器及管路预冲完毕，安排患者有序进入透析治疗区。

（1）操作流程：见图 11-2。

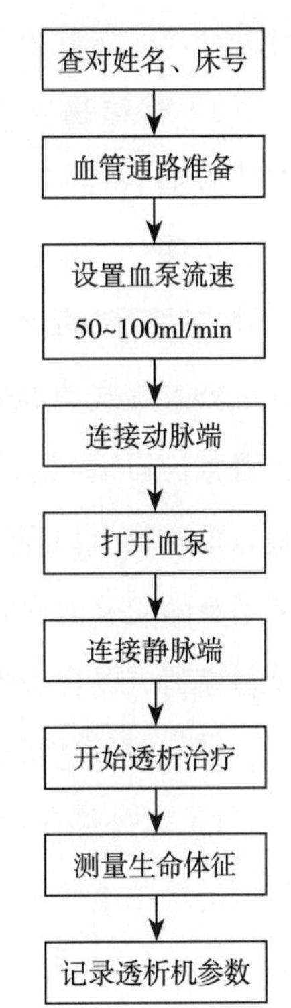

图 11-2　血液透析上机操作流程

（2）血管通路准备

1）动静脉内瘘穿刺：①检查血管通路：有无红肿、渗血、硬结；穿刺部位清洁度；并摸清血管走向和搏动，听诊瘘体杂音。②选择穿刺点后，选用合规有效的消毒剂消毒皮肤，按产品使用说明书规范使用。③根据血管的粗细和血流量要求等选择穿刺针。④操作者穿刺前戴护目镜 / 防护面罩、清洁手套，阳性治疗区应穿隔离衣。⑤采用阶梯式、扣眼式等方法，以合适的角度穿刺血管。先穿刺静脉，再穿刺动脉，动脉端穿刺点距动静脉吻合口 3cm 以上、动静脉穿刺点的间距 5cm 以上为宜，固定穿刺针。根据医嘱推注首剂量抗凝剂。

2）中心静脉留置导管连接：①准备治疗包、消毒物品和医用垃圾袋等。②颈部静脉置管的患者头偏向对侧，戴口罩。打开伤口敷料，观察导管皮肤入口处有无红肿和渗出、导管固定情况等，消毒导管皮肤入口周围皮肤后覆盖敷料。③辅助人员协助操作者打开导管敷料，分别消毒导管和导管夹子，并协助固定导管。④操作者打开治疗包，戴无菌手套，铺无菌治疗巾。⑤辅助人员将导管放于无菌治疗巾上。⑥操作者先检查导管夹子处于夹闭状态，再取下导管保护帽。⑦辅助人员协助消毒导管接头，并避免导管接触非无菌表面，尽可能减少在空气中暴露的时间。推荐使用无色透明，表面光滑、闭合严密、具有直通结构的无针接头，形成导管封闭系统，减少外接口频繁暴露于空气中的机会。如发现接头有裂痕和无法去除的血液残留，应立即更换。⑧用注射器回抽导管内封管液，推注在纱布上检查是否有凝血块（推注时距纱布距离 >10cm），回抽量为动、静脉管各 2ml 左右。如果导管回血不畅时，认真查找原因，严禁使用注射器用力推注导管腔。⑨根据医嘱从导管静脉端推注首剂量抗凝剂，连接体外循环。⑩医疗废物放于医疗废物桶中。

3）移植物血管内瘘穿刺：①患者上机前清洗穿刺侧手臂，保持手臂清洁干燥。②检查血管通路：有无红肿、渗血、硬结，并摸清血管走向和搏动，判断血流方向。③使用碘伏、酒精、氯己定（洗必泰）纱布等，采用揉搓摩擦式消毒移植血管内瘘 U 型袢皮肤，消毒面积不少于手臂 2/3。④选择穿刺点后，以穿刺点为中心，用消毒剂由内至外螺旋式消毒至 10cm 直径的范围，消毒 2 遍。⑤戴无菌手套，铺无菌治疗巾。⑥操作者戴护目镜 / 防护面罩进行穿刺，阳性治疗区应穿隔离衣。⑦准确判断血流方向，穿刺点距离吻合口 3cm 以上，动静脉穿刺点间距 5cm 以上，避免在血管袢的转角处穿刺。采用象限交叉阶梯式穿刺，交替更换穿刺部位，严禁扣眼式穿刺方法及同一穿刺点多次反复穿刺。以合适的角度穿刺血管，固定穿刺针。根据医嘱推注首剂量抗凝剂。

（3）血液透析中的监测

1）体外循环建立后，立即测量血压、脉搏，询问患者有无不适，详细记录在血液透析记录单上［见“附录六、血液透析（滤过）记录表单”］。

2）二次自我查对：①按照体外循环血流方向的顺序，依次查对体外循环管路系统各连接处和管路开口处，未使用的管路开口应使用保护帽并夹闭管夹。②根据医嘱查对机器治疗参数。③治疗开始后，应对机器控制面板和按键部位等高频接触部位进行消毒擦拭。

3）双人查对：由其他护士同时再次查对上述内容，并在治疗记录单上签字。

4）血液透析治疗过程中，应至少每小时：①询问患者有无不适；②观察患者神志状态、机器压力监测及治疗参数、穿刺针及管路固定等是否正常；③测量生命体征，并准确记录。

5）如果患者血压、脉搏等生命体征出现异常变化，应随时监测，必要时进行心电监护。

6. 回血下机

（1）密闭式回血

1）调整血液流量至50~100ml/min。

2）打开动脉端预冲侧管，使用生理盐水将存留在动脉侧管内的血液回输20~30s。

3）关闭血泵，靠重力将动脉端近心侧管路的血液回输入患者体内。

4）夹闭动脉管路夹子和动脉穿刺针处夹子。

5）打开血泵，用生理盐水全程回血。回血过程中，可使用双手左右转动滤器，但不得用手挤压静脉端管路。当生理盐水回输至静脉壶、安全夹自动关闭后，停止继续回血。回血过程中禁止管路从安全夹中强制取出。

6）夹闭静脉管路夹子和静脉穿刺针处夹子。

7）先拔出动脉端穿刺针，再拔出静脉端穿刺针，放入透析专用锐器盒或大容量锐器盒中，注意避免针刺伤和血、液体滴洒。压迫穿刺部位2~3min，用弹力绷带或胶布加压包扎动、静脉穿刺部位。

采用中心静脉导管作为血管通路时：①颈部静脉置管的患者头偏向对侧，戴口罩。②准备冲管生理盐水或预充式导管冲洗装置。③辅助人员分别消毒导管、导管夹和管路接头，并固定透析动静脉管路。④操作者戴无菌手套，将已开包装导管保护帽，放置无菌敷料上；断开中心静脉导管动脉端与管路连接，固定导管动脉端。⑤辅助人员协助连接已抽吸生理盐水注射器；操作者打开导管夹，辅助人员脉冲式推注生理盐水或预充式导管冲洗液，弹丸式推注封管液；操作者关闭导管夹、连接导管保护帽。推荐使用预充式导管冲洗装置，减少污染及感染风险。如导管使用分隔膜接头，则螺旋断开与透析机管路连接，按规范进行分隔膜接头表面消毒后连接注射器或预充式导管冲洗装置，进行冲管封管操作。⑥回血完毕后辅助人员停止血泵，关闭管路导管夹；操作者关闭中心静脉导管静脉端导管夹，断开中心静脉导管静脉端与管路连接；进而固定导管静脉端，打开导管夹；辅助人员协助注射封管液；操作者关闭导管夹、连接导管保护帽。⑦操作者用无菌敷料包扎中心静脉导管，辅助人员协助胶布固定。⑧辅助人员再次消毒导管皮肤入口周围皮肤，操作者更换无菌敷料覆盖，辅助人员协助胶布固定，并注明更换时间。

8）操作者通过机器的污水管道排空血液透析器膜内、膜外及其管路内的液体（机器具有自动废液排放功能，按照机器要求进行排空；没有自动排放功能的机器应通过透析器膜内外压力差的方式，进行人工密闭式排放），排放完毕后，将体外循环管路、滤器取下，就近放入医疗废弃物容器内，封闭转运。

9）擦拭机器完毕后，脱手套，洗手。

10）嘱患者平卧10~20min后：①检查动、静脉穿刺针部位无出血或渗血后松开包扎带；②测量生命体征；③听诊内瘘杂音。

11）整理用物，记录治疗单，签名。

12）如患者生命体征平稳，穿刺部位无出血，内瘘杂音良好，则向患者交代注意事项，测量体重，送患者离开血液净化中心。

（2）特殊回血法：对于少部分内瘘压力过高、凝血异常、进行无抗凝剂透析等情况，可采用特殊回血方法。

1）消毒用于回血的生理盐水的瓶塞和瓶口。

2）插入无菌大针头，放置在机器顶部。

3）调整血液流量至50~100ml/min。

4）关闭血泵。

5）夹闭动脉穿刺针夹子，拔出动脉针，按压穿刺部位2~3min，用弹力绷带或胶布加压包扎。

6）拔出穿刺针，放入透析专用锐器盒或大容量锐器盒中，注意避免针刺伤和血液滴洒。

7）将动脉管路与生理盐水上的无菌大针头连接，悬挂于输液架上。

8）打开血泵，用生理盐水全程回血。

9）夹闭静脉管路夹子和静脉穿刺针处夹子，拔出静脉针，放入透析专用锐器盒或大容量锐器盒中，注意避免针刺伤和血、液体滴洒，压迫穿刺部位2~3min，用弹力绷带或胶布加压包扎。

10）嘱患者平卧10~20min后：①检查动、静脉穿刺针部位无出血或渗血后松开包扎带；②测量生命体征；③听诊内瘘杂音。

11）整理用物，记录治疗单，签名。

12）如患者生命体征平稳，穿刺部位无出血，内瘘杂音良好，则向患者交代注意事项，测量体重，送患者离开血液净化中心。

（3）透析机自动回血：具有自动回血功能的透析机，参照透析机使用说明书操作。断开血管通路与透析管路的操作同密闭式回血。

7. 透析机消毒

（1）每班次透析结束后，机器表面采用500mg/L含氯消毒剂擦拭或中高效消毒剂擦拭。

（2）机器表面若有肉眼可见污染时应立即用可吸附的材料清除污染物（血液、透析废液等），再用500mg/L含氯消毒剂擦拭机器表面或中高效消毒剂擦拭。遵循《医疗机构环境表面清洁与消毒管理规范》（WS/T 512—2016）中要求的先清洁再消毒的原则。

（3）每班次透析结束后应进行机器内部消毒，消毒方法按照说明书要求进行。

（4）发生透析器破膜、传感器保护罩被血迹或液体污染时，立即更换透析器和传感器保护罩；若发生传感器保护罩破损，立即更换传感器保护罩，待此次治疗结束后请工程专业人员处理。

六、透析患者的管理及监测

加强维持性血液透析患者的管理及监测是保证透析效果、提高患者生活质量、改善患者预后的重要手段，包括建立系统完整的病历档案和透析间期患者的教育管理，定期监测、评估各种并发症和合并症情况，并作出相应处理。

（一）建立系统完整的病历档案

应建立血液透析病历，记录患者原发病、并发症和合并症情况，并对每次透析中出现的不良反应、平时的药物及其他器械等治疗情况、患者的实验室和影像学检查结果进行记录。有利于医护人员全面了解患者病情，调整治疗方案，最终提高患者生活质量和长期生存率。

（二）透析间期的患者管理

1. 加强教育，选择良好的生活方式，纠正不良生活习惯。包括戒烟、戒酒、规律生活等。

2. 饮食控制 包括控制水和钠盐摄入，使透析间期体重增长不超过5%或每日体重增长不超过1kg；控制饮食中磷的摄入，少食高磷食物；控制饮食中钾摄入，以避免发生高钾血症。保证患者每日蛋白质摄入量达到1.0~1.2g/kg，并保证足够的碳水化合物摄入，以避免出现营养不良。

3. 指导患者记录每日尿量及每日体重情况，保证大便通畅；教育患者有条件时每日测量血压并记录。

4. 指导患者维护和监测血管通路。对采用动静脉内瘘者每日应对内瘘进行检查，包括触诊检查有无震颤，也可听诊检查有无杂音；对中心静脉置管患者每日应注意置管部位是否有出血、局部分泌物、管体有无脱出和局部出现不适表现等，一旦发现异常应及时就诊。

（三）并发症和合并症定期评估与处理

常规监测指标及其检测频率推荐见表11-1。

表11-1 血液透析患者常规监测指标及评估频率

指标	建议频率
血常规、肝肾功能、血电解质（包括血钾、血钙、血磷、HCO_3^-或CO_2CP等）	每1~3个月1次
血糖、血脂等代谢指标	每1~3个月1次
铁状态评估	每3~6个月1次
血iPTH水平	每3~6个月1次
营养及炎症状态评估	每3~6个月1次
Kt/V和URR评估	每3~6个月1次
传染病学指标（包括乙型肝炎病毒、丙型肝炎病毒、HIV和梅毒血清学指标）	透析导入时及3个月内复检 维持透析每6个月1次
心血管结构和功能	6~12个月1次
胸部正侧位X线片	3~6个月1次
内瘘血管检查评估	参照“第9章血管通路的建立与管理”

注：HCO_3^-. 碳酸氢盐；CO_2CP. 二氧化碳结合力；iPTH. 全段甲状旁腺激素；Kt/V. 尿素清除指数；URR. 尿素下降率。

1. 血常规、肾功能、血电解质（包括血钾、血钙、血磷、HCO_3^- 或 CO_2CP 等） 建议每 1~3 个月检查 1 次。但在贫血治疗的开始阶段、方案调整阶段以及病情不稳定时，应加强检测。一旦发现异常应及时调整透析处方和药物治疗。血糖和血脂等代谢指标，建议每 1~3 个月检测 1 次。

2. 铁代谢指标　建议每 3~6 个月检测 1 次。一旦发现血清铁蛋白低于 200ng/ml 或转铁蛋白饱和度低于 20%，需补铁治疗（首选静脉补铁）。

3. iPTH 监测　建议血 iPTH 水平每 3~6 个月检测 1 次。要求血清校正钙水平维持在正常低限，约 2.1~2.5mmol/L；血磷水平维持在 1.13~1.78mmol/L；血 iPTH 维持在正常检测上限的 2~9 倍（较理想水平为 150~300pg/ml）。

4. 整体营养评估及炎症状态评估　建议每 3~6 个月评估 1 次。包括血清营养学指标、血超敏 C 反应蛋白（hsCRP）水平、标化蛋白分解代谢率（normalized protein catabolic rate，nPCR）及营养相关的体格检查指标等。

5. Kt/V 和 URR 评估　建议每 3~6 个月评估 1 次。要求 spKt/V 至少 1.2，目标为 1.4；URR 至少 65%，目标为 70%。

6. 传染病学指标　必须检查。包括乙型和丙型肝炎病毒标记物、HIV 和梅毒血清学指标。建议透析导入时必检，且 3 个月内复检；维持性透析患者，每 6 个月检测 1 次。

7. 心血管结构和功能测定　包括心电图、超声心动图、外周血管彩色多普勒超声等检查。建议每 6~12 个月 1 次。

8. 建议每 3~6 个月检查胸部正侧位 X 线片。

9. 内瘘血管检查评估　每次内瘘穿刺前均应检查内瘘皮肤、血管震颤、有无肿块等改变。并定期进行内瘘血管流量、血管彩色多普勒超声等检查，具体见“第 9 章血管通路的建立与管理”。

七、血液透析并发症及处理

（一）透析中低血压

详见“第 20 章血液透析中低血压的预防与治疗”。

（二）肌肉痉挛

多出现在每次透析的中后期。一旦出现应首先寻找诱因，根据原因采取处理措施，并在以后的透析中采取措施，预防再次发作。

1. 寻找诱因 是处理的关键。透析中低血压、低血容量、超滤速度过快及应用低钠透析液治疗等导致肌肉血流灌注降低是引起透析中肌肉痉挛最常见的原因；血电解质紊乱和酸碱失衡也可引起肌肉痉挛，如低镁血症、低钙血症、低钾血症等。

2. 治疗 根据诱发原因酌情采取措施，包括快速输注生理盐水（0.9% 氯化钠溶液 100ml，可酌情重复）、50% 葡萄糖溶液或 20% 甘露醇溶液，对痉挛肌肉进行外力挤压按摩也有一定疗效。

3. 预防 针对可能的诱发因素，采取措施。

（1）防止透析低血压发生及透析间期体重增长过多，每次透析间期体重增长不超过干体重的 5%；避免透析中超滤速度过快，尽量不超过 0.35ml/（kg・min）。

（2）适当提高透析液钠浓度，采用高钠透析或序贯钠浓度透析；但应避免高钠血症的发生，并注意患者血压及透析间期体重增长。

（3）积极纠正低镁血症、低钙血症和低钾血症等电解质紊乱。

（4）鼓励患者加强肌肉锻炼。

（三）恶心和呕吐

1. 积极寻找原因 常见原因有透析低血压、透析失衡综合征、透析器反应、糖尿病导致的胃轻瘫、透析液受污染或电解质成分异常（如高钠血症、高钙血症）等。

2. 处理

（1）对低血压导致者采取紧急处理措施（见“第 20 章血液透析中低血压的预防与治疗”）。

（2）在针对病因处理基础上采取对症处理，如应用止吐剂。

（3）加强对患者的观察及护理，避免发生误吸事件，尤其是神志欠清者。

3. 预防 针对诱因采取相应预防措施是避免出现恶心呕吐的关键，如采取措施避免透析中低血压发生。

（四）头痛

1. 积极寻找原因 常见原因有透析失衡综合征、严重高血压和脑血管意外等。对于长期饮用咖啡者，由于透析中血咖啡浓度降低，也可出现头痛表现。

2. 治疗

（1）明确病因，针对病因进行干预。

（2）如无脑血管意外等颅内器质性病变，可应用对乙酰氨基酚等止痛对症治疗。

3. 预防　针对诱因采取适当措施是预防关键。包括应用低钠透析，避免透析中高血压发生，规律透析等。

（五）胸痛和背痛

1. 积极寻找原因　常见原因是心绞痛（心肌缺血），其他原因还有透析中溶血、低血压、空气栓塞、透析失衡综合征、心包炎、胸膜炎及透析器过敏等。

2. 治疗　在明确病因的基础上采取相应治疗。

3. 预防　应针对胸背疼痛的原因采取相应预防措施。

（六）皮肤瘙痒

是透析患者常见不适症状，可严重影响患者生活质量。透析治疗会促发或加重症状。

1. 寻找可能原因　尿毒症患者皮肤瘙痒发病机制尚不完全清楚，与尿毒症本身、透析治疗及钙磷代谢紊乱等有关。其中透析过程中发生的皮肤瘙痒需要考虑与透析器反应等变态反应有关。一些药物或肝病也可诱发皮肤瘙痒。

2. 治疗　保证充分透析基础上可采取适当的对症处理措施，包括应用抗组胺药物、外用含镇痛剂的皮肤润滑油等。也可联用血液灌流治疗。

3. 预防　针对可能的原因采取相应的预防手段。包括控制患者血清钙、磷和iPTH于适当水平，避免应用一些可能会引起瘙痒的药物，使用生物相容性好的透析器和管路，避免应用对皮肤刺激大的清洁剂，应用一些保湿护肤品以保持皮肤湿度，衣服尽量选用全棉制品等。

（七）失衡综合征

失衡综合征是指发生于透析中或透析后早期，以脑电图异常及全身和神经系统症状为特征的综合征，轻者可表现为头痛、恶心、呕吐及躁动，重者出现抽搐、意识障碍甚至昏迷。

1. 病因　发病机制是由于血液透析快速清除溶质，导致患者血液溶质浓度快速下降，血浆渗透压下降，血液和脑组织液渗透压差增大，水向脑组织转移，从而引起颅内压增高、颅内 pH 改变。失衡综合征可以发生在任何一次透析过程中，但多见于首次透析、透前血肌酐和血尿素氮高、快速清除毒素（如高效透析）等情况。

2. 治疗

（1）轻者仅需减慢血流速度，以减少溶质清除，减轻血浆渗透压和 pH 过度变化。对伴肌肉痉挛者可同时输注 4% 碳酸氢钠、10% 氯化钠或 50% 葡萄糖溶液，并予相应对症处理。如经上述处理仍无缓解，则提前终止透析。

（2）重者（出现抽搐、意识障碍和昏迷）建议立即终止透析，并作出鉴别诊断，排除脑卒中，同时予输注20%甘露醇。之后根据治疗反应予其他相应处理。透析失衡综合征引起的昏迷一般于24h内好转。

3. 预防　针对高危人群采取预防措施，是避免发生透析失衡综合征的关键。

（1）首次透析患者：避免短时间内快速清除大量溶质。首次透析血清尿素氮下降控制在30%~40%以内。建议采用低效透析方法，包括减慢血流速度、缩短每次透析时间（每次透析时间控制在2~3h内）、应用膜面积小的透析器等。

（2）维持性透析患者：采用钠浓度曲线透析液序贯透析可降低失衡综合征的发生率。另外，规律和充分透析，增加透析频率、缩短每次透析时间等对预防有效。

（八）透析器反应

既往又名"首次使用综合征"，但也见于透析器复用患者。临床分为两类：A型反应（过敏反应型）和B型反应。其防治程序分别如下：

1. A型透析器反应　主要发病机制为快速的变态反应，常于透析开始后5min内发生，少数迟至透析开始后30min。发生率不到5次/10 000透析例次。依据反应轻重可表现为皮肤瘙痒、荨麻疹、咳嗽、喷嚏、流清涕、腹痛、腹泻，甚至呼吸困难、休克、死亡等。一旦考虑A型透析器反应，应立即采取措施处理，并寻找原因，采取预防措施，避免以后再次发生。

（1）紧急处理

1）立即停止透析，夹闭血路管，丢弃管路和透析器中血液。

2）予抗组胺药、激素或肾上腺素药物治疗。

3）如出现呼吸循环障碍，立即予心脏呼吸支持治疗。

（2）明确病因：主要是患者对与血液接触的体外循环管路、透析膜等发生变态反应所致，可能的致病因素包括透析膜材料、管路和透析器的消毒剂（如环氧乙烷）、透析器复用的消毒液、透析液受污染、肝素过敏等。另外，有过敏病史及高嗜酸性粒细胞血症、血管紧张素转换酶抑制剂（angiotensin-converting enzyme inhibitor，ACEI）应用者，也易出现A型反应。

（3）预防措施：依据可能的诱因，采取相应措施。

1）透析前充分冲洗透析器和透析管路。

2）选用蒸汽或γ射线消毒透析器和透析管路。

3）复用透析器。

4）对于高危人群可于透前应用抗组胺药物，并停用 ACEI。

2. B 型透析器反应　常于透析开始后 20~60min 出现，发生率为 3~5 次 /100 透析例次。其发作程度常较轻，多表现为胸痛和背痛。其诊疗过程如下。

（1）明确病因：透析中出现胸痛和背痛，首先应排除心脏等器质性疾病，如心绞痛、心包炎等。如排除后考虑 B 型透析器反应，则应寻找可能的诱因。B 型透析器反应多认为是补体激活所致，与应用新的透析器及生物相容性差的透析器有关。

（2）处理：B 型透析器反应多较轻，予鼻导管吸氧及对症处理即可，常无须终止透析。

（3）预防：复用透析器及选择生物相容性好的透析器可预防部分 B 型透析器反应。

A、B 型透析器反应的临床特征对比见表 11-2。

■ 表 11-2　透析器反应的临床特征

	A 型透析器反应	B 型透析器反应
发生率	较低，<5 次 /10 000 透析例次	3~5 次 /100 透析例次
发生时间	多于透析开始后 5min 内，部分迟至 30min	透析开始 20~60min
症状	程度较重，表现为皮肤瘙痒、荨麻疹、咳嗽、喷嚏、流清涕、腹痛腹泻、呼吸困难、休克、甚至死亡	轻微，表现胸痛和背痛
原因	环氧乙烷、透析膜材料、透析器复用、透析管路、透析液受污染、肝素过敏、高敏人群及应用 ACEI 等	原因不清，可能与补体激活有关
处理	● 立即终止透析 ● 夹闭血路管，丢弃管路和透析器中血液 ● 严重者予抗组胺药、激素或肾上腺素药物治疗 ● 需要时予心肺支持治疗	● 排除其他引起胸痛原因 ● 予对症及支持治疗 ● 吸氧 ● 如情况好转则继续透析
预后	与原因有关，重者死亡	常于 30~60min 后缓解
预防	● 避免应用环氧乙烷消毒透析器和血路管 ● 透析前充分冲洗透析器和血路管 ● 停用 ACEI 药物 ● 换用其他类型透析器	● 换用合成膜透析器（生物相容性好的透析器） ● 复用透析器可能有一定预防作用

（九）心律失常

详见“第21章血液透析患者常见心律失常处理原则和药物选择”。

（十）溶血

表现为胸痛、胸部压迫感、呼吸急促、腹痛、发热、畏寒等。一旦发生应立即寻找原因，并采取措施予以处置。

1. 明确病因

（1）透析管路相关因素：如狭窄或梗阻等引起对红细胞的机械性损伤。

（2）透析液相关因素：如透析液钠浓度过低，透析液温度过高，透析液受消毒剂、氯胺、漂白粉、铜、锌、甲醛、氟化物、过氧化氢、硝酸盐等污染。

（3）透析中错误输血。

2. 处理 一旦发现溶血，应立即予以处理。

（1）重者应终止透析，夹闭血路管，丢弃管路中血液。

（2）及时纠正贫血，必要时可输新鲜全血，将Hb提高至许可范围。

（3）严密监测血钾，避免发生高钾血症。

3. 预防

（1）透析中严密监测透析管路压力，一旦压力出现异常，应仔细寻找原因，并及时处理。

（2）避免采用过低钠浓度透析及高温透析。

（3）严格监测透析用水和透析液，严格消毒操作，避免透析液污染等。

（十一）空气栓塞

一旦发现应紧急处理，立即抢救。其处理程序如下：

1. 紧急抢救

（1）立即夹闭静脉管路，停止血泵。

（2）采取左侧卧位，并头和胸部低、脚高位。

（3）心肺支持，包括吸纯氧，采用面罩或气管插管等。

（4）如空气量较多，有条件者可予右心房或右心室穿刺抽气。

2. 明确原因 与任何可能导致空气进入透析管路管腔部位的连接松开、脱落有关，如动脉穿刺针脱落、血路管接口松开或脱落等，另有部分与透析管路或透析器破损开裂等有关。

3. 预防 空气栓塞一旦发生，死亡率极高。严格遵守血液透析操作规章操作，避免发生空气栓塞。

（1）上机前严格检查透析管路和透析器有无破损。

（2）做好内瘘穿刺针或中心静脉插管的固定，以及透析管路之间、透析管路与透析器之间的连接。

（3）透析过程中密切观察内瘘穿刺针或中心静脉导管、透析管路连接等有无松动或脱落。

（4）透析结束时严禁空气回血。

（5）注意透析机空气报警装置的维护。

（十二）发热

透析相关发热可出现在透析中，表现为透析开始后1~2h内出现，也可出现在透析结束后。一旦血液透析患者出现发热，应首先分析与血液透析有无关系。如由血液透析引起，则应分析原因，并采取相应的防治措施。

1. 原因

（1）多由致热原进入血液引起，如透析器等复用不规范、透析管路和透析器预冲不规范、透析液受污染等。

（2）透析时无菌操作不严，可引起病原体进入血液，或原有感染因透析而扩散，引起发热。

（3）其他少见原因如急性溶血、高温透析等也可出现发热。

2. 处理

（1）对于出现高热患者，首先予对症处理，包括物理降温、口服退热药等，并适当调低透析液温度。

（2）考虑细菌感染时做血培养，并予抗生素治疗。通常由致热原引起者24h内好转，如无好转应考虑是感染引起，应继续寻找病原体证据，并采用抗生素治疗。

（3）考虑非感染引起者，可以应用小剂量糖皮质激素治疗。

3. 预防

（1）在透析操作、透析器复用中应严格规范操作，避免因操作引起致热原污染。

（2）建议使用一次性使用透析器。

（3）透析前应充分冲洗透析管路和透析器。

（4）加强透析用水及透析液监测，避免使用受污染的透析液进行透析。

（十三）透析器破膜

1. 紧急处理

（1）一旦发现应立即夹闭透析管路的动脉端和静脉端，丢弃体外循环中血液。

（2）更换新的透析器和透析管路进行透析。

（3）严密监测患者生命体征、症状和体征情况，一旦出现发热、溶血等表现，应采取相应处理措施。

2. 寻找原因

（1）透析器质量问题。

（2）透析器储存不当，如冬天储存在温度过低的环境中。

（3）透析中因凝血或大量超滤等而导致跨膜压过高。

（4）对于复用透析器，如复用处理和储存不当、复用次数过多也易发生破膜。

3. 预防

（1）透析前应仔细检查透析器。

（2）透析中严密监测跨膜压，避免出现过高跨膜压。

（3）透析机漏血报警等装置应定期检测，避免发生故障。

（4）透析器复用时应严格进行破膜试验。

（十四）体外循环凝血

1. 原因　寻找体外循环发生凝血的原因是预防再次发生及调整抗凝剂用量的重要依据。凝血发生常与不用抗凝剂或抗凝剂用量不足等有关。另外如下因素易促发凝血，包括：

（1）血流速度过慢。

（2）外周血 Hb 过高。

（3）超滤率过高。

（4）透析中输注血液、血制品或脂肪乳剂。

（5）透析血管通路再循环过大。

（6）各种原因引起动静脉壶气泡增多、液面过高。

2. 处理

（1）轻度凝血常可通过追加抗凝剂用量，调高血流速度来解决。在治疗中仍应严密监测患者体外循环凝血情况，一旦凝血程度加重，应立即回血，更换透析器和透析管路。

（2）重度凝血常需立即回血。如凝血重而不能回血，则建议直接丢弃体外循环透析管路和透析器，不主张强行回血，以免凝血块进入体内发生栓塞事件。

3. 预防

（1）透析治疗前全面评估患者凝血状态、合理选择和应用抗凝剂是预防关键。

（2）加强透析中凝血状况的监测，并早期采取措施进行防治。包括：压力参数改变（动脉压力和静脉压力快速升高、静脉压力快速降低）、管路和透析器血液颜色变暗、透析器中空纤维凝血、管路的动脉壶或静脉壶内出现小凝血块等。

（3）避免透析中输注血液、血制品和脂肪乳等，特别是输注凝血因子。

（4）定期监测血管通路血流量，避免透析中再循环过大。

（5）避免透析时血流速度过低。如需调低血流速度，且时间较长，应加大抗凝剂用量。

八、远期并发症防治和管理

指终末期肾病患者长期接受血液透析治疗过程中出现的并发症，包括心脑血管并发症、贫血、感染、骨矿物质代谢紊乱、营养不良等。

（一）心脑血管并发症

是透析患者死亡的首要因素。包括左室肥厚、缺血性心脏病、心力衰竭、外周血管病变、脑卒中等。

1. 发病危险因素　除传统危险因素如高血压、吸烟、肥胖、高脂血症等外，还包括贫血、容量过负荷、高同型半胱氨酸血症、骨矿物质代谢紊乱、氧化应激、慢性炎症、营养不良等尿毒症特有危险因素。

2. 防治　关键在于充分透析、控制发病危险因素及定期心血管疾病评估，做到早发现、早治疗。其中充分透析、有效管理透析间期患者体重增长和血压、纠正贫血和高磷血症尤其关键。

3. 管理

（1）定期评估心血管并发症危险因素：包括至少每 2~4 周评估 1 次干体重、容量控制和血压控制情况，每 1~3 个月评估 1 次血红蛋白、血钙和血磷、血白蛋白水平、血脂和血同型半胱氨酸水平，每 3~6 个月评估 1 次血 iPTH、hsCRP 和 Kt/V 或 URR 等。发现问题及时干预。

（2）定期心血管并发症评估：每 6~12 个月应进行心脏和重要血管等影像学评估，包括心脏和血管彩超、X 线或 CT 等检查。

（二）贫血

详见“第 25 章血液透析患者的贫血治疗”。

（三）骨矿物质代谢紊乱

详见“第 26 章慢性肾脏病 - 矿物质与骨异常的防治”。

（四）高血压

详见“第 19 章血液透析患者高血压的治疗”。

（五）感染

感染是血液透析患者的第二位死因。透析患者由于免疫功能低下、营养不良、合并糖尿病、使用临时血管通路、复用透析器、透析液或供液管路污染等因素，易发生感染。主要是细菌感染及血源性传染疾病感染（如肝炎病毒、人类免疫缺陷病毒感染等）。细菌感染主要表现发热、寒战及感染部位症状（如咳嗽、咳痰等），治疗关键是应用有效抗生素治疗，此外营养补充及相关支持治疗非常重要。

血液透析患者的肝炎病毒感染与患者的免疫功能低下、透析操作不当、消毒不严格（尤其复用透析器时）、输血等因素有关。感染后多数患者无明显症状，少数可出现纳差、恶心、黄疸等。治疗应根据病毒复制程度、肝功能情况等决定，目标是抑制病毒复制，延缓肝病进展，防止肝硬化和肝癌发生，可采用干扰素或抗病毒化学药物治疗。预防是关键，包括严格执行透析隔离制度和消毒制度、严格透析器复用程序、避免输血、注射乙肝疫苗等。

（六）营养不良

营养不良是透析患者的常见并发症，可增加患者的死亡率和住院率，增加感染风险。主要与营养摄入不足、丢失过多、蛋白质分解代谢增加等有关。一旦发生或存在发生营养不良的危险时，即应进行干预，包括饮食指导、加强营养支持，严重者可予鼻饲、透析中胃肠外营养、甚至全静脉营养等。也可考虑补充一些营养辅助物质，如左旋肉碱、维生素 B、叶酸、维生素 C、活性维生素 D、维生素 E 和微量元素硒及锌等。此外，充分透析，特别是采用高通量透析对患者的营养改善有益处。

应定期对患者的营养状态进行评估。评估建议见表 11-3。

■ 表11-3 血液透析患者营养评估列表

类别	项目	建议测量间隔
1. 常规	透析前的白蛋白	每3~6个月1次
	透析后体重增减百分比	每月1次
	标准体重百分比	每3~6个月1次
	主观全面评定（SGA）	每3~6个月1次
	饮食教育及饮食内容评估	每3~6个月1次
	标化氮表现率蛋白当量（nPNA）	每3~6个月1次
	透析前的前白蛋白	每3~6个月1次
2. 身体组成成分	肱三头肌皮层厚度	必要时
	上臂肌肉区、臂围、直径	必要时
	双腿放射线吸收量表（应用DEXA）	必要时
3. 生化检查	透析前血液	
	——钾、磷	每1~3个月1次
	——肌酐	每1~3个月1次
	——尿素氮	每1~3个月1次
	——甘油三酯、胆固醇	每1~3个月1次

注：DEXA. 双能X线吸收法（duel energy X-ray absorptiometry）。

九、血液透析充分性评估

对终末期肾病患者进行充分的血液透析治疗，是提高患者生活质量，减少并发症，改善预后的重要保证。对血液透析进行充分性评估是提高透析质量的重要保证。

（一）血液透析充分性评价指标及其标准

广义的透析充分性指患者通过透析治疗达到并维持较好的临床状态，包括血压和容量状态、营养、心功能、贫血、食欲、体力、电解质和酸碱平衡、生活质量等。狭义的透析充分性指标主要是指透析对小分子溶质的清除，常以尿素为代表，即尿素清除指数Kt/V［包括单室Kt/V（single-pool Kt/V，spKt/V），平衡Kt/V（equilibrium Kt/V，eKt/V）和每周标准Kt/V（standard Kt/V，std-Kt/V）］和尿素下降率（URR）。

1. 评价指标

（1）临床综合指标：临床症状如食欲、体力等，体征如水肿、血压等，干体重的准确评价，血液生化指标如血肌酐、尿素氮、电解质、酸碱指标，营养指标包括血清白蛋白等，影像学检查如心脏超声检查等。

（2）尿素清除指标：URR、spKt/V、eKt/V 和 std-Kt/V。

2. 充分性评估及其标准 达到如下要求即可认为患者得到了充分透析。

（1）患者自我感觉良好。

（2）透析并发症较少，程度较轻。

（3）患者血压和容量状态控制较好。透析间期体重增长不超过干体重 5%，透析前血压 <160/90mmHg 且 >120/70mmHg。

（4）血电解质和酸碱平衡指标基本维持于正常范围。

（5）营养状况良好。

（6）血液透析溶质清除较好。具体标准见后。小分子溶质清除指标单次血液透析 URR 达到 65%，spKt/V 达到 1.2；目标值 URR 70%，spKt/V 1.4。

（二）采取措施达到充分透析

对于 Kt/V 不达标的血液透析患者，进行临床处置的工作流程见“附录十二、血液透析 Kt/V 不达标处理流程（附图 -4）”。

1. 加强患者教育，提高治疗依从性，以保证完成每次设定的透析时间及每周透析计划。

2. 控制患者透析间期容量增长。要求透析间期控制钠盐和水分摄入，透析间期体重增长不超过干体重的 5%，一般每日体重增长不超过 1kg。

3. 定期评估和调整干体重。

4. 加强饮食指导，定期进行营养状况评估和干预。

5. 通过调整透析时间和透析频率、采用生物相容性和溶质清除性能好的透析器、调整透析参数等方式保证血液透析对毒素的有效充分清除。

6. 通过改变透析模式（如进行透析滤过治疗）及应用高通量透析膜透析等方法，提高血液透析对中大分子毒素的清除能力。

7. 定期对心血管、贫血、钙磷和骨代谢等尿毒症合并症或并发症进行评估，及时调整治疗方案。

（三）Kt/V 测定及评估

Kt/V 是评价小分子溶质清除量的重要指标。主要是根据尿素动力学模型，通过测定透析前后血尿素氮水平并计算得来。目前常用的是 spKt/V、eKt/V 和 std-Kt/V，其中 spKt/V 因计算相对简单而应用较广。

1. spKt/V 计算　spKt/V=-ln［透后血尿素氮 / 透前血尿素氮 -0.008 × 治疗时间］+［4-3.5 × 透后血尿素氮 / 透前血尿素氮］×（透前体重 - 透后体重）/ 透后体重。

治疗时间单位：h。

2. eKt/V 计算　是基于 spKt/V 计算得来。根据血管通路不同，计算公式也不同。

（1）动静脉内瘘者：eKt/V=spKt/V ×［1-0.6/ 治疗时间（h）］+0.03

（2）中心静脉置管者：eKt/V=spKt/V ×［1-0.47/ 治疗时间（h）］+0.02

3. Kt/V 评价标准　当残肾尿素清除率（Kru）<2ml/（min · $1.73m^2$）时（残肾尿素清除率计算公式见“附录一、肾功能计算公式”），每周 3 次透析患者达到最低要求 spKt/V 1.2（或 eKt/V 1.0，不包括 Kru），相当于 std-Kt/V 2.0；如每次透析时间短于 5h，需达到 URR 65%，目标值是 spKt/V 1.4（或 eKt/V 1.2，不包括 Kru），URR 70%。当 Kru≥2ml/（min · $1.73m^2$）时，spKt/V 的最低要求可略有降低（具体见下），目标值应该比最低要求高 15%。

（1）Kru<2ml/（min · $1.73m^2$）时［相当于 GFR 4.0ml/（min · $1.73m^2$）］，spKt/V 的最低要求：

1）每周 3 次透析：spKt/V 需达到 1.2。

2）每周 4 次透析：spKt/V 需达到 0.8。

（2）Kru≥2ml/（min · $1.73m^2$）时，spKt/V 的最低要求：

1）当 Kru>3ml/（min · $1.73m^2$）时，可考虑每周 2 次透析，spKt/V 需达到 2.0。

2）每周 3 次透析，spKt/V 需达到 0.9。

3）每周 4 次透析，spKt/V 需达到 0.6。

不同残肾功能和透析频率时 spKt/V 最低要求见表 11-4。

■ 表 11-4　不同残肾功能和透析频率时 spKt/V 最低要求

透析次数 /（次 · 周 $^{-1}$）	Kru<2ml/（min · $1.73m^2$）	Kru≥2ml/（min · $1.73m^2$）
2	不推荐	2.0*
3	1.2	0.9
4	0.8	0.6
6	0.5	0.4

注：Kru. 残存肾尿素清除率；* 一般不推荐每周 2 次透析，除非 Kru>3ml/（min · $1.73m^2$）。

为保证透析充分，要求无残肾功能、每周 3 次透析患者每次透析时间最少不能小于 3h，每周透析时间需 10h 以上。

4. 血标本的留取 采取准确的抽血方法是保证精确评价患者 Kt/V 的前提。根据患者血管通路及抽血时间的不同，操作规程如下。

（1）透前抽血

1）动静脉内瘘者：于透析开始前从静脉端内瘘穿刺针处直接抽血。

2）中心静脉置管者：于透前先抽取 10ml 血液并丢弃后，再抽血样送检。避免血液标本被肝素封管溶液等稀释。

（2）透后抽血：为排除透析及透后尿素反弹等因素影响血尿素氮水平，要求在透析将结束时，采取如下抽血方法。

1）方法 1：首先设定超滤速度为 0，然后减慢血流速度至 50ml/min 维持 10s，停止血泵，于 20s 内从动脉端抽取血标本。或首先设定超滤速度为 0，然后减慢血流速度至 100ml/min，15~30s 后从动脉端抽取血标本。

2）方法 2：首先设定超滤速度为 0，然后将透析液设置为旁路，血流仍以正常速度运转 3~5min 后，从血路管任何部位抽取血标本。

注意：为避免透析后抽取的血标本尿素、钾离子等从细胞内释放至血浆内而影响检测结果的准确性，应在血标本抽取后即刻分离血清和血细胞。

5. Kt/V 监测 对于透析稳定患者，建议至少每 3~6 个月评估 1 次；对于不稳定患者，建议每月评估 1 次。有条件的血液透析室（中心），建议开展在线 Kt/V 监测，以实时发现透析不充分，并更为准确评估存在通路再循环患者的 Kt/V。

6. Kt/V 不达标者，首先应寻找原因，并根据原因予以纠正。

（1）原因分析

1）治疗时间：治疗时间没有达到透析处方要求。①透析中出现并发症而提前停止或中间暂停透析。②患者晚到或因穿刺困难而影响治疗时间。③透析机是否因报警等原因而使实际透析时间短于处方透析时间。④提前终止透析。

2）血流速度：分析绝对血流速度是否达到透析处方要求。①因血管通路或透析并发症原因，透析中减慢了血流速度。②血流速度相对降低，如血管通路因素导致血流速度难以达到透析处方要求，此时虽然设定血流速度较高，但很大部分为再循环血流，为无效血流。

3）血标本采集：血标本采集不规范可影响 Kt/V 的估算。①检查透前血标本采集是否规范，如是否在开始前采血、中心静脉导管患者抽取送检的血标本前是否把封管液全部抽出并弃除。②检查透后抽血是否规范，如是否停止了超滤、血流速度是否调低或停止血泵、是否把透析液设置为旁路、血流速度调低后是否有一定的稳定时间再抽血。③抽血部位是否正确。

4）透析器：应对透析器进行分析及检测。①透析器内是否有凝血。②透析器选择是否合适（如选择了小面积或 KoA 小的透析器）。③是否高估了透析器性能，如透析器说明书上的清除率数据高于实际清除性能。

5）血液检测：①如怀疑血液检测有问题，应再次抽血重新检测，或送检其他单位。②抽取的血样应尽快送检，否则会影响检测结果。

6）其他：①透析液流速设置错误。②错误关闭了透析液（透析液旁路透析）。③患者机体内尿素分布异常，如心功能异常患者外周组织中尿素蓄积量增大。

（2）透析方案调整流程

1）保证每次透析时间，必要时需适当延长透析时间。

2）保证透析中血流速度达到处方要求。

3）严格规范采血，以准确评估 Kt/V。

4）定期评估血管通路，检测血流量及再循环情况。要求至少 3 个月检测 1 次。

5）合理选用透析器。

6）治疗中严密监测，包括透析管路和透析器凝血、各种压力监测结果、各种透析参数设置是否正确等。

附：患者血液透析治疗前准备

（一）加强专科随访

1. CKD 4 期［eGFR<30ml/（min·1.73m^2）］患者均应转诊至肾脏专科随访。eGFR 评估公式（见“附录一、肾功能计算公式”）。

2. 建议每 1~3 个月评估 1 次 eGFR。

3. 积极处理并发症和合并症。

（1）贫血：建议外周血血红蛋白（Hb）<100g/L 开始红细胞生成素治疗。

（2）骨病和矿物质代谢障碍：应用降磷药物、钙剂和 / 或活性维生素 D 等治疗，建议维持血钙 2.1~2.5mmol/L、血磷 0.81~1.45mmol/L、血全段甲状旁腺激素（iPTH）70~110pg/ml。

（3）血压：应用降压药治疗，建议血压控制于130/80mmHg以下。

（4）其他：纠正脂代谢异常、糖代谢异常和高尿酸血症等。

（二）加强患者教育，为透析治疗做好思想准备

1. 教育患者改变生活方式、纠正不良习惯，包括戒烟、戒酒及饮食调控。

2. 当eGFR<20ml/（min·1.73m^2）或预计6个月内需接受透析治疗时，对患者进行透析知识宣教，增强其对透析治疗的了解，消除顾虑，为透析治疗做好思想准备。

（三）对患者进行系统检查及评估，决定透析模式及血管通路方式

1. 系统病史询问及体格检查。

2. 进行颈部和肢体血管、心脏、肺、肝、腹腔等器官组织检查，了解其结构及功能。

3. 在全面评估基础上，建立患者病历档案。

（四）择期建立血管通路

1. 对eGFR<30ml/（min·1.73m^2）患者进行上肢血管保护教育，以避免损伤血管，为以后建立血管通路创造好的血管条件。

2. 血管通路应于透析前合适的时机建立　参照“第9章血管通路的建立与管理”。

3. 对患者进行血管通路的维护、保养、锻炼教育。

4. 建立血管通路　参照“第9章血管通路的建立与管理”。

5. 定期随访、评估及维护保养血管通路。

（五）密切随访eGFR<15ml/（min·1.73m^2）的患者

1. 建议每2~4周进行一次全面评估。

2. 评估指标　包括症状、体征、肾功能、血电解质（血钾、血钙、血磷等）及酸碱评价指标（血HCO_3^-，或CO_2CP、动脉血气等）、Hb等指标，以决定透析时机。

3. 开始透析前应检测患者乙型和丙型肝炎病毒指标、HIV和梅毒血清学指标。

4. 开始透析治疗前应对患者凝血功能进行评估，为透析抗凝方案的决定作准备。

第12章 血 液 滤 过

一、定义及概述

血液滤过（hemofiltration，HF）模仿正常人肾小球滤过和肾小管重吸收原理，以对流方式清除体内过多的水分和尿毒症毒素。与血液透析相比，血液滤过具有对血流动力学影响小，中分子物质清除率高等优点。

二、适应证及禁忌证

（一）适应证

血液滤过适用于急性肾损伤和慢性肾衰竭的患者，特别是伴有以下情况不能耐受血液透析治疗的患者：

1. 常规透析易发生低血压。

2. 顽固性高血压。

3. 常规透析不能控制的体液过多和心力衰竭。

4. 严重继发性甲状旁腺功能亢进。

5. 尿毒症神经病变、尿毒症心包炎。

6. 心血管功能不稳定、多器官功能障碍综合征（multiple organ dysfunction syndrome，MODS）及病情危重患者。

（二）禁忌证

血液滤过无绝对禁忌证，但出现如下情况时应慎用：

1. 患者处于濒危状态，药物难以纠正的严重休克。

2. 精神障碍不能配合血液净化治疗。

三、治疗前患者评估

参照“第 11 章血液透析”。

四、治疗模式和处方

（一）治疗模式

前稀释置换法（置换液在血滤器之前输入）、后稀释置换法（置换液在血滤器之后输入）或混合稀释法（置换液在血滤器前及后同时输入）。

（二）处方

血液滤过通常每次治疗 4h，建议血流量 >250ml/min。单次血液滤过的 spKt/V 较低，为了提高每周 Kt/V 剂量，可以增加每周血液滤过次数，避免尿毒症毒素清除不充分。

1. 前稀释置换法　优点是血流阻力小，滤过率稳定，残余血量少和不易形成滤过膜上的蛋白覆盖层，滤器不易凝血。缺点是清除率低，所需置换液量较大。根据滤器的超滤系数及血流速度，前稀释置换液量为血流量的 50%~60%，建议 HF 治疗 4h 前稀释置换量 30~50L。当患者需做无抗凝剂血液滤过时，建议选择本模式。

2. 后稀释置换法　置换液用量较前稀释置换法少，而清除效率较前稀释置换法高，但容易导致高凝状态的患者滤器凝血。根据滤器的超滤系数及血流速度，后稀释置换液量为血流量的 25%~30%，建议 HF 治疗 4h 后稀释置换量 18~25L。一般患者均可选择本置换法，但有高凝倾向的患者不宜选择本模式。

3. 混合稀释法　清除效率较高，且滤器不易堵塞，对于血细胞比容高者较实用，建议前稀释率要小于后稀释率，前稀释与后稀释比例为 1∶2。置换量可参考前稀释法。

五、血管通路

参照“第 9 章血管通路的建立与管理”，包括以下几种通路：无隧道无涤纶套中心静脉导管、带隧道带涤纶套中心静脉导管、自体动静脉内瘘、移植血管内瘘。

六、抗凝方法

（一）治疗前患者凝血状态评估和抗凝药物的选择

参照“第 10 章血液净化的抗凝治疗”。

（二）抗凝方案

1. 普通肝素　适用于无活动性出血或无出血风险的患者，一般首剂量 37.5~62.5U/kg（0.3~0.5mg/kg），追加剂量 625~1 250U/h（5~10mg/h），间歇性静脉注射或持续性滤器前静脉输注（常用）；血液滤过结束前 30~60min 停止追加。应依据患者的凝血状态个体化调整剂量，采用后稀释通常需要更多的肝素量。

2. 低分子量肝素　适用于无活动性出血或无潜在出血风险的患者，一般选择 60~80IU/kg，推荐在治疗前 20~30min 静脉注射，无需追加剂量。

3. 局部枸橼酸抗凝　适用于活动性出血或高危出血风险的患者。枸橼酸浓度为 4%~46.7%，临床上常用 4% 枸橼酸钠，抗凝方案根据置换液是否含钙离子分为以下 2 种情况：

（1）非含钙置换液：4% 枸橼酸钠泵速（ml/h）=（1.2~1.5）× 血流速度（ml/min），滤器前持续注入，控制滤器后的游离钙离子浓度 0.25~0.35mmol/L；在静脉端给予氯化钙生理盐水（10% 氯化钙 80ml 加入到 1 000ml 生理盐水中）40ml/h 或 10% 葡萄糖酸钙 25~30ml/h，控制患者体内游离钙离子浓度 1.0~1.35mmol/L。该方式抗凝效果佳，但需要定期抽血气分析评估内环境，调整补钙速度。

（2）含钙置换液：枸橼酸钠用于前稀释置换法时，因受到置换液中钙的影响，抗凝效果较差。因此，推荐枸橼酸钠用于含钙置换液后稀释置换法血液滤过。在滤器前持续注入 4% 枸橼酸钠，泵速（ml/h）=（0.9~1.13）× 血流速度（ml/min）；也可同时在静脉壶持续注入 4% 枸橼酸钠，泵速（ml/h）=（0.3~0.37）× 血流速度（ml/min），降低静脉壶堵塞率。但是，需要考虑患者置换液钙的浓度，应依据滤器后和管路动脉端（体内）的游离钙离子的浓度，相应调整枸橼酸及钙剂的输入速度，控制滤器后的游离钙离子浓度 0.25~0.35mmol/L，体内游离钙离子浓度 1.0~1.35mmol/L。但是，该方案管路静脉端的采血点在补充置换液后，难以评估滤器是否得到充分抗凝；静脉壶直接补充枸橼酸盐，以及总体增加枸橼酸盐的输注量，长时间治疗可导致低钙血症、代谢性碱中毒和高钠血症发生风险增加。

4. 阿加曲班 适用于活动性出血或高危出血风险、肝素类药物过敏或既往发生肝素诱导血小板减少症的患者，一般首剂量 250μg/kg、追加剂量 1~2μg/（kg·min）持续滤器前给药，血液净化治疗结束前 20~30min 停止追加，应依据患者血浆活化部分凝血活酶时间（APTT）的监测，调整剂量。

5. 无抗凝剂 适用于合并活动性出血或出血高危风险的患者。①既往无肝素类药物过敏和肝素诱发血小板减少症的患者，治疗前给予 500U/dl（4mg/dl）的肝素生理盐水预冲、闭式循环 20min 后，再给予生理盐水 500ml 冲洗；血液净化治疗过程中每 30~60min，给予 100~200ml 生理盐水冲洗管路和滤器。②存在肝素类药物过敏和肝素诱发血小板减少症的患者，只使用生理盐水冲洗透析器及管路。

（三）抗凝治疗的监测和并发症处理

参照“第 10 章血液净化的抗凝治疗”。

七、血滤器选择

首选血滤器，也可使用具有高水分通透性和高溶质滤过率的高通量透析器。根据患者体表面积选择血滤器的膜面积。

八、置换液

（一）置换液的组成

1. 无菌、无致热原 置换液内毒素 <0.03EU/ml、细菌数 <1 × 10^{-6}CFU/ml。

2. 置换液的成分 应与细胞外液一致。尽量做到个体化治疗，钾、钠、钙浓度可调。常用置换液配方：钠 135~145mmol/L、钾 2.0~3.0mmol/L、钙 1.25~1.75mmol/L、镁 0.5~0.75mmol/L、氯 103~110mmol/L、碳酸氢盐 30~34mmol/L。

（二）置换液的制备

血液滤过的置换液必须为无菌、无病毒和无致热原，制备方式有以下两种：

1. 联机法（on-line） 为目前主要方式，反渗水与浓缩液按比例稀释制备成置换液，再经过滤后输入体内。

2. 商品化置换液或用静脉输液制剂按前述置换液成分配制 可根据患者具体情况进行成分调整，价格昂贵，常规血液滤过治疗基本不使用。

九、操作程序及监测

（一）操作流程

血液滤过操作流程见图 12-1。

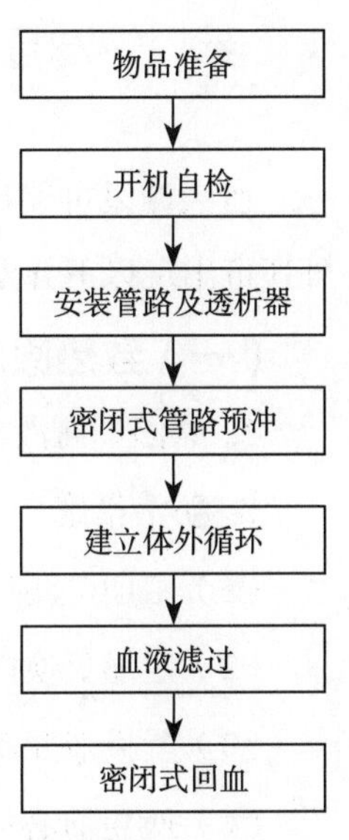

■ 图 12-1　血液滤过操作流程

（二）操作步骤

1. 物品准备　血液滤过器、血液滤过管路、安全导管（补液装置）、内瘘患者备穿刺针、无菌治疗巾、生理盐水、一次性使用冲洗管、消毒物品、止血带、一次性使用手套、透析液等。

2. 开机自检

（1）检查透析机电源线连接是否正常。

（2）打开机器电源总开关。

（3）按照机器要求完成全部自检程序，严禁简化或跳过自检步骤。

3. 血液滤过器和管路的安装

（1）检查血液滤过器及管路有无破损，外包装是否完好。

（2）查看有效日期、型号。

（3）按照无菌原则进行操作。

（4）安装管路顺序按照体外循环的血流方向依次安装。

（5）安装置换液连接管按照置换液流向顺序安装。

4. 密闭式预冲

（1）启动透析机血泵 80~100ml/min，用生理盐水先排净管路和血液滤过器血室（膜内）气体。生理盐水流向为动脉端→透析器→静脉端，不得逆向预冲。

（2）机器在线预冲通过置换液连接管，使用机器在线产生的置换液，按照体外循环血流方向密闭冲洗。

（3）生理盐水预冲量应严格按照血液滤过器说明书中的要求；若需要进行闭式循环或肝素生理盐水预冲，应在生理盐水预冲量达到后再进行。

（4）预冲生理盐水直接流入废液收集袋中，并且废液收集袋放于机器液体架上，不得低于操作者腰部以下；不建议预冲生理盐水直接流入开放式废液桶中。

（5）冲洗完毕后根据医嘱设置治疗参数。

5. 建立体外循环（上机） 同血液透析，参照“第 11 章血液透析”。

6. 回血下机 同血液透析，参照“第 11 章血液透析”。

十、并发症及处理

血液滤过可能出现与血液透析相同的并发症，详见“第 11 章血液透析”，除此之外还可出现以下并发症。

（一）致热原反应和败血症

1. 原因 血液滤过时需输入大量置换液，如置换液被污染可发生发热和败血症。

2. 防治措施

（1）定期检测反渗水、透析液及置换液的细菌和内毒素。

（2）定期更换内毒素过滤器。

（3）置换液配制过程无菌操作。

（4）使用前必须严格检查置换液、血滤器及管路的包装与有效使用日期，检查置换液的颜色与透明度。

（5）出现发热者，应同时做血液和置换液细菌培养及置换液内毒素检测。

（6）抗生素治疗。

（二）氨基酸与蛋白质丢失

1. 原因 随大量置换液滤出。

2. 治疗 建议增加饮食中的蛋白质摄入量。

（三）透析不充分

1. 原因 置换量相对不足，单次血液滤过的 URR 40%~50%，透析不充分，患者表现为乏力、食欲不佳。

2. 治疗 建议增加置换量或血液滤过次数，每周治疗 4~5 次，也可考虑改做血液透析滤过。

第 13 章 血液透析滤过

一、定义及概述

血液透析滤过（hemodiafiltration，HDF）是血液透析和血液滤过的结合，具有两种治疗模式的优点，可通过弥散和对流两种机制清除溶质，在单位时间内比单独的血液透析或血液滤过清除更多的中小分子物质。

二、适应证及禁忌证

（一）血液透析滤过适应证

同血液滤过，下列情况更具优势：

1. 透析不充分。

2. 透析相关的淀粉样变。

3. 心血管功能不稳定。

4. 神经系统并发症。

（二）血液透析滤过禁忌证

同血液滤过，参照“第 12 章血液滤过”。

三、治疗前患者评估

同血液透析，参照“第 11 章血液透析”。

四、治疗模式和处方

（一）治疗模式

包括前稀释置换法、后稀释置换法及混合稀释法。

（二）处方

1. 建议血流速度 >250ml/min，透析液流速 500~800ml/min，以清除适量的溶质。

2. 置换液补充量　根据滤器的超滤系数及血流速度，前稀释置换液量为血流量的 50%~60%，建议 HDF 治疗 4h 前稀释置换量 30~50L；后稀释置换液量为血流量的 25%~30%，建议 HDF 治疗 4h 后稀释置换量 18~25L。为防止跨膜压报警，置换量的设定需根据超滤系数及血流速度进行调整。

五、血管通路

同血液透析和血液滤过，参照“第 9 章血管通路的建立与管理”。

六、抗凝方法

（一）治疗前患者凝血状态评估和抗凝药物的选择

参照“第 10 章血液净化的抗凝治疗”。

（二）抗凝方案

同血液滤过，参照“第 12 章血液滤过”。

（三）抗凝治疗的监测和并发症处理

参照“第 10 章血液净化的抗凝治疗”。

七、血液透析滤过器选择

血液透析滤过可使用血滤器或高通量透析器（同血液滤过）。

八、置换液

同血液滤过，参照“第 12 章血液滤过”。

九、操作程序及监测

（一）物品准备

血液透析滤过器、血液透析滤过管路、安全导管（补液装置）、穿刺针、无菌治疗巾、生理盐水、一次性使用冲洗管、消毒物品、止血带、一次性使用手套、透析液等。

（二）开机自检

1. 检查透析机电源线连接是否正常。

2. 打开机器电源总开关。

3. 按照机器要求完成全部自检程序，严禁简化或跳过自检步骤。

（三）血液透析滤过器和管路的安装

1. 检查血液透析滤过器及管路有无破损，外包装是否完好。

2. 查看有效日期、型号。

3. 按照无菌原则进行操作。

4. 按照体外循环的血流方向依次安装管路。

5. 按照置换液流向顺序安装置换液连接管。

（四）密闭式预冲

1. 启动透析机血泵 80~100ml/min，用生理盐水先排净管路和血液透析滤过器血室（膜内）气体。生理盐水流向为动脉端→透析器 / 血滤器→静脉端，不得逆向预冲。

2. 将泵速调至 200~300ml/min，连接透析液接头与血液透析滤过器旁路，排净透析器 / 血滤器透析液室（膜外）气体。

3. 机器在线预冲通过置换液连接管，使用机器在线产生的置换液，按照体外循环血流方向密闭冲洗。

4. 生理盐水预冲量应严格按照血液透析滤过器说明书中的要求；若需要进行闭式循环或肝素生理盐水预冲，应在生理盐水预冲量达到后再进行。

5. 预冲生理盐水直接流入废液收集袋中，并且废液收集袋放于机器液体架上，不得低于操作者腰部；不建议预冲生理盐水直接流入开放式废液桶中。

6. 冲洗完毕后根据医嘱设置治疗参数。

（五）建立体外循环（上机）

同血液透析，参照“第11章血液透析”。

（六）回血（下机）

同血液透析，参照“第11章血液透析”。

十、并发症及处理

血液透析滤过可能出现与血液透析及血液滤过相同的并发症，详见“第11章血液透析”和“第12章血液滤过”，除此之外还可出现以下并发症。

（一）反超滤

1. 原因　低静脉压、低超滤率或采用高超滤系数的透析器时，在透析器出口，血液侧的压力可能低于透析液侧，从而出现反超滤，严重可致患者肺水肿。

2. 预防　调整适当TMP（100~400mmHg）及血流量>250ml/min。

（二）耗损综合征

高通量透析膜的应用，使得白蛋白很容易丢失，在行血液透析滤过治疗时，白蛋白丢失增多，尤其是后稀释置换法。同时高通量血液透析能增加可溶性维生素、微量元素和小分子多肽等物质的丢失。因此，在行血液透析滤过治疗时，应及时补充营养。

第 14 章 连续性肾脏替代治疗

一、定义及概述

连续性肾脏替代治疗（continuous renal replacement therapy，CRRT）是指一组体外血液净化的治疗技术，是所有连续、缓慢清除水分和溶质治疗方式的总称。传统 CRRT 应持续治疗 24h 以上，但临床上可根据患者的治疗需求灵活调整治疗时间。CRRT 治疗目的不仅仅局限于替代功能受损的肾脏，近来更扩展到常见危重疾病的急救，成为各种危重病救治中最重要的支持治疗措施之一。

目前 CRRT 主要包括以下技术：

1. 缓慢连续超滤（slow continuous ultrafiltration，SCUF）
2. 连续性静脉 - 静脉血液滤过（continuous veno-venous hemofiltration，CVVH）
3. 连续性静脉 - 静脉血液透析滤过（continuous veno-venous hemodiafiltration，CVVHDF）
4. 连续性静脉 - 静脉血液透析（continuous veno-venous hemodialysis，CVVHD）
5. 连续性高通量透析（continuous high flux dialysis，CHFD）
6. 连续性高容量血液滤过（high volume hemofiltration，HVHF）
7. 连续性血浆滤过吸附（continuous plasma filtration adsorption，CPFA）

除此之外，CRRT 常需联合使用一些其他血液净化技术，例如血浆置换（PE）、双膜血浆置换（DFPP）、内毒素吸附技术、体外二氧化碳去除技术（$ECCO_2R$）、体外膜氧合（ECMO）及人工肝技术。

二、适应证及禁忌证

（一）适应证

1. 肾脏疾病

（1）重症急性肾损伤：伴血流动力学不稳定和需要持续清除过多水或毒性物质，如急性肾损伤合并严重电解质紊乱、酸碱代谢失衡、心力衰竭、肺水肿、脑水肿、急性呼吸窘迫综合征、外科术后、严重感染等。

（2）慢性肾脏病并发症：合并急性肺水肿、尿毒症脑病、心力衰竭、血流动力学不稳定等。

2. 非肾脏疾病 包括多器官功能障碍综合征、脓毒血症或感染性休克、急性呼吸窘迫综合征、挤压综合征、乳酸酸中毒、急性重症胰腺炎、心肺体外循环手术、慢性心力衰竭、肝性脑病、药物或毒物中毒、严重容量负荷、严重的电解质和酸碱代谢紊乱、肿瘤溶解综合征、热射病等。

（二）禁忌证

CRRT 无绝对禁忌证，但存在以下情况时应慎用：

1. 无法建立合适的血管通路。
2. 难以纠正的低血压。
3. 恶病质，如恶性肿瘤伴全身转移。

三、治疗前患者评估

评估患者拟行 CRRT 治疗的适应证和禁忌证，以保证 CRRT 的有效性及安全性。患者是否需要 CRRT 治疗应由有资质的肾脏专科或 ICU 医师决定，但最终决定权为患者或其家属。肾脏专科和 / 或 ICU 医师负责患者的筛选、治疗方案的确定等。

四、治疗时机

1. 出现危及生命的容量负荷过多（如急性肺水肿）、电解质紊乱或酸碱失衡时，应立即进行 CRRT。

2. 当患者治疗所需要的代谢及容量需求超过肾脏能力，考虑进行 CRRT。

3. 对于重症 AKI 患者，根据 2012 年改善全球肾脏病预后组织（KDIGO）指南的分期，急性肾损伤进入 2 期时可考虑进行 CRRT 干预。

4. 对于心脏术后合并容量负荷的急性肾损伤的患者，可考虑 CRRT 的早期干预。

五、治疗模式和处方

1. 治疗模式选择　临床上应根据病情严重程度以及不同病因采取相应的 CRRT 模式及设定参数。常用 CRRT 模式比较见表 14-1。CVVHD，CVVHDF 及 CVVH 是 CRRT 最为常用的治疗方式，CVVHDF 和 CVVH 具有清除中大分子毒素、炎症因子和代谢产物的优势。但三种模式各具特色，均可作为重症急性肾损伤的治疗方式。SCUF 主要用于清除过多液体为主的治疗，但对溶质清除能力极弱，常用于充血性心力衰竭患者的脱水治疗。

■ 表 14-1　CRRT 常用治疗模式比较

治疗模式	SCUF	CVVH	CVVHD	CVVHDF
血流量 / ($ml \cdot min^{-1}$)	50~100	50~200	50~200	50~200
透析液 / ($ml \cdot min^{-1}$)	-	-	20~30	10~20
置换液 / ($ml \cdot kg^{-1} \cdot h^{-1}$)	-	20~30	-	10~20
小分子清除能力	极弱	+++	+++	+++
中分子清除能力	极弱	+++	+	+++
溶质转运方式	对流	对流	弥散	对流 + 弥散
有效性	清除液体	清除液体及溶质	清除液体及溶质	清除液体及溶质

注：SCUF. 缓慢连续超滤；CVVH. 连续性静脉 - 静脉血液滤过；CVVHD. 连续性静脉 - 静脉血液透析；CVVHDF. 连续性静脉 - 静脉血液透析滤过。

2. 治疗剂量　应依据患者治疗需求和残存肾功能水平选择治疗剂量。推荐采用体重标化的流出液容积作为剂量单位 [ml/(kg · h)]，治疗剂量建议为 20~25ml/(kg · h)，若采用前稀释治疗模式时，治疗剂量可增加 5%~10%。至少每 24h 对 CRRT 的处方剂量和达成剂量进行评估，要求达成剂量至少大于处方剂量的 80%。当 CRRT 预计治疗时间不足 24h 时，需通过增加治疗剂量达到治疗目的。

3. 滤过分数　滤过分数（filtration fraction，FF）是超滤量与经过滤器血浆流量的比值，一般要求控制在 25%~30% 以内。对于 CVVH 和 CVVHDF 模式，置换液既可从血滤器前的动脉管路输入（前稀释），或从血滤器后的静脉管路输入（后稀释），也可从动脉管路和静脉管路同时输入（混合稀释）。前稀释有利于降低滤过分数从而延长滤器寿命，而后稀释则具有更高的溶质清除效率。

六、血管通路

1. 无隧道无涤纶套中心静脉导管 常用置管方式为颈内、股静脉及锁骨下静脉，右侧颈内静脉及股静脉插管均可作为首选。股静脉留置导管长度建议 20~25cm，右侧颈内静脉留置导管长度建议 12~15cm，左侧颈内静脉留置导管长度建议 15~20cm。置管时应严格无菌操作。提倡在超声引导下置管，可提高成功率和安全性。

2. 带隧道带涤纶套中心静脉导管 并不推荐常规使用，若预计治疗时间超过 3 周，可使用带隧道带涤纶套中心静脉导管，置管方式首选右侧颈内静脉。

3. 不推荐采用动静脉内瘘或者人工血管作为 CRRT 的血管通路。

七、抗凝方法

（一）治疗前患者凝血状态评估和抗凝药物的选择

CRRT 的常用抗凝剂包括肝素、低分子量肝素、枸橼酸、阿加曲班等，当抗凝剂均存在使用禁忌时，也可采用无抗凝剂的方式。对于不合并血栓栓塞疾病及其风险的患者，推荐局部枸橼酸抗凝作为 CRRT 抗凝的首选方式，具有滤器管路寿命长、出血风险低等多方面的优势；而对于合并血栓栓塞疾病及其风险的患者，首选肝素类全身抗凝剂。目前尚未有一种抗凝方式适合所有的 CRRT 治疗人群，应个体化的选择抗凝方式。

1. 如果患者未合并出血风险及凝血功能障碍，并且未接受系统性抗凝药物治疗，推荐 CRRT 抗凝药物选择如下。

（1）只要患者无使用枸橼酸禁忌，建议使用枸橼酸抗凝。

（2）如果患者存在使用枸橼酸禁忌，建议使用普通肝素或者低分子量肝素抗凝。

2. 如果患者合并出血风险且未接受抗凝药物的治疗，CRRT 抗凝药物选择如下。

（1）只要患者无使用枸橼酸禁忌，建议使用枸橼酸抗凝，而不是无抗凝剂方式。

（2）患者存在使用枸橼酸禁忌（动脉氧分压 <60mmHg 和 / 或组织灌注不足、代谢性碱中毒、高钠血症）且无严重肝功能衰竭的患者，建议使用阿加曲班。

（3）不建议使用局部肝素化（鱼精蛋白中和）的方式抗凝。

3. 对于合并肝素诱发的血小板减少症（HIT）的患者，推荐停用所有的肝素类药物，并推荐使用阿加曲班或枸橼酸制剂，而不是其他抗凝药物或无抗凝剂方式。

（二）抗凝方案

1. 局部枸橼酸抗凝　4% 的枸橼酸钠溶液及含 3% 枸橼酸的血液保存液 A（ACD-A）均可用于局部枸橼酸抗凝，其中以 4% 的枸橼酸钠溶液最为常用。以 4% 的枸橼酸钠溶液（ml/h）为例，常用处方常为血流速度（ml/min）的 1.3 倍，维持体外循环中的枸橼酸浓度为 3~4mmol/L，滤器后的游离钙水平控制在 0.25~0.35mmol/L。静脉血游离钙应控制在 1.0~1.35mmol/L，在实际应用中需根据患者 CRRT 治疗前的基础游离钙水平进行调整。

采用局部枸橼酸抗凝，为避免滤过分数过高，推荐采用 CVVHDF 及 CVVHD 的治疗模式。若采用 CVVH，应尽量保证滤过分数控制在 30% 以内。

采用局部枸橼酸抗凝时，常采用无钙置换液，需要在静脉端持续泵入钙剂（10% 葡萄糖酸钙或者 10% 氯化钙），主要根据置换液使用量调整钙剂的补入速度，从而维持体内钙的平衡。为提高局部枸橼酸抗凝的易操作性，也可采用含钙置换液（1.5mmol/L）进行简化的枸橼酸抗凝，一般不需要常规静脉端补钙。详见“第 12 章血液滤过”相关章节。

对于存在肝功能障碍、严重低氧血症、组织灌注差（乳酸大于 4mmol/L）及高钠血症的患者，应禁用局部枸橼酸抗凝。

2. 普通肝素　采用前稀释的患者，一般首剂量 1 875~2 500U（15~20mg），追加剂量 625~1 250U/h（5~10mg/h），静脉注射或持续性静脉输注（常用）；采用后稀释的患者，一般首剂量 2 500~3 750U（20~30mg），追加剂量 1 000~1 875U/h（8~15mg/h），静脉注射或持续性静脉输注（常用）；治疗结束前 30~60min 停止追加。抗凝药物的剂量依据患者的凝血状态个体化调整；治疗时间越长，给予的追加剂量应逐渐减少。可从静脉端管路采血检测活化凝血时间（ACT）评估抗凝治疗的有效性，控制 ACT 为正常值的 1.5~2 倍；从管路动脉端或患者静脉采血检测活化部分凝血活酶时间（APTT），如 APTT 大于正常值的 1.5~2 倍，提示抗凝剂使用过量，患者存在出血风险，需要适当减少普通肝素的追加剂量。

3. 低分子量肝素　不同低分子量肝素的成分分子量构成比、半衰期和生物活性方面均有较大差别，因此 CRRT 选择低分子量肝素时，不同品牌抗凝效果存在差异。检测抗 Xa 水平可反映低分子量肝素的疗效，一般控制 0.25~0.35IU/ml。一般给予 60~80IU/kg 静脉注射，每 4~6h 给予 30~40IU/kg 静脉注射，治疗时间越长，给予的追加剂量应逐渐减少。

4. 阿加曲班 一般 1~2μg/（kg・min）持续滤器前给药，也可给予一定的首剂量（250μg/kg 左右），应依据患者凝血状态和血浆活化部分凝血活酶时间的监测，调整剂量。

5. 无抗凝剂 无肝素类药物禁忌的患者治疗前给予 500U/dl（4mg/dl）的肝素生理盐水预冲、保留灌注 20min 后，再给予生理盐水 500ml 冲洗；存在肝素类药物禁忌的患者，仅用生理盐水冲洗。CRRT 治疗过程可每 60~120min 给予 200ml 生理盐水冲洗管路和滤器。

（三）抗凝治疗的监测和并发症处理

参照“第 10 章血液净化的抗凝治疗”内容。

八、血滤器选择

根据治疗方式选择血滤器，通常采用高生物相容性血滤器。

九、置换液

CRRT 为持续的 24h 治疗，每天需大量的治疗液体，因此无菌、无热原的高质量液体是保证治疗安全的关键。置换液的质量标准一般参照静脉输液标准：内毒素 <0.03EU/ml、细菌数 $<1\times10^{-6}$CFU/ml。目前国内使用的 CRRT 置换液主要包括以下三种：商品化的置换液、血液透析滤过机在线生产的 online 置换液及手工配制的置换液，其特点见表 14-2。推荐采用商品化置换液作为治疗的首选。需要强调的是，手工配制置换液及置换液中添加药物时，必须在相对无菌的环境下进行无菌操作。如果患者在 CRRT 治疗过程中突然出现原因未明的寒战、抽搐及高热等情况，在排除其他原因后，需考虑置换液污染的可能，应立即更换置换液，并对疑似污染的置换液进行细菌学检测。

1. 置换液的基本成分 置换液的电解质成分是影响 CRRT 治疗患者内环境的主要因素。为改善患者的内环境，置换液的溶质配方原则上要求与生理浓度相符。置换液中的溶质成分主要包括钠、钾、氯、碱基、钙、镁、磷及葡萄糖。

（1）钠：置换液中钠离子浓度波动较小，一般要求与生理浓度相似，在

■ 表 14-2 不同置换液的比较

	商品化置换液	Online 置换液	手工配制置换液
生产方式	由生产线统一加工配制，并做无菌消毒处理	由血液透析滤过机在线生产并装袋	由手工将各种溶质成分配制在 3L 袋中
细菌污染	无	存在污染风险	污染风险较大
保存时间	12~24 个月	24h 内	24h 内
溶质的稳定性	优	优	影响因素较多
酸碱电解质调节	方便	不易调节	方便
个体化配制	较易	较难	容易

135~145mmol/L 之间。然而，当患者合并严重高钠血症或者低钠血症的情况时，常需根据患者的血钠水平调整置换液中钠离子的浓度，避免血液中钠离子浓度快速波动对机体带来的损害。

（2）钾：置换液中的钾离子浓度常根据治疗需求进行调整，置换液中钾离子水平一般控制在 0~6mmol/L 之间。但应注意的是，在使用较高或较低钾浓度置换液时，应严密监测钾离子水平，尽快使钾离子水平恢复到生理范围。

（3）氯：氯离子在置换液中的浓度相对恒定，一般控制在 100~115mmol/L。

（4）碱基：目前临床常用的置换液碱基主要包括碳酸氢盐及乳酸盐两类，由于乳酸在肝功能衰竭、循环衰竭及严重低氧血症时代谢不充分会对患者带来治疗风险，目前临床推荐采用碳酸氢盐为置换液的基础碱基成分。当采用枸橼酸抗凝时，枸橼酸则成为置换液的主要碱基成分，在体内可代谢成为碳酸氢盐。

（5）钙：国内商品化置换液的钙离子浓度为 1.5mmol/L，手工配制的置换液的钙离子浓度波动在 1.25~1.75mol/L 之间。使用枸橼酸抗凝时可使用不含钙离子的置换液，钙离子由单独的通道进行补充。

（6）镁：置换液中镁的浓度一般控制在 0.5~0.75mmol/L。

（7）磷：虽然目前国内使用的置换液中均不含磷，但 CRRT 治疗过程中出现的低磷血症的问题越来越引起重视，并有研究发现低磷血症与预后呈负相关。血清磷浓度为 1.0~1.5mmol/L，但由于部分磷和血浆蛋白结合形成复合物，可滤过的离子状态的磷浓度实际为 0.9~1.0mmol/L，因此推荐置换液的磷浓度为 0.7~1.0mmol/L。

（8）葡萄糖：早期手工配制的置换液含糖浓度较高，治疗患者常出现难以控制的高血糖。目前配方有所改进，推荐使用的商品化置换液或配制的置换液中葡萄糖的浓度应控制在 5~12mmol/L 之间。

2. 置换液的常用配方

（1）商品化置换液：总量 4 250ml。

用含有以下成分的商品化置换液作为基础置换液（4 000ml，A 液），离子浓度（不含 $NaHCO_3$）：Na^+ 113mmol/L，Cl^- 118mmol/L，Ca^{2+} 1.60mmol/L，Mg^{2+} 0.979mmol/L，葡萄糖 10.6mmol/L。根据需要加入 10%KCl，并配备相对应的 $NaHCO_3$（B 液）。置换液的终浓度（4 000ml A 液 + 250ml B 液）：pH 7.40，Na^+ 141mmol/L，Cl^- 110mmol/L，Ca^{2+} 1.5mmol/L，Mg^{2+} 0.75mmol/L，葡萄糖 10mmol/L，HCO_3^- 35.0mmol/L。

（2）改良的 Port 配方，总量为 4 250ml。

A 液：0.9% NaCl 3 000ml+5% 葡萄糖 170ml+ 注射用水 820ml+10% $CaCl_2$ 6.4ml+50% $MgSO_4$ 1.6ml

B 液：5%$NaHCO_3$ 250ml

终浓度：Na^+ 143mmol/L，Cl^- 116mmol/L，Ca^{2+} 1.4mmol/L，Mg^{2+} 1.56mmol/L，葡萄糖 11.8mmol/L，HCO_3^- 34.9mmol/L。

上述两种配方为目前临床最为常用的置换液配方，溶质的浓度接近于生理状态，但均未含磷，因此长时间的治疗易伴有低磷血症，需要从外周进行补充。

十、停机时机

接受 CRRT 治疗的 AKI 患者：①如果患者生命体征稳定、血流动力学正常、肾脏之外重要器官功能恢复正常、水电解质和酸碱平衡紊乱以及容量负荷得以纠正，可以停止 CRRT；②满足上述条件，但肾功能未恢复的患者可以改用间断性肾脏替代治疗（IRRT）；③如果患者尿量可以满足营养治疗等容量负荷且肾功能逐渐恢复，可以暂停肾脏替代治疗；④如果患者肾功能持续不恢复，可以继续血液透析或腹膜透析治疗，直到患者肾功能恢复或长期维持血液透析或腹膜透析治疗。判断 CRRT 停止治疗时机流程见图 14-1。

十一、封管液

对于没有活动性出血或出血风险的患者，建议采用 1 000U/ml 肝素盐水封管；对

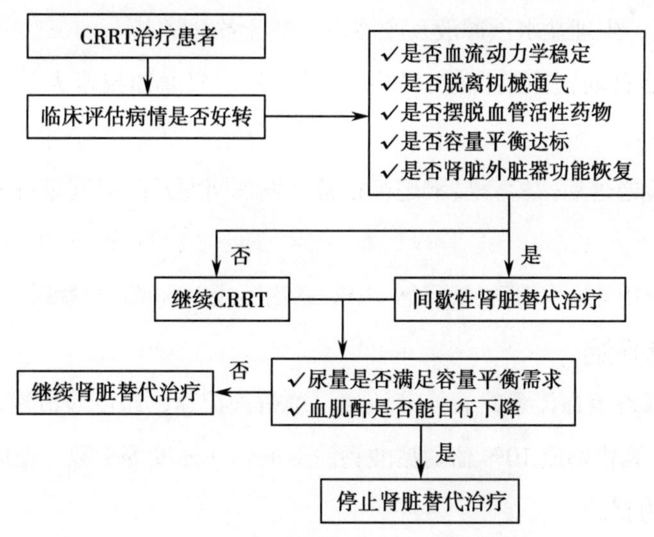

■ 图 14-1　CRRT 停止治疗时机流程

注：CRRT. 连续性肾脏替代治疗（continuous renal replacement therapy）。

于有活动性出血的患者，建议采用 4% 的枸橼酸钠液封管，每 12~24h 1 次。

十二、操作程序及监测

操作规范以 CVVHDF 模式，局部枸橼酸抗凝为例。

（一）治疗前准备

1. 操作者着工作服或隔离衣，洗手、戴帽子、口罩。

2. 准备血液滤过器、体外循环管路、置换液、生理盐水、透析液、4% 枸橼酸钠溶液、10% 氯化钙或 10% 葡萄糖酸钙注射液，以及穿刺针、注射器、无菌治疗巾、无菌纱布、碘伏和棉签等消毒物品、止血带、无菌手套等。

3. 检查并连接电源，打开机器电源开关，按照机器要求完成全部自检程序，严禁简化或跳过自检步骤。

4. 检查血液滤过器及体外循环管路外包装是否完好，有无破损；查看有效日期、型号。

5. 按照机器显示屏提示步骤，逐步安装血液滤过器及体外循环管路，安放置换液袋，连接置换液、生理盐水预冲液及废液袋，打开各管路夹。

6. 完成机器自动预冲及自检。如未通过自检，应通知技术人员对 CRRT 机进行检修。

7. 机器自检通过后，检查显示是否正常，发现问题及时对其进行调整。关闭动脉夹和静脉夹。

8. 连接抗凝用 4% 枸橼酸钠溶液、10% 氯化钙或 10% 葡萄糖酸钙注射液。

（二）治疗开始

1. 按照医嘱设置血流量、置换液流速、透析液流速、超滤液流速，以及 4% 枸橼酸钠溶液、10% 氯化钙或 10% 葡萄糖酸钙注射液输注速度等参数，此时血流量设置在 100ml/min 以下为宜。

2. 连接体外循环

（1）准备治疗包、消毒物品和医用垃圾袋等。

（2）采用颈静脉放置中心静脉导管的患者头偏向对侧，戴口罩。打开伤口敷料，观察导管皮肤入口处有无红肿和渗出、导管固定情况等，消毒导管皮肤入口周围皮肤后覆盖敷料。

（3）辅助人员协助操作者打开导管敷料，分别消毒导管和导管夹子，并协助固定导管。

（4）操作者打开治疗包，戴无菌手套，铺无菌治疗巾。

（5）辅助人员将导管放于无菌治疗巾上。

（6）操作者先检查导管夹子处于夹闭状态，再取下导管保护帽。

（7）辅助人员协助消毒导管接头，并避免导管接触非无菌表面，尽可能减少在空气中暴露的时间。

（8）用注射器回抽导管内封管液，推注在纱布上检查是否有凝血块（推注时距纱布距离 >10cm），回抽量为动、静脉管各 2ml 左右。如果导管回血不畅时，认真查找原因，严禁使用注射器用力推注导管腔。

（9）连接体外循环，打开 4% 枸橼酸钠、10% 氯化钙或 10% 葡萄糖酸钙注射液的液体泵开关，以及管路动脉夹及静脉夹，按治疗键。

（10）用止血钳固定好管路，治疗巾遮盖好留置导管连接处。医疗废物放于医疗废物桶中。

3. 逐步调整血流量等参数至目标治疗量，查看机器各监测系统处于监测状态，整理用物。

（三）治疗过程中的监护

1. 机器开始治疗后，立即测量血压、脉搏，询问患者有无不适，详细记录治疗单。

2. 二次自我查对

（1）按照体外循环血流方向的顺序，依次检查体外循环管路系统各连接处和管路开口处，未使用的管路开口应使用保护帽并夹闭管夹。

（2）根据医嘱查对机器治疗参数。

（3）治疗开始后，应对机器控制面板和按键部位等高频接触部位进行消毒擦拭。

3. 双人查对　由其他护士查对上述内容，并在治疗记录单上签字。

4. 专人床旁监测，观察各项生命体征监测参数、管路凝血情况，以及机器是否处于正常状态；每小时记录 1 次治疗参数及治疗量，核实是否与医嘱一致。

5. 根据机器提示，及时更换置换液、透析液、倒空废液袋。必要时更换管路及透析器。

6. 发生报警时，迅速根据机器提示进行操作，解除报警。如报警无法解除且血泵停止运转，则立即停止治疗，手动回血，并速请维修人员到场处理。

（四）治疗结束

1. 需要结束治疗时，准备生理盐水或预充式导管冲洗装置、无菌纱布、碘伏和棉签等消毒物品、无菌手套等物品。

2. 关闭 4% 枸橼酸钠溶液、10% 氯化钙或 10% 葡萄糖酸钙注射液的液体泵开关。

3. 按结束治疗键，采用密闭式回血法回血。具体操作参见“第 11 章血液透析”。

4. 采用颈静脉放置中心静脉导管的患者头偏向对侧，戴口罩。

5. 操作者戴无菌手套，将已开包装导管保护帽，放置无菌敷料上；断开中心静脉导管动脉端与管路连接，固定导管动脉端。

6. 辅助人员协助连接已抽吸生理盐水注射器；操作者打开导管夹，辅助人员脉冲式推注生理盐水或预充式导管冲洗液，弹丸式推注封管液；操作者关闭导管动脉端导管夹、连接其导管保护帽。推荐使用预充式导管冲洗装置，减少污染及感染风险。如导管使用分隔膜接头，则螺旋断开与透析机管路连接，按规范进行分隔膜接头表面消毒后连接注射器或预充式导管冲洗装置，进行冲封管操作。

7. 操作者将管路动脉端与生理盐水连接。辅助人员将血流速减至 100ml/min 以下，开启血泵回血。

8. 回血完毕后辅助人员停止血泵，操作者关闭管路及留置导管静脉端导管夹。

9. 操作者断开中心静脉导管静脉端与管路连接，固定导管静脉端，打开导管夹；辅助人员协助注射封管液；操作者关闭导管夹、连接导管保护帽。

10. 操作者用无菌敷料包扎中心静脉导管，辅助人员协助胶布固定；辅助人员再次消毒导管皮肤入口周围皮肤，操作者更换无菌敷料覆盖，辅助人员协助胶布固定，并注明更换时间。

11. 根据机器提示步骤，卸下透析器、管路及各液体袋。关闭电源，擦净机器，推至保管室内待用。

十三、并发症及处理

CRRT 并发症种类同血液透析和血液滤过等技术，但由于 CRRT 治疗对象为危重患者，血流动力学常不稳定，且治疗时间长，故一些并发症的发生率较高，且程度较重，处理更为困难。如低血压、低钾血症、低钙血症、低磷血症、酸碱失衡、感染，以及机械因素相关并发症。另外，由于治疗时间长，如应用肝素等全身抗凝剂总量过大，容易发生出血或出血倾向；但如血流量较低、血细胞比容较高或抗凝剂剂量不足，则容易出现凝血。如治疗时间较长，则可导致维生素、微量元素和氨基酸等丢失，应适当补充。

第 15 章 单纯超滤

一、定义及概述

单纯超滤（simple ultrafiltration，SUF）是通过对流转运机制，采用容量控制或压力控制，经过透析器 / 滤器的半透膜等渗的从全血中除去水分的一种治疗方法。在单纯超滤治疗过程中，不需要使用透析液和置换液。

单纯超滤治疗过程中，患者血浆渗透压改变较小，甚至因血液浓缩而略有提高，加快了组织间隙向血管内补充容量，患者血流动力学较为稳定，有利于清除体内过多水分。

二、适应证及禁忌证

（一）适应证

1. 严重水肿，药物治疗效果不佳。
2. 难治性心力衰竭。
3. 急、慢性肺水肿。

（二）禁忌证

无绝对禁忌证，但下列情况应慎用：

1. 严重低血压。
2. 恶性心律失常。
3. 存在血栓栓塞疾病高度风险的患者。

三、治疗前患者评估

1. 生命体征评估　患者的意识状态、血压、心率、呼吸、血氧饱和度等。

2. 血容量状态评估　全面了解患者容量负荷状态，如水肿程度、体位（能否平卧）、心脏舒张期奔马律，双肺底部湿性啰音及胸腔积液、腹水情况等。如条件允许，可测定中心静脉压（CVP）和/或肺毛细血管楔压（PCWP），以客观评估患者的血容量状态。

3. 出凝血功能评估　了解并观察患者脏器出血及各种引流液口和伤口的渗血情况，检测出、凝血相关参数。

4. 血液生化指标评估　应全面了解患者的肾功能、血清白蛋白水平、血清电解质浓度（血清钾、钠离子等）及酸碱平衡状态（CO_2CP 或血气分析）等，为确定治疗处方提供依据。

四、设备选择

可依据各医院实际情况，选择普通血液透析机、单纯超滤机或连续性肾脏替代治疗设备等。在单纯超滤过程中，血液透析机处于旁路状态，连续性肾脏替代治疗设备中的置换液、透析液泵处于停止状态，通过跨膜压驱动完成超滤过程。

五、血管通路

无隧道无涤纶套中心静脉导管或长期血管通路（带隧道带涤纶套中心静脉导管、自体动静脉内瘘或移植物血管），参照“第9章血管通路的建立与管理”。

六、透析器或血滤器选择

根据患者的体表面积、水肿程度选择适宜的透析器或者血滤器。

七、治疗方式和处方

1. 选择单纯超滤，还是缓慢连续超滤（slow continuous ultrafiltration，SCUF）应从患者病情及设备条件等方面权衡利弊后确定。SCUF是利用对流原理清除溶质和水分的一种特殊治疗方式，用于顽固性容量过负荷，伴或者不伴有肾功能障碍的患者，与单纯超滤比较，SCUF的超滤率较低，持续时间可视病情需要延长，对血流动力学影响较小，患者更容易耐受，适用于血流动力学不稳定而又需要超滤脱水的患者。

2. 单纯超滤原则　每次超滤量（脱水量）以不超过体重的4%~5%为宜。

3. SCUF的超滤率一般设定为2~5ml/min，可根据临床实际情况适时调整，原则上一次SCUF的总超滤量不宜超过4L。

八、抗凝方法

（一）治疗前患者凝血状态评估和抗凝药物的选择

参照“第10章血液净化的抗凝治疗”。

（二）抗凝方案

1. 普通肝素　适用于无活动性出血或无出血风险、血液高凝状态的患者，首剂量37.5~125U/kg（0.3~1.0mg/kg），追加剂量12.5~62.5U/kg·h（0.1~0.5mg/kg·h），间歇性静脉注射或持续性静脉输注（常用），治疗结束前30~60min停止追加。应依据患者的凝血状态个体化调整。

2. 低分子量肝素　适用于无活动性出血或具有潜在出血风险的患者，一般选择60~80IU/kg（4 000~5 000IU），推荐在治疗前20~30min静脉注射，无需追加剂量。

3. 阿加曲班　适用于活动性出血或高危出血风险、肝素类药物过敏或既往发生肝素诱导血小板减少症的患者，一般首剂量250μg/kg、追加剂量2μg/（kg·min），或2μg/（kg·min）持续滤器前给药，应依据患者血浆活化部分凝血活酶时间（APTT）的监测，调整剂量。

（三）抗凝治疗的监测和并发症处理

参照“第10章血液净化的抗凝治疗”。

九、操作程序及监测

（一）操作程序

1. 物品准备　血液透析器/滤器、管路、穿刺针、无菌治疗巾、生理盐水、碘伏和棉签等消毒物品、止血带、一次性使用手套等。

2. 开机自检

（1）检查透析机电源线连接是否正常。

（2）打开机器电源总开关。

（3）按照机器要求完成全部自检程序，严禁简化或跳过自检步骤。

3. 血液透析器和管路的安装

（1）检查血液透析器及透析管路有无破损，外包装是否完好。

（2）查看有效日期、型号。

（3）按照无菌原则进行操作。

（4）安装管路顺序按照体外循环的血流方向依次安装。

4. 密闭式预冲

（1）启动透析机血泵 80~100ml/min，用生理盐水先排净透析管路和透析器血室（膜内）气体，确保整个管路系统充满液体，调节动静脉壶液面在 2/3 处。生理盐水流向为动脉端→透析器→静脉端，不得逆向预冲。

（2）生理盐水预冲量应严格按照透析器说明书中的要求，如无特殊要求，不应少于 800ml 生理盐水。若需要进行闭式循环或肝素生理盐水预冲，应在生理盐水预冲量达到后再进行。

（3）对于临床上有高凝倾向且无肝素类药物禁忌的患者，推荐使用肝素生理盐水浸泡管路和滤器 30min，肝素生理盐水浓度一般为 4%［配制方法为：生理盐水 500ml 加入普通肝素 2 500U（20mg）］，可根据临床实际情况做相应调整；肝素生理盐水浸泡过的管路和滤器，在上机前应给予不少于 500ml 的生理盐水冲洗。

（4）预冲生理盐水直接流入废液收集袋中，并且废液收集袋放于机器液体架上，不得低于操作者腰部以下，不建议预冲生理盐水直接流入开放式废液桶中。

5. 单纯超滤治疗时根据患者的病情特点和治疗要求设置超滤量、超滤时间。通常超滤率设定为 1~2L/h，但可依据实际临床情况进行调整。首次超滤量原则上不超过 3L。

6. 建立体外循环（上机）

（1）准备治疗包、消毒物品和医用垃圾袋等。

（2）患者头偏向对侧，戴口罩。打开伤口敷料，观察导管皮肤入口处有无红肿和渗出、导管固定情况等，消毒导管皮肤入口周围皮肤后覆盖敷料。

（3）辅助人员协助操作者打开导管敷料，分别消毒导管和导管夹子，并协助固定导管。

（4）操作者打开治疗包，戴无菌手套，铺无菌治疗巾。

（5）辅助人员将导管放于无菌治疗巾上。

（6）操作者先检查导管夹子处于夹闭状态，再取下导管保护帽。

（7）辅助人员协助消毒导管接头，并避免导管接触非无菌表面，尽可能减少在空气中暴露的时间。

（8）用注射器回抽导管内封管液，推注在纱布上检查是否有凝血块（推注时距纱布距离 >10cm），回抽量为动、静脉管各 2ml 左右。如果导管回血不畅时，认真查找原因，严禁使用注射器用力推注导管腔。

（9）根据医嘱从导管静脉端推注首剂量抗凝剂（肝素或低分子量肝素），连接体外循环，打开管路动脉夹及静脉夹，按治疗键。

（10）用止血钳固定好管路，治疗巾遮盖好留置导管连接处。医疗废物放于医疗废物桶中。

7. 查对

（1）二次自我查对

1）按照体外循环血流方向的顺序，依次检查体外循环管路系统各连接处和管路开口处，未使用的管路开口应使用保护帽并夹闭管夹。

2）根据医嘱查对机器治疗参数。

3）治疗开始后，应对机器控制面板和按键部位等高频接触部位进行消毒擦拭。

（2）双人查对　由其他护士查对上述内容，并在治疗记录单上签字。

8. 调整血流量　血流量由 50ml/min 开始，根据患者病情变化，缓慢提升血流量 150~200ml/min，并依据临床实际情况适时调整。单纯超滤治疗时血流量与超滤率一般为 4∶1，当血流量过低不能满足超滤率要求时，机器将会报警。

9. 完成目标超滤量后，回血后下机，结束单纯超滤治疗。

（1）准备生理盐水、无菌纱布、碘伏和棉签等消毒物品、无菌手套等物品。

（2）停血泵，采用密闭式回血法回血。具体操作参见“第 11 章血液透析”。

（3）采用颈静脉放置中心静脉导管的患者头偏向对侧，戴口罩。

（4）操作者戴无菌手套，将已开包装导管保护帽，放置无菌敷料上；断开中心静脉导管动脉端与管路连接，固定导管动脉端。

（5）辅助人员协助连接已抽吸生理盐水的注射器；操作者打开导管夹，辅助人员脉冲式推注生理盐水或预充式导管冲洗液，弹丸式推注封管液；操作者关闭导管动脉端导管夹、连接其导管保护帽。推荐使用预充式导管冲洗装置，减少污染及感染风险。如导管使用分隔膜接头，则螺旋断开与透析机管路连接，按规范进行分隔膜接头表面消毒后连接注射器或预充式导管冲洗装置，进行冲管封管操作。

（6）操作者将管路动脉端与生理盐水连接。辅助人员将血流速减至 100ml/min 以下，开启血泵回血。

（7）回血完毕后辅助人员停止血泵，操作者关闭管路及留置导管静脉端导管夹。

（8）操作者断开中心静脉导管静脉端与管路连接，固定导管静脉端，打开导管夹；辅助人员协助注射封管液；操作者关闭导管夹、连接导管保护帽。

（9）操作者用无菌敷料包扎中心静脉导管，辅助人员协助胶布固定；辅助人员再次消毒导管皮肤入口周围皮肤，操作者更换无菌敷料覆盖，辅助人员协助胶布固定，并注明更换时间。

（10）根据机器提示步骤，卸下透析器、管路及各液体袋。关闭电源，消毒擦拭机器，推至保管室内待用。

（二）监测

1. 单纯超滤过程中注意监测患者的心率、血压等循环状态指标，有条件的医院推荐监测患者的有效循环血量，依据患者的各项指标变化，调整超滤率。

2. 单纯超滤过程中注意监测动脉压、静脉压、跨膜压，以及滤器的凝血情况，有条件的医院推荐监测凝血参数，动态调整抗凝药物用量，必要时可用生理盐水 100ml 冲洗滤器。

十、并发症及处理

（一）透析器 / 滤器破膜漏血

由于透析器 / 滤器质量或运输及存放损坏，或跨膜压过高可导致透析器 / 滤器破膜，血液进入超滤液内，此时必须立即更换透析器 / 滤器。

（二）透析器 / 滤器和管路凝血

由于患者存在高凝状态，或使用的抗凝药物剂量不足，或因静脉回血不畅，血流缓慢或血压降低等原因均可导致滤器和管路发生凝血，此时应立即增加抗凝药物（肝素或低分子量肝素）剂量；有条件的医院应急检抗凝血酶活性，如果患者抗凝血酶活性低于 50%，应改用阿加曲班作为抗凝药物；若静脉压、跨膜压在短时间内突然升高，管路、滤器颜色加深，应立即回血，避免凝血；若在下机时回血阻力突然升高，怀疑滤器管路有凝血时，应立即停止回血，以免血栓进入体内。

（三）出血

使用抗凝药物剂量过大，可引起单纯超滤中患者发生出血情况，此时对于使用普通肝素或低分子量肝素的患者，应暂时停用，并给予适量的鱼精蛋白拮抗，对于选用阿加曲班作为抗凝药物的患者，应暂时停用阿加曲班 20~30min，然后减量应用。

（四）低血压

超滤率过大可导致低血压，通常发生在单纯超滤后程或结束前，在血清白蛋白或血红蛋白水平明显降低的患者身上更易发生。患者早期表现为打哈欠、背后发酸、肌肉痉挛，或出现便意等，进而可有恶心、呕吐、出汗、面色苍白、呼吸困难和血压下降。

此时应降低超滤率，必要时补充生理盐水或人血白蛋白等胶体制剂，对于经过上述处理后血压仍不能恢复正常的患者，应停止单纯超滤，并给予积极救治。

（五）心律失常、猝死

对于心血管状态不稳定的患者，单纯超滤过程中有出现恶性心律失常，甚至猝死的可能，如出现上述情况，应立即停止单纯超滤，并给予积极抢救。对于这样的患者原则上推荐采用缓慢连续性超滤（SCUF）模式治疗。

十一、注意事项

1. 患者血细胞比容水平越高，越容易在单纯超滤过程中因血液浓缩、血液黏度上升而使血流阻力增加。因此对于血细胞比容较高的患者，应减少超滤率或适当增加抗凝药物的剂量。

2. 患者血清白蛋白水平越高，单纯超滤过程中血清蛋白成分越容易黏附于滤器膜上，而影响超滤效果；若血清白蛋白水平过低，血浆胶体渗透压下降，可以导致单纯超滤过程中患者组织间隙中的水分回流入血减少，血管再充盈不足，容易发生低血压而难以完成超滤目标，此类患者在单纯超滤过程中是否补充人血白蛋白等胶体溶液，应依据临床实际情况做出判断。

3. 温度过低将增加血液黏度，影响超滤效果。因此，单纯超滤过程中应注意给患者保温。

4. 单纯超滤过程中，血液中电解质成分将随水分等比例清除，因此超滤结束后患者体内各种电解质的总量，尤其钠离子总量将降低；而超滤引起的有效循环血容量的下降，将刺激交感神经兴奋，促使钾离子从细胞内移向细胞外，因此，超滤结束后患者血清钾水平可能升高。

5. 选择高通量血液透析器 / 滤器，有助于完成目标超滤量；但超滤过程中氨基酸等营养物质的丢失也会因此而增多。

第16章 血 浆 置 换

一、定义及概述

血浆置换（plasma exchange，PE）是一种清除血液中大分子物质的血液净化疗法。是将血液引出至体外循环，通过膜式或离心式血浆分离方法，从全血中分离并弃除血浆，再补充等量新鲜冰冻血浆或白蛋白溶液，以非选择性或选择性地清除血液中的致病因子（如自身抗体、免疫复合物、冷球蛋白、轻链蛋白、毒素等），并调节免疫系统、恢复细胞免疫及网状内皮细胞吞噬功能，从而达到治疗疾病的目的。

膜式血浆分离置换技术根据治疗模式的不同，分为单重血浆置换和双重血浆置换（double filtration plasmapheresis，DFPP）。单重血浆置换是将分离出来的血浆全部弃除，同时补充等量的新鲜冰冻血浆或一定比例的新鲜冰冻血浆和白蛋白溶液；DFPP是将分离出来的血浆再通过更小孔径的膜型血浆成分分离器，弃除含有较大分子致病因子的血浆，同时补充等量的新鲜冰冻血浆、白蛋白溶液或一定比例的两者混合溶液。

血浆置换对于绝大多数疾病并非病因性治疗，只是更迅速、有效地降低体内致病因子的浓度，减轻或终止由此导致的组织损害。因此，在血浆置换同时，应积极进行病因治疗，使疾病得到有效的控制。

二、适应证及禁忌证

（一）适应证

1. 肾脏疾病　ANCA相关的急进性肾小球肾炎（包括显微镜下多血管炎、肉芽肿性血管炎）、抗肾小球基底膜病（Good-Pasture综合征）、肾移植术后复发局灶节段性肾小球硬化症、骨髓瘤性肾病、新月体性IgA肾病、新月体性紫癜性肾炎、重症狼疮性肾炎等。

2. 免疫性神经系统疾病　急性炎症性脱髓鞘性多发性神经病（吉兰-巴雷综合征，

Guillain-Barrè syndrome）、慢性炎症性脱髓鞘性多发性神经病（chronic inflammatory demyelinating polyneuropathy，CIDP）、重症肌无力（myasthenia gravis，MG）、兰伯特-伊顿（Lambert-Eaton）肌无力综合征、抗N-甲基-D-天冬氨酸受体脑炎、多发性硬化、视神经脊髓炎谱系疾病（neuromyelitis optica spectrum disorders，NMOSD）、神经系统副肿瘤综合征（paraneoplastic neurological syndromes，PNS）、激素抵抗的急性播散性脑脊髓炎（acute disseminated encephalomyelitis，ADEM）、桥本脑病、儿童链球菌感染相关性自身免疫性神经精神障碍（pediatric autoimmune neuropsy-chiatric disorders associated with strepto-coccal infection，PANDAS）、植烷酸贮积症（Refsum disease）、电压门控钾通道复合物相关抗体自身免疫性脑炎、复杂性区域疼痛综合征（complex regional pain syndrome，CRPS）、僵人综合征等。

3. 风湿免疫性疾病　重症系统性红斑狼疮、乙型肝炎病毒相关性结节性多动脉炎（hepatitis B virus-associated polyarteritis nodosa，HBV-PAN）、嗜酸性粒细胞肉芽肿性血管炎（eosinophilic gran-ulomatosis with polyangitis，EGPA）、重症过敏性紫癜、抗磷脂抗体综合征、白塞病（Behcet's disease，BD）等。

4. 消化系统疾病　急性肝衰竭、重症肝炎、肝性脑病、胆汁淤积性肝病、高胆红素血症等。

5. 血液系统疾病　血栓性微血管病（thrombotic microangiopathy，TMA）、冷球蛋白血症、高黏度单克隆丙球蛋白病、多发性骨髓瘤（伴高黏滞综合征）、自身免疫性溶血性贫血（autoimmune hemolytic anemia，AHA）、溶血尿毒症综合征、新生儿溶血性疾病、输血后紫癜、肝素诱发的小板减少症（heparin induced thrombocytopenia，HIT）、难治性免疫性血小板减少症、血友病、纯红细胞再生障碍性贫血、噬血细胞综合征、巨噬细胞活化综合征等。

6. 器官移植　器官移植前去除抗体（ABO血型不相容移植、免疫高致敏受者移植等）、器官移植后排斥反应等。

7. 自身免疫性皮肤疾病　大疱性皮肤病、天疱疮、中毒性表皮坏死松解症、硬皮病、特异性皮炎、特异性湿疹等。

8. 代谢性疾病　家族性高胆固醇血症和高脂蛋白血症等。

9. 药物/毒物中毒　药物中毒（与蛋白结合率高的抗抑郁药物、洋地黄药物中毒等）、毒蕈中毒、动物毒液（蛇毒、蜘蛛毒、蝎子毒等）中毒等。

10. 其他　肝豆状核变性（威尔逊病）、干性年龄相关性黄斑变性（age-related

macular degeneration，AMD）、特发性扩张型心肌病（idiopathic dilated cardiomyopathy，IDCM）、突发性感音神经性聋、新生儿狼疮性心脏病、甲状腺危象、脓毒血症致多器官功能衰竭等。

（二）禁忌证

无绝对禁忌证，相对禁忌证包括：

1. 对血浆、人血白蛋白、肝素、血浆分离器、透析管路等有严重过敏史。

2. 药物难以纠正的全身循环衰竭。

3. 非稳定期的心肌梗死或缺血性脑卒中。

4. 颅内出血或重度脑水肿伴有脑疝。

5. 存在精神障碍而不能很好配合治疗者。

三、操作程序

由于血浆置换存在不同的治疗模式，并且不同的设备其操作程序也有所不同，应根据不同的治疗方法，按照机器及其所用的耗材管路、血浆分离器或血浆成分分离器等耗材的相关说明书进行，主要程序如下。

（一）总体流程

1. 治疗前评估

（1）医院资质：建议血浆置换应在二级以上综合性医院或肾脏病专科医院进行。

（2）检验要求：常规检查血常规、出凝血指标；血清白蛋白、血清球蛋白、血电解质（钠、钾、氯、钙、磷）、肝功能、肾功能；免疫指标、免疫功能（淋巴细胞亚群）及与原发病相关的指标等。

（3）评估患者适应证和禁忌证，根据病情需要确定单重或双重血浆置换。

（4）向家属及或患者交代病情，签署知情同意书。

2. 建立血管通路　建立方法参见“第9章血管通路的建立与管理”。临床多使用无隧道无涤纶套中心静脉导管。

3. 制订治疗处方

（1）血浆置换频度：取决于原发病、病情的严重程度、治疗效果及所清除致病因子的分子量、半衰期、体内分布及血浆中的浓度，应个体化制订治疗方案。一般血浆置换频度是每天或间隔1~2d，一般5~7次为1个疗程，或直到致病抗体转阴。

（2）血浆置换剂量：单次单重置换剂量以患者血浆容量的1~1.5倍为宜，不建议超过2倍。

患者的血浆容量可以按照下述公式进行计算和估计：

1）根据患者的性别、血细胞比容和体重可用以下公式计算：

血浆容量 =（1- 血细胞比容）×［b+（c× 体重）］

注：血浆容量的单位为ml，体重的单位为kg。b值：男性为1 530，女性为864。c值：男性为41，女性为47.2。

2）血浆容量的估计可根据下述公式来计算：

血浆容量 =0.065× 体重 ×（1- 血细胞比容）

注：体重的单位为kg。

（3）抗凝方法

1）治疗前患者凝血状态评估和抗凝药物的选择：参见“第10章血液净化的抗凝治疗”。

2）抗凝方案：①普通肝素。适用于无活动性出血或无出血风险、血液高凝状态的患者，一般首剂量62.5~125U/kg（0.5~1.0mg/kg），追加剂量1 250~2 500U/h（10~20mg/h），间歇性静脉注射或持续性静脉输注（常用）；预期结束前30min停止追加。实施前给予40mg/L的肝素生理盐水预冲、保留灌注20min后，再给予生理盐水500ml冲洗，有助于增强抗凝效果。肝素剂量应依据患者的凝血状态个体化调整。②低分子量肝素。适用于无活动性出血或具有潜在出血风险的患者，一般选择60~80IU/kg，推荐在治疗前20~30min静脉注射，无需追加剂量。③阿加曲班。适用于活动性出血或高危出血风险、肝素类药物过敏或既往发生肝素诱导的血小板减少症的患者，一般首剂量250μg/kg、追加剂量1~2μg/（kg·min）持续滤器前给药，应依据患者血浆活化部分凝血活酶时间（APTT）的监测，调整剂量。

3）抗凝治疗的监测和并发症处理：参见“第10章血液净化的抗凝治疗”。

（4）置换液的种类

1）晶体液：生理盐水、葡萄糖生理盐水、林格液，用于补充血浆中各种电解质的丢失。晶体液的补充一般为丢失血浆的1/3~1/2，为500~1 000ml。

2）新鲜血浆：优先选择新鲜冰冻血浆、新鲜血浆中含有大部分的凝血因子、补体、白蛋白、免疫球蛋白及其他生物活性成分，是最符合生理的置换液，适用于凝血因子缺乏或其他血浆蛋白（免疫球蛋白、补体）缺乏的患者。其缺点是可导致病毒感染和变态反应，并需要血型匹配才能使用。

3）人白蛋白注射液：常用浓度为4%~5%。白蛋白中钾、钙、镁浓度均较低，应注意调整，以免引起低钾和/或低钙血症。白蛋白溶液的优点是不易导致病毒感染和变态反应；缺点是不含凝血因子和免疫球蛋白，剂量过大易发生出血或感染。

4）其他：低分子右旋糖酐等合成的胶体溶液替代物，可减少治疗的费用；但在体内的半衰期只有数小时，只能暂时维持胶体渗透压，故总量不能超过总置换量的20%，并应在治疗起始阶段使用，尤其适用于高黏滞综合征。

4. 物品准备及核对

（1）按照医嘱准备血浆分离机、血浆分离器、血浆成分分离器、专用管路并核对其型号、有效日期。

（2）准备生理盐水、葡萄糖注射液、抗凝剂、配制含有抗凝剂的生理盐水，按照医嘱准备血制品或置换液，双人核查并签字。

（3）准备体外循环用的必需物品，穿刺针（必要时）、注射器、无菌治疗巾、生理盐水、碘伏和棉签等消毒物品、止血带、无菌纱布、无菌手套等，备医用污物桶（袋）、锐器盒。

（4）常规准备心电监护、血氧监测、地塞米松、肾上腺素等急救药品和器材。

（二）操作程序

1. 血浆置换前准备

（1）查对患者床号、姓名，告知患者治疗目的，评估患者神志、配合程度、血管通路状况等，测量生命体征并记录。

（2）选择治疗模式：单重或双重血浆置换。

（3）准备并检查设备运转情况：按照设备出厂说明书进行。

2. 单重血浆置换操作流程

（1）检查机器电源线连接是否正常，打开机器电源总开关，完成机器自检。

（2）检查血浆分离器及管路有无破损，外包装是否完好；查看有效日期、型号；按照机器要求进行管路连接，自动预冲管路及血浆分离器。

（3）根据病情设置血浆置换参数：如血浆置换目标量、各个泵的流速等。

（4）置换液的加温：血浆置换治疗中患者因输入大量液体，如液体未经加温输入后易致畏寒、寒战，故所备的血浆等置换液需经加温后输入，应干式加温。

（5）连接体外循环，以中心静脉导管为例。使用其他血管通路，同血液透析，参见“第 11 章血液透析”。

1）准备治疗包、消毒物品和医用垃圾袋等。

2）颈静脉放置中心静脉导管的患者头偏向对侧，戴口罩。打开伤口敷料，观察导管皮肤入口处有无红肿和渗出、导管固定情况等，消毒导管皮肤入口周围皮肤后覆盖敷料。

3）辅助人员协助操作者打开导管敷料，分别消毒导管和导管夹子，并协助固定导管。

4）操作者打开治疗包，戴无菌手套，铺无菌治疗巾。

5）辅助人员将导管放于无菌治疗巾上。

6）操作者先检查导管夹子处于夹闭状态，再取下导管保护帽。

7）辅助人员协助消毒导管接头，并避免导管接触非无菌表面，尽可能减少在空气中暴露的时间。

8）用注射器回抽导管内封管液，推注在纱布上检查是否有凝血块（推注时距纱布距离 >10cm），回抽量为动、静脉管各 2ml 左右。如果导管回血不畅时，认真查找原因，严禁使用注射器用力推注导管腔。

9）根据医嘱从导管静脉端推注首剂量抗凝剂（肝素或低分子量肝素），连接体外循环，打开管路动脉夹及静脉夹，按治疗键。

10）固定管路，治疗巾遮盖留置导管连接处。医疗废物放于医疗废物桶中。

（6）查对

1）二次自我查对：①按照体外循环血流方向的顺序，依次检查体外循环管路系统各连接处和管路开口处，未使用的管路开口应使用保护帽并夹闭管夹。②根据医嘱查对机器治疗参数。③治疗开始后，应对机器控制面板和按键部位等高频接触部位进行消毒擦拭。

2）双人查对：由其他护士查对上述内容，并在治疗记录单上签字。

（7）血浆置换治疗开始时，先全血自循环 5~10min，观察正常后再进入血浆分离程序。全血液速度宜慢，观察 2~5min，无反应后再以正常速度运行。通常血浆分离器的血流速度为 80~150ml/min。

（8）密切观察患者生命体征，包括每 30min 测血压、心率、呼吸、脉搏，询问患者有无不适。

（9）密切观察机器运行情况，包括全血流速、血浆流速、动脉压、静脉压、跨膜压变化等。

（10）置换达到目标量后回血下机，以中心静脉导管为例。使用其他血管通路，同血液透析，参见“第 11 章血液透析”。

1）准备生理盐水、无菌纱布、碘伏和棉签等消毒物品、无菌手套、无菌导管保护帽、注射器、封管液、胶布、消毒巾（擦拭机器用）等。

2）停血泵，采用密闭式回血法回血。具体操作参见“第 11 章血液透析”。

3）采用颈静脉放置中心静脉导管的患者头偏向对侧，戴口罩。

4）操作者戴无菌手套，将已开包装导管保护帽，放置无菌敷料上；断开中心静脉导管动脉端与管路连接，固定导管动脉端。

5）辅助人员协助连接已抽吸生理盐水注射器；操作者打开导管夹，辅助人员脉冲式推注生理盐水或预充式导管冲洗液，弹丸式推注封管液；操作者关闭导管动脉端导管夹、连接其导管保护帽。推荐使用预充式导管冲洗装置，减少污染及感染风险。如导管使用分隔膜接头，则螺旋断开与透析机管路连接，按规范进行分隔膜接头表面消毒后连接注射器或预充式导管冲洗装置，进行冲封管操作。

6）操作者将管路动脉端与生理盐水连接。辅助人员将血流速减至 100ml/min 以下，开启血泵回血。

7）回血完毕后辅助人员停止血泵；操作者关闭管路及留置导管静脉端导管夹。

8）操作者断开中心静脉导管静脉端与管路连接，固定导管静脉端，打开导管夹；辅助人员协助注射封管液；操作者关闭导管夹、连接导管保护帽。

9）操作者用无菌敷料包扎中心静脉导管，辅助人员协助胶布固定；辅助人员再次消毒导管皮肤入口周围皮肤，操作者更换无菌敷料覆盖，辅助人员协助胶布固定，并注明更换时间。

10）根据机器提示步骤，卸下血浆分离器、管路及各液体袋。关闭电源，消毒擦拭机器，推至保管室内待用。

（11）观察患者的生命体征，记录病情变化及血浆置换治疗参数和结果。

3. 双重血浆置换操作流程

（1）检查机器电源线连接是否正常，打开机器电源总开关，完成机器自检。

（2）检查血浆分离器、血浆成分分离器及管路有无破损，外包装是否完好；查看有效日期、型号；按照机器要求进行管路连接，自动预冲管路、血浆分离器及血浆成分分离器。

（3）根据病情设置血浆置换参数：如血浆置换目标量、各个泵的流速或血浆分离流量与血流量比率、弃浆量和分离血浆比率等。

（4）连接体外循环（同单重血浆置换）。

（5）查对（同单重血浆置换）。

（6）血浆置换开始时，先全血自循环5~10min，观察正常后再进入血浆分离程序。全血液速度宜慢，观察2~5min，无反应后再以正常速度运行。通常血浆分离器的血流速度为80~100ml/min，血浆成分分离器的速度为25~30ml/min。

（7）密切观察患者生命体征，包括每30min测血压、心率、呼吸、脉搏，询问患者有无不适。

（8）密切观察机器运行情况，包括全血流速、血浆流速、分离血浆流速、动脉压、静脉压、跨膜压和膜内压变化等。

（9）血浆置换达到目标量之后，进入回收程序，按照机器指令进行回收，回血下机（同单重血浆置换）。

（10）观察并记录患者生命体征、病情变化、治疗参数、治疗过程及结果。

四、并发症及处理

（一）置换相关的并发症

1. 过敏和变态反应　大量输入异体血浆或白蛋白所致，通常表现为皮疹、皮肤瘙痒、畏寒、寒战、发热，严重者出现过敏性休克。可在血浆或白蛋白输入前适量预防应用肾上腺糖皮质激素和/或抗组胺药物。出现上述症状时减慢或停止血泵，停止输入可疑血浆或白蛋白，予以抗过敏治疗，出现过敏性休克的按休克处理。

2. 低血压　与原发病、血管活性药物清除或过敏反应等有关，根据不同的原因进行相应处理。对于治疗前已经有严重低蛋白血症患者，根据患者情况可酌情增加人血白蛋白或血浆的使用剂量，以提高血浆胶体渗透压，增加有效血容量并在治疗开始时，减慢血泵速度，阶梯式增加，逐渐至目标血流量；考虑血管活性药物清除所致者，必要时适量使用血管活性药物；考虑过敏反应引起的低血压者按过敏性休克处理。

3. 溶血　查明原因，予以纠正，特别注意所输注血浆的血型，停止输注可疑血浆；同时应严密监测血钾，避免发生高血钾等。

4. 血源性传染疾病感染　主要与输入血浆有关，患者有感染肝炎病毒和人类免疫缺陷病毒等的潜在危险。

5. 出血倾向　主要与大量使用白蛋白溶液导致凝血因子缺乏、抗凝药物过量等原因有关。对于凝血因子缺乏患者可适量补充新鲜冰冻血浆；抗凝药物过量者应减少抗凝药物剂量，肝素过量可用鱼精蛋白对抗，并适当应用止血药物。

6. 低钙血症　以白蛋白为置换液的患者易出现低钙血症，可在治疗时静脉输注钙剂防治低钙血症的发生。

7. 脑水肿　由于新鲜冰冻血浆的胶体渗透压（20mmHg）低于体内血浆胶体渗透压（25~30mmHg），血浆置换治疗后水钠潴留可导致脑水肿发生。发生脑水肿患者给予提高血浆胶体渗透压等对症处置。

（二）抗凝剂相关的并发症

参见“第 10 章血液净化的抗凝治疗”。

（三）血管通路相关的并发症

参见“第 9 章血管通路的建立与管理”。

第 17 章　血浆吸附

一、定义及概述

血浆吸附（plasma adsorption，PA）是血液引出后先进入血浆分离器，应用膜式分离技术，将血液的有形成分（血细胞、血小板）和血浆分开，血浆再进入吸附柱进行吸附、清除血浆中特定物质，吸附后血浆与分离的有形成分再回输至体内。

血浆吸附根据吸附剂的特性主要分为两大类，一类是分子筛吸附，即利用分子筛原理通过吸附剂携带的电荷和孔隙，非特异性地吸附电荷和分子大小与之相对应的物质，吸附材料包括活性炭、树脂、碳化树脂和阳离子型吸附剂等。另一类是免疫吸附（immunoadsorption），即利用高度特异性的抗原、抗体或某些有特定物理化学亲和力的物质（配基）结合在吸附材料（载体）上，制成吸附柱，利用其特异性吸附性能，选择性清除血液中内源性中大分子致病物质（配体）的一种血液净化治疗方法。免疫吸附通过吸附作用直接清除血液循环中致病性抗体、循环免疫复合物和炎症因子等中大分子致病物质，并可改善机体免疫状态。与血浆置换比较，无需补充置换液。

二、适应证及禁忌证

（一）适应证

1. 肾脏疾病　狼疮性肾炎、抗肾小球基底膜病、新月体肾炎、局灶节段性肾小球硬化、溶血尿毒症综合征、脂蛋白肾病等。

2. 风湿免疫系统疾病　重症系统性红斑狼疮、类风湿关节炎、抗磷脂抗体综合征、冷球蛋白血症、单克隆丙种球蛋白血症、韦格纳肉芽肿（Wegener 肉芽肿）等。

3. 神经系统疾病　重症肌无力、急性炎症性脱髓鞘性多发性神经病（吉兰 - 巴雷综合征，Guillain-Barrè syndrome）、慢性炎症性脱髓鞘性多发性神经病、神经系统副肿瘤综合征、多发性硬化症、视神经脊髓炎、自身免疫性脑炎、突发性感觉神经性听力损失等。

4. 血液系统疾病　血栓性微血管病、血栓性血小板减少性紫癜（thrombotic thrombocytopenic purpura，TTP）、特发性血小板减少性紫癜（idiopathic thrombocytopenic purpura，ITP）、血友病A等。

5. 血脂代谢紊乱　家族性高胆固醇血症、Lp（a）高脂蛋白血症、周围血管病等。

6. 消化系统疾病　重症肝炎、免疫性肝病、严重肝衰竭，尤其是合并高胆红素血症的患者等。

7. 器官移植排斥　可在移植前、移植后及ABO血型不合移植时减轻排异反应等。

8. 自身免疫性皮肤疾病　特异性皮炎、特异性湿疹、寻常性天疱疮等。

9. 重症药物或毒物的中毒　化学药物或毒物、生物毒素等。

10. 其他疾病　MODS、特发性扩张型心肌病、β_2微球蛋白相关淀粉样变、甲状腺功能亢进眼病、植烷酸贮积症等。

（二）禁忌证

无绝对禁忌证，相对禁忌证包括：

1. 对血浆分离器、吸附柱的膜或管路有过敏史。

2. 严重活动性出血或弥散性血管内凝血（disseminated intravascular coagulation，DIC），药物难以纠正的全身循环衰竭。

3. 非稳定期的心肌梗死、缺血性脑卒中、颅内出血或重度脑水肿伴有脑疝等。

4. 存在精神障碍而不能配合治疗者。

三、操作程序

由于血浆吸附疗法存在不同的吸附柱类型和不同的治疗模式，其操作程序也有不同，应参见不同治疗方法、不同吸附柱及不同的机器设备的相关说明书进行。主要程序如下。

1. 治疗前评估

（1）医院资质：建议在二级以上综合性医院或肾脏病专科医院进行。

（2）治疗前常规检查血常规、出凝血指标、血清白蛋白、血清球蛋白、电解质（钠、钾、氯、钙、磷）、生化肝功、肾功能、免疫学指标、免疫功能（淋巴细胞亚群）及与原发病相关的特异性指标等。

（3）评估患者适应证和禁忌证：由有资质的专科医师综合评估。

（4）确定血浆吸附治疗模式及选用何种吸附柱（参见本章“附：血浆吸附治疗模式与血浆吸附柱”）。

（5）向家属或患者交代病情，签署知情同意书。

2. 建立血管通路　参见“第9章血管通路的建立与管理”。临床多使用无隧道无涤纶套中心静脉导管。

3. 制订治疗处方

（1）治疗剂量：一般单次吸附治疗的剂量为2~3倍血浆容量，治疗持续时间为2~3h为宜。若有必要可更换1次吸附柱继续吸附，或定时、定期再进行吸附，吸附柱的选择根据治疗目的决定（参照本章“附：血浆吸附治疗模式与血浆吸附柱”），具体疗程可根据患者致病的抗体、免疫球蛋白等致病因子水平来评定。

患者的血浆容量可以根据患者的性别、血细胞比容和体重按照下述公式进行计算和估计：

1）血浆容量 =（1- 血细胞比容）×［b+（c× 体重）］

注：血浆容量的单位为ml，体重的单位为kg。b值在男性为1 530，女性为864。c值男性为41，女性为47.2。

2）血浆容量 =0.065× 体重 ×（1- 血细胞比容）

注：体重的单位为kg。

（2）抗凝方法

1）治疗前患者凝血状态评估和抗凝药物的选择：参见“第10章血液净化的抗凝治疗”。

2）抗凝方案：同血浆置换，参见“第16章血浆置换”。

3）抗凝治疗的监测和并发症处理：参见“第10章血液净化的抗凝治疗”。

4. 物品准备及核对

（1）按照医嘱准备血浆分离器、血浆成分吸附柱、专用血浆吸附管路并核对其型号、有效日期。

（2）准备生理盐水、葡萄糖注射液、抗凝剂，配制含有抗凝剂的生理盐水，按照医嘱准备血制品等，双人核对并签字。

（3）准备体外循环用的必需物品：无菌治疗巾、无菌手套、无菌纱布、碘伏和棉签等消毒物品、穿刺针（必要时）、注射器、生理盐水、止血带等，备医用污物桶

（袋）、锐器盒。

（4）常规准备心电监护、血氧监测、地塞米松、肾上腺素等急救药品和器材。

5. 操作流程

（1）查对患者床号、姓名，告知患者治疗目的，评估患者神志、配合程度、血管通路状况等，测量生命体征并记录。

（2）检查机器电源线连接是否正常，打开机器电源总开关，完成机器自检。

（3）检查血浆分离器、血浆成分吸附柱及管路有无破损，外包装是否完好；查看有效日期、型号；按照治疗方式、机器及各种耗材的产品说明书进行安装连接，自动预冲管路、血浆分离器及血浆成分吸附柱。

（4）设定血浆吸附治疗参数，包括血液泵、血浆泵、废液泵和肝素泵流量、血浆处理目标量、温度，设定各种报警参数。

（5）连接体外循环：同血浆置换，参见“第16章血浆置换”。

（6）查对：同血浆置换，参见“第16章血浆置换”。

（7）先全血自循环5~10min，观察正常后再进入治疗程序。密切观察机器运行，包括全血流速、血浆流速、动脉压、静脉压、跨膜压变化。

（8）治疗开始时血流量一般从50~80ml/min逐渐增加至100~150ml/min，分离的血浆以25~50ml/min的流速流经吸附柱吸附后回输至体内。

（9）密切观察各种滤器情况，血浆颜色，注意有无溶血的发生，如有破膜应及时更换相应分离器。

（10）密切观察患者生命体征，包括每30min测血压、心率、呼吸、脉搏、询问患者有无不适。

（11）达到治疗量后，按照机器程序回输血液。同血浆置换，参见“第16章血浆置换”。

（12）观察并记录患者生命体征、病情变化、治疗参数、治疗过程及结果。

四、并发症及处理

1. 低血压　多由体外循环引起，对本身存在低血容量的患者，在上机前酌情补充必要的胶体或晶体溶液。

2. 过敏反应　治疗前各种滤器、管路要充分预冲，并且预冲时注意检查吸附柱。

治疗过程中出现过敏症状时给予肾上腺糖皮质激素和/或抗组胺药物、吸氧等对症治疗，必要时终止血浆吸附治疗，严重者出现休克时按过敏性休克处理。

3. 溶血 查明原因，并予以纠正，如为滤器破膜，及时更换。

4. 出血 多为抗凝剂过量所致。

5. 凝血 包括血浆分离器、血浆吸附柱内凝血和管路凝血，多与术前肝素使用剂量不足，或患者处于高凝状态，或伴有高脂血症有关。开始治疗半小时以内的充分抗凝非常重要。术中密切观察跨膜压变化，调整肝素追加量。如跨膜压短时间内迅速升高，可临时追加肝素量。若出现滤器破膜，应立即更换。

6. 穿刺局部血肿、气胸、腹膜后出血 肝衰竭患者凝血功能差，可酌情于治疗前输血浆、凝血酶原复合物等补充凝血因子。治疗中注意肝素用量。术中、术后要卧床休息，减少穿刺部位的活动，或局部止血。

附：血浆吸附治疗模式与血浆吸附柱

（一）原则

根据治疗目的清除物质的不同，选择不同的血浆吸附治疗模式和不同的血浆吸附柱。

（二）血浆吸附治疗模式与常用血浆吸附柱

1. 免疫吸附 通过体外循环，将分离出的含致病因子的血浆通过以抗原-抗体或某些具有特定物理化学亲和力的物质作为配基与载体结合而制成吸附柱，利用其特异性吸附性能，选择性地清除血液中致病物质。免疫吸附柱可分为两大类，即生物亲和吸附柱和物理化学亲和吸附柱。

（1）生物亲和吸附柱：包括抗原抗体结合型、补体结合型、Fc结合型三种。常用的吸附柱有葡萄球菌A蛋白（SPA）吸附柱、多克隆抗人ApoB抗体、多克隆抗人IgG抗体吸附柱、DNA吸附柱、C_1q吸附柱、抗LDL抗体吸附柱及各抗原决定簇、肽类、细胞因子吸附柱等。

（2）物理化学亲和吸附柱：包括静电结合型、疏水结合型两种。常用的吸附柱有苯丙氨酸吸附柱、色氨酸吸附柱、硫酸葡聚糖纤维素（DSC）吸附柱、胆红素吸附柱、多黏菌素B纤维柱（PMX-F）等。

2. 血浆灌流吸附（分子筛吸附） 血浆灌流是应用血浆膜式分离技术，将血浆从血液中直接分离出来，进入血液灌流器中，将血浆中的各种毒素吸附后再返回体内。临床常用的吸附剂有活性炭和树脂两种。主要用于清除尿毒症中分子毒素（如 β_2 微球蛋白等）、药物中毒和毒物（白蛋白结合毒素）中毒等。

3. 血浆滤过吸附　配对血浆滤过吸附（coupled plasma filtration adsorption，CPFA）也称连续性血浆分离吸附（continuous plasma filtration coupled with adsorption，CPFA），是指全血先由血浆分离器分离出血浆，血浆经吸附柱吸附后与血细胞混合后，再经血液滤过或血液透析后回输到体内。CPFA 具有溶质筛选系数高、生物相容性好、兼有清除细胞因子和调整内环境功能等特点，能广谱地清除促炎及抗炎物质而且具有自我调节功能。可用于急性肾损伤、败血症、重症急性胰腺炎、甲状腺毒症、肌溶解、吉兰 - 巴雷综合征、高蛋白结合毒物或药物中毒和 MODS 等危重患者的抢救。

4. 双重血浆分子吸附　双重血浆分子吸附系统（double plasma molecular adsorption system）采用中性大孔树脂和离子交换树脂两种吸附剂联合应用，增加体内炎性介质、胆红素等多种物质的清除能力。可以单独或与血浆置换等治疗方式联合，以迅速改善症状，提高救治成功率，改善患者预后。可用于治疗各种原因导致的肝衰竭、肝肺综合征、MODS 等。

第 18 章　血液灌流

一、定义及概述

血液灌流（hemoperfusion，HP），是将患者血液从体内引到体外循环系统，通过灌流器中吸附剂（活性炭、树脂等材料）与体内待清除的代谢产物、毒性物质，以及药物间的吸附结合，达到清除这些物质的治疗方法。近年来随着新型灌流器的研发及技术进展，除药物或毒物中毒外，在重症感染、严重肝衰竭、终末期肾脏疾病（尿毒症）以及各种自身免疫性疾病等多种临床严重疾病的抢救与治疗方面得到了更为广泛的应用。

二、适应证及禁忌证

（一）适应证

1. 急性药物或毒物中毒。

2. 终末期肾脏疾病（尿毒症），特别是合并顽固性瘙痒、难治性高血压、高 β_2 微球蛋白血症、继发性甲状旁腺功能亢进、周围神经病变等患者。

中国患者的临床研究结果显示，每周 1 次 HA 树脂血液灌流器与血液透析器串联治疗 2h，可显著提高维持性血液透析患者的血清 iPTH 和 β_2 微球蛋白的清除率，改善瘙痒症状。

3. 重症肝炎，特别是暴发性肝衰竭导致的肝性脑病、高胆红素血症。

4. 系统性炎症反应综合征、脓毒症等重症感染。

5. 银屑病或其他自身免疫性疾病。

6. 其他疾病　如海洛因等药物成瘾、家族性高胆固醇血症、重症急性胰腺炎、甲状腺功能亢进危象等。

（二）禁忌证

对体外血路或灌流器等材料过敏者。

三、血管通路

药物中毒等短时性血液灌流者采用无隧道无涤纶套中心静脉导管为宜；维持性血液透析患者进行血液灌流治疗，可采用已建立的血管通路（带涤纶套的隧道式中心静脉导管、自体动静脉内瘘或移植物血管）。建立方法参照“第9章血管通路的建立与管理”。

四、操作程序

（一）单纯血液灌流治疗

1. 治疗前准备

（1）物品准备：血液灌流器、管路、穿刺针、无菌治疗巾、生理盐水、碘伏和棉签等消毒物品、止血带、一次性使用手套等。

（2）设备准备：血液灌流机、单纯血泵机、血液透析机、血液透析滤过机或CRRT设备。

（3）灌流器肝素化操作

1）动态肝素化：按照产品说明书。

2）静态肝素化：根据医嘱将肝素注入灌流器中混匀静置20~30min后使用。在治疗准备室严格无菌操作，具体操作方法如下：

i. 使用一次性注射器（规格2~5ml），抽取肝素注射液12 500U（100mg）。

ii. 打开灌流器一侧保护帽，将保护帽置于无菌治疗巾内。

iii. 将抽取的肝素注射液，去除针头，直接注入灌流器内保存液中。

iv. 取出治疗巾中的保护帽，覆盖拧紧。

v. 将灌流器上下180°反转摇匀（约10次）。

vi. 再将灌流器放置于无菌治疗巾内，静置20~30min待用。

2. 血液灌流的操作程序与步骤

（1）开机自检

1）检查机器电源线连接是否正常。

2）打开机器电源总开关。

3）按照机器要求完成全部自检程序，严禁简化或跳过自检步骤。

（2）血液灌流器和管路的安装

1）检查血液灌流器及透析管路有无破损，外包装是否完好。

2）查看有效日期、型号。

3）按照无菌原则进行操作。

4）安装管路顺序按照体外循环的血流方向依次安装。

（3）血液灌流器与管路预冲

1）动脉端血路与生理盐水相连接并充满生理盐水，然后正确连接于灌流器的动脉端口上，同时静脉端血路连接于灌流器的静脉端口上。

2）启动血泵，速度以200~300ml/min，一般预冲盐水总量为2 000~5 000ml，或参照相关产品说明书为宜。如果在预冲过程中发现游离的吸附剂颗粒冲出，提示吸附剂包膜破损，必须更换血液灌流器。

3）动态预冲即将结束前，4%肝素生理盐水［配制方法为：生理盐水500ml加入普通肝素2 500U（20mg），可根据临床实际情况做相应调整］浸泡管路和滤器30min，在上机前应给予不少于500ml的生理盐水冲洗。但肝素类药物过敏或既往发生肝素诱发的血小板减少症患者禁用。

如果患者处于休克或低血容量状态时，可于灌流治疗开始前进行体外预充，预充液可采用生理盐水、代血浆、新鲜血浆或5%白蛋白，从而降低体外循环对患者血压的影响。

（4）建立体外循环

1）中心静脉导管连接

i．准备治疗包、消毒物品和医用垃圾袋。

ii．颈静脉放置中心静脉导管的患者头偏向对侧，戴口罩。打开伤口敷料，观察导管皮肤入口处有无红肿和渗出、导管固定情况等，消毒导管皮肤入口周围皮肤后覆盖敷料。

iii．辅助人员协助操作者打开导管敷料，分别消毒导管和导管夹子，并协助固定导管。

iv．操作者打开治疗包，戴无菌手套，铺无菌治疗巾。

v．辅助人员将导管放于无菌治疗巾上。

vi．操作者先检查导管夹子处于夹闭状态，再取下导管保护帽。

vii. 辅助人员协助消毒导管接头，并避免导管接触非无菌表面，尽可能减少在空气中暴露的时间。

viii. 用注射器回抽导管内封管液，推注在纱布上检查是否有凝血块（推注时距纱布距离 >10cm），回抽量为动、静脉管各 2ml 左右。如果导管回血不畅时，认真查找原因，严禁使用注射器用力推注导管腔。

ix. 根据医嘱从导管静脉端推注首剂量抗凝剂（肝素或低分子量肝素），连接体外循环，打开管路动脉夹及静脉夹，按治疗键。

x. 固定管路，治疗巾遮盖留置导管连接处。医疗废物放于医疗废物桶中。

2）动静脉内瘘穿刺

i. 检查血管通路：有无红肿、渗血、硬结，穿刺部位清洁度，并摸清血管走向和搏动，听诊瘘体杂音。

ii. 选择穿刺点后，选用合规有效的消毒剂消毒皮肤，按产品使用说明书规范使用。

iii. 根据血管的粗细和血流量要求等选择穿刺针。

iv. 操作者穿刺前戴护目镜 / 防护面罩、清洁手套，阳性治疗区应穿隔离衣。

v. 采用阶梯式、扣眼式等方法，以合适的角度穿刺血管。先穿刺静脉，再穿刺动脉，动脉端穿刺点距动静脉吻合口 3cm 以上、动静脉穿刺点的间距 5cm 以上为宜，固定穿刺针。

vi. 根据医嘱推注首剂量抗凝剂，建立体外循环。

（5）启动血泵（以 50~100ml/min 为宜），逐渐调至血泵速度为 100~200ml/min。当血液经过灌流器即将达到静脉端血路的末端出口时，与已经建立的灌流用血液通路正确牢固地连接。

（6）抗凝治疗：血液灌流时肝素用量较常规血液透析剂量要大。

1）治疗前患者凝血状态评估和抗凝药物的选择：参照“第 10 章血液净化的抗凝治疗”。

2）抗凝方案

i. 普通肝素：适用于无活动性出血或无出血风险、血液高凝状态的患者，一般首剂量 62.5~125U/kg（0.5~1.0mg/kg），追加剂量 1 250~2 500U/h（10~20mg/h），间歇性静脉注射或持续性静脉输注（常用），预期结束前 30min 可停止追加。肝素剂量应依据患者的凝血状态个体化调整。也可以采用灌流器静态肝素化法进行治疗前的预处理（适用于湿法保存的灌流器）。

ⅱ. 低分子量肝素：适用于无活动性出血或具有潜在出血风险的患者，一般选择60~80IU/kg，推荐在治疗前20~30min静脉注射，一般无需追加剂量。

ⅲ. 阿加曲班：适用于活动性出血或高危出血风险、肝素类药物过敏或既往发生肝素诱发的血小板减少症的患者，一般首剂量250μg/kg、追加剂量2μg/（kg·min）持续滤器前给药，应依据患者血浆活化部分凝血活酶时间（APTT）的监测，调整剂量。

3）抗凝治疗的监测和并发症处理：参照“第10章血液净化的抗凝治疗”。

（7）体外循环血流量的调整：一般以100~200ml/min为宜。研究表明，体外循环中血流流速与治疗效果显著相关，速度过快所需治疗时间相对较长，而速度较慢则需要治疗的时间相对较短，但速度过慢易出现凝血。

（8）治疗的时间与次数：灌流器中吸附材料的吸附能力与饱和速度决定了每次灌流治疗的时间。常用树脂、活性炭吸附剂对大多数溶质的吸附一般在2h内达到饱和。如果临床需要，可每间隔2h更换1个灌流器，但一次连续灌流治疗的时间一般不超过6h。

对于部分脂溶性较高的药物或毒物而言，在一次治疗结束后很可能会有脂肪组织中相关物质释放入血的情况，可根据不同物质的特性间隔一定时间后再次进行灌流治疗。

（9）结束治疗与回血下机

1）生理盐水回血，以中心静脉导管为例。使用其他血管通路，同血液透析，参见“第11章血液透析”。

ⅰ. 准备生理盐水、无菌纱布、碘伏和棉签等消毒物品、无菌手套等物品。

ⅱ. 停血泵，采用密闭式回血法回血。具体操作参见“第11章血液透析”。

ⅲ. 采用颈静脉放置中心静脉导管的患者头偏向对侧，戴口罩。

ⅳ. 操作者戴无菌手套，将已开包装导管保护帽，放置无菌敷料上；断开中心静脉导管动脉端与管路连接，固定导管动脉端。

ⅴ. 辅助人员协助连接已抽吸生理盐水注射器；操作者打开导管夹，辅助人员脉冲式推注生理盐水或预充式导管冲洗液，弹丸式推注封管液；操作者关闭导管动脉端导管夹、连接其导管保护帽。推荐使用预充式导管冲洗装置，减少污染及感染风险。如导管使用分隔膜接头，则螺旋断开与透析机管路连接，按规范进行分隔膜接头表面消毒后连接注射器或预充式导管冲洗装置，进行冲管封管操作。

ⅵ. 操作者将管路动脉端与生理盐水连接。辅助人员将血流速减至 100ml/min 以下，开启血泵回血。

ⅶ. 回血完毕后辅助人员停止血泵；操作者关闭管路及留置导管静脉端导管夹。

ⅷ. 操作者断开中心静脉导管静脉端与管路连接，固定导管静脉端，打开导管夹；辅助人员协助注射封管液；操作者关闭导管夹、连接导管保护帽。

ⅸ. 操作者用无菌敷料包扎中心静脉导管，辅助人员协助胶布固定；辅助人员再次消毒导管皮肤入口周围皮肤，操作者更换无菌敷料覆盖，辅助人员协助胶布固定，并注明更换时间。

ⅹ. 根据机器提示步骤，卸下灌流器、管路及各液体袋，关闭电源，消毒擦拭机器，推至保管室内待用。

2）空气回血用于急性药物中毒抢救。基本过程同上，利用空气替代生理盐水，尽量减少所吸附药物与吸附剂洗脱解离、再次入血，但应注意空气栓塞的风险。

（二）组合式血液灌流联合血液透析治疗

1. 治疗前准备

（1）物品准备：血液灌流器、血液透析器、管路、穿刺针、无菌治疗巾、生理盐水、碘伏和棉签等消毒物品、止血带、一次性使用手套等。

（2）设备准备：血液透析机。

（3）灌流器肝素化操作：同单纯血液灌流治疗。

2. 操作程序与步骤

（1）开机自检：同血液透析治疗。

（2）血液灌流器、血液透析器和管路的安装：按照体外循环的血流方向依次安装透析管路。

（3）管路、血液灌流器与血液透析器预充和冲洗

1）采用灌流器动态肝素化方法时，用生理盐水排净动脉端透析管路气体后，连接动脉端透析管路到灌流器，再连接灌流器与静脉端透析管路；用肝素 100mg/500ml 生理盐水缓慢冲洗，静置 20~30min 后，再用 1 000ml 生理盐水冲洗。

2）采用灌流器静态肝素化方法时，用生理盐水排净动脉端透析管路气体后，连接动脉端透析管路到灌流器，再连接灌流器与静脉端透析管路；用生理盐水 1 000ml 冲洗。

3）断开灌流器与静脉端透析管路，将静脉端透析管路移向透析器静脉端进行连

接，用连接管将灌流器静脉端与透析器动脉端连接，用生理盐水 2 000ml（或产品说明书要求）冲洗。

4）预冲（排气与冲洗）生理盐水直接流入废液收集袋中，并且废液收集袋放于机器液体架上，不得低于操作者腰部以下；不建议预冲生理盐水直接流入开放式废液桶中。

注意事项：①组合式血液灌流操作复杂，断开、连接环节多，要严格无菌操作，严禁出现液体滴洒和空气进入现象；②灌流器必须独立预冲后，再将灌流器与透析器连接进行串联预冲，严格按照预冲剂量和顺序进行；③推荐使用有多功能连接装置和 2 个废液收集袋的管路，实现灌流器、透析器分别密闭式独立预冲，避免预冲和撤出灌流器过程中的断开环节。

（4）冲洗完毕后根据医嘱设置治疗参数。

（5）上机与监测：同血液透析治疗，参照“第 11 章血液透析”。

（6）抗凝治疗：同单纯血液灌流治疗；血液灌流结束后维持血液透析治疗时追加抗凝剂剂量可适当减少。

（7）撤除灌流器操作

1）根据医嘱完成血液灌流治疗，调整血液流量至 50~100ml/min。

2）用生理盐水 200ml 全程回血，灌流器颜色变浅，撤除灌流器，继续透析治疗。注意严格无菌操作，严禁在断开时出现血液滴洒和空气进入。

（8）结束治疗与回血下机：同血液透析治疗，参照“第 11 章血液透析”。

五、监测

1. 出凝血功能监测　对存在出凝血机制紊乱者，建议治疗中监测出凝血指标，并借此调整抗凝方案。

2. 体外循环系统监测　采用专用设备进行灌流时，要密切观察动脉压、静脉压的变化。动脉管端出现低压报警时，常见于各种原因导致的血流量不足现象；动脉管端出现高压报警则常见于灌流器内血液阻力增加，多见于患者合并高凝状态，应追加肝素剂量；静脉管端出现低压报警，多见于灌流器内凝血；静脉管端出现高压报警时多见于除泡器内凝血、滤网堵塞。

3. 生命体征的监测　灌流过程中应密切观察呼吸、心率、血压的变化。如果患者出现血压下降，则要相应地减慢血泵速度，适当扩充血容量，必要时可加用升压药物；判断血压下降是由于药物中毒而非血容量减少所致，则应当一边静脉滴注升压药物一边进行血液灌流治疗，以免失去抢救治疗的时机。

4. 治疗毒物中毒时反跳现象监测

（1）定义：患者灌流治疗后临床症状与体征得到暂时性地缓解，治疗结束后数小时或次日再次加重。

（2）原因：①部分脂溶性较高的药物 / 毒物（安眠药或有机磷农药等）从组织中再次释放入血；②洗胃不彻底，药物 / 毒物再次经胃肠道吸收入血。

（3）处置：一旦出现反跳现象，再次进行血液灌流等治疗。

六、治疗毒物中毒时影响疗效的因素

1. 药物 / 毒物的剂量、毒性强弱及个体差异。

2. 治疗时机　判断药物 / 毒物已入血，应尽早进行血液灌流治疗。要根据病情判断治疗时机。存在下列情况者应立即进行灌流治疗：

（1）毒物中毒剂量过大或已达致死剂量（浓度）者。

（2）病情严重伴脑功能障碍或昏迷者。

（3）伴有肝肾功能障碍者。

（4）老年患者或药物有延迟毒性者。

3. 回血方式　药物 / 毒物中毒患者血液灌流结束回血时应用空气回血法，因为生理盐水回血有可能增加毒物与吸附剂解离而再次进入血液的风险。

4. 各种原发疾病的病情严重性、复杂性及顽固性。

七、并发症及处理

1. 生物不相容性及其处理　吸附剂生物不相容的主要临床表现为灌流治疗开始后0.5~1.0h 患者出现寒战、发热、胸闷、呼吸困难、白细胞或血小板一过性下降（可低至灌流前的 30%~40%）。一般不需要中止灌流治疗，可静脉注射地塞米松、吸氧等处理；如果经过上述处理症状不缓解并严重影响生命体征者，应及时中止灌流治疗。

2. 吸附剂颗粒栓塞　治疗开始后患者出现进行性呼吸困难、胸闷、血压下降等，应考虑是否存在吸附剂颗粒栓塞现象。一旦出现必须停止治疗，予吸氧或高压氧治疗，同时配合相应的对症处理。

3. 出凝血功能紊乱 活性炭进行灌流吸附治疗时很可能会吸附较多的凝血因子，如纤维蛋白原等，特别是进行肝性脑病灌流治疗时易导致血小板的聚集而发生严重的凝血，而血小板大量聚集并活化后可以释放出大量的活性物质，进而诱发血压下降。治疗中应注意观察与处理。

4. 空气栓塞 主要源于灌流治疗前体外循环体系中气体未完全排除干净、进行空气回血、治疗过程中血路连接处不牢固或出现破损而导致气体进入到体内。患者可表现为突发呼吸困难、胸闷气短、咳嗽，严重者表现为发绀、血压下降、甚至昏迷。一旦空气栓塞诊断成立，必须立即停止灌流治疗，吸入高浓度氧气，按空气栓塞抢救的诊治规范进行治疗。

第四篇

血液透析患者常见并发症的诊治

第 19 章　血液透析患者高血压的治疗

一、血液透析患者高血压的分类与定义

高血压是血液透析患者最常见的重要并发症。血液透析患者高血压包括：①透析高血压，透析过程中平均动脉压较透析前升高 15mmHg 以上；②透析间期高血压，非透析日血压符合高血压的诊断标准（居家自测血压连续 6 个非透析日早晨和夜间平均 BP≥135/85mmHg、动态监测血压非透析日 24h 平均 BP≥130/80mmHg，非透析日诊室 BP≥140/90mmHg）。

二、血液透析患者高血压的主要病因和危险因素

1. 残肾功能丧失和钠盐摄入过多等引起的水钠潴留，导致容量负荷过重。
2. 肾素 - 血管紧张素 - 醛固酮系统活性增强。
3. 交感神经兴奋。
4. 氧化应激与微炎症状态。
5. 甲状旁腺功能亢进。
6. 睡眠障碍。
7. 药物影响　红细胞生成刺激素、环孢素、他克莫司、肾上腺皮质激素、非甾体抗炎药等。
8. 血液透析对降压药物体内代谢的影响。
9. 其他　高血压、糖尿病等原发疾病，铅中毒、肾脏移植等。

三、血液透析患者高血压的治疗

在消除或控制危险因素的基础上，对血液透析患者进行容量控制、降压药物选择

应用以及透析间期的血压管理，控制透析高血压。控制高血压的工作流程见图 19-1。

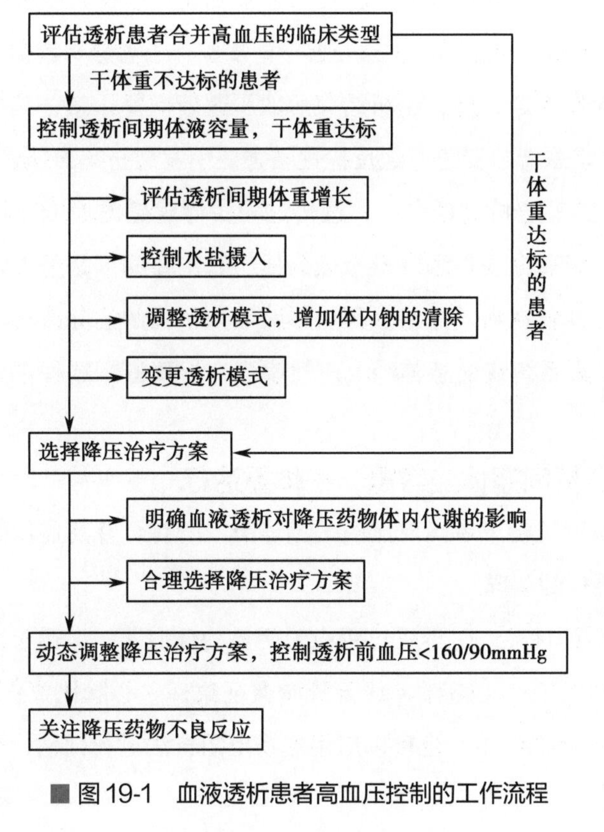

■ 图 19-1 血液透析患者高血压控制的工作流程

（一）评估血液透析患者合并高血压的临床类型

1. 对于合并高血压的血液透析患者，应连续 3 个透析日和非透析日的周期评估患者非透析日及透析日，透析前、透析过程中和透析后的血压，绘制患者血压波动曲线，明确高血压的临床类型。

2. 血液透析相关高血压的病因与临床类型　依据患者透析前、透析中、透析后及透析间期的血压特征分为：①高 - 下降 - 正常 - 高型：患者透析前高血压，透析过程中伴随超滤增加血压逐渐降低，透析结束时血压正常，透析间期（非透析日）血压逐渐升高；其主要病因是患者容量负荷增多。②高 - 下降 / 低 - 低 - 高型：患者透析前高血压，透析过程中伴随超滤增加血压逐渐降低，并发生低血压，透析间期血压逐渐升高；其主要病因是患者容量负荷增多的基础上，透析过程中溶质清除过快导致血浆渗透压降低，引起血管内液体再充盈不足，且合并心力衰竭或交感神经反应性不足，引发透析低血压。③高 - 升高 - 高 - 高型：患者透析前高血压，透析过程中伴随超滤增加血压逐渐升高，透析结束后血压有所降低，透析间期持续高血压；其主要病因是患者在容量负荷增多的基础上，合并肾素 - 血管紧张素系统或交感神经反应性增强，引发透析过程中血压进一步升高。④正常 - 高 - 正常 - 正常型：患者透析前血压正常，透析过程中伴随超滤增加血压逐渐升高，透析结束后血压逐渐恢复正常；其主要病因是患者合并肾素 - 血管紧张素系统或交感神经反应性增强，引发透析高血压。⑤低 - 升高 / 正常或高 - 低 - 低型：患者透析前低血压，透析过程中伴随超滤增加血压逐渐升高至正常或高血压，透析结束后血压逐渐降低至低血压；其主要病因是患者常合并心力衰竭导致透析前和透析间期低血压，透析过程中体液容量负荷的清除改善心脏功能，加之合并肾素 - 血管紧张素系统或交感神经反应性增强，导致透析过程中血压恢复正常或引发透析高血压。

（二）控制透析间期体液容量，干体重达标

容量管理是防治透析患者高血压的关键环节，所有合并高血压的血液透析患者干体重达标是降压治疗的基础。

1. 干体重达标的标准　①透析过程中无明显的低血压；②透析前血压得到有效控制；③临床无水肿表现；④胸部 X 线无肺淤血征象；⑤心胸比值：男性 <50%，女性 <53%。有条件的血液透析中心也可以应用生物电阻抗法进行评估，以便确定患者干体重是否达标。

2. 透析间期体液容量的控制　血液透析患者的体液容量始终处于波动状态。透析间期体重增加过多时，为增加体液增量的清除，就要增加透析超滤率，部分患者会发生透析低血压而使得透析间期的体液增量不能有效清除，从而导致血压难以得到良好控制，长此以往甚至诱发心力衰竭。因此透析间期容量的控制非常重要。

（1）评估透析间期体重增长：透析间期容量的控制目标是透析间期体重增加小于患者干体重的 5%。一般而言，隔日血液透析患者体重增长不超过 1kg，隔 2 日血液透析患者体重增长不超过 1.5~2kg。

（2）控制水盐摄入：控制血液透析患者透析间期体重的关键是患者体内钠平衡的控制。应教育患者食盐（钠盐）摄入 <5g/d；当患者透析前血清钠浓度 <135mmol/L 时，应限制水摄入。

（3）调整血液透析处方：①透析时调整透析模式增加体内钠的排除。对于食盐摄入控制难以达标、透析前血清钠浓度较高、透析后口渴明显的患者，采用序贯透析，在透析过程中患者血钠浓度较高时段（透析初始或钠曲线透析中钠水平较高时段）进

行超滤，可明显增加透析过程中的患者体内钠清除，对于患者血压控制具有较好效果。②个体化的透析液钠浓度有助于维持患者体内钠平衡，对于透析前血清钠水平正常高限或升高的患者，可通过测定 3 次透析前患者血清钠浓度，以 3 次平均值乘以 95% 作为个体化透析液钠浓度的标准，逐渐递减透析液钠浓度。③变更透析模式。对于通过上述方法仍不能有效控制透析间期体重增长，或者合并心力衰竭、肾素 - 血管紧张素系统或交感神经反应性不足、透析过程中发生低血压不能有效控制干体重的患者，可采用延长透析时间或增加透析次数，增加透析时间，保持较低的超滤率和 / 或低温透析（透析液温度 34~35.5℃）、可调钠透析、使用超滤曲线等方式；必要时也可采用缓慢持续超滤治疗；尽可能清除患者体内多余的水钠，使干体重达标。

（三）选择降压方案

1. 明确血液透析对降压药物的体内代谢影响　血液透析对于不同类型降压药物的药代动力学影响不同，因此了解血液透析对降压药物的清除特征，对于合理选择降压治疗方案十分重要。常见降压药物的血液透析清除率及调整剂量见表 19-1。

■ 表 19-1　血液透析对常用降压药物的清除作用及治疗后补充

药物名称	体内代谢器官	血液透析清除率	透析后补充
血管紧张素转换酶抑制剂（ACEI）			
贝那普利	肾脏（肝脏）	几乎没有	5~10mg
卡托普利	肾脏	50%	12.5~25mg
依那普利	肾脏（肝脏）	50%	2.5~5mg
福辛普利	肾脏（肝脏）	不清除	不补充
赖诺普利	肾脏	50%	2.5~5mg
培哚普利	肾脏（肝脏）	50%	2mg
喹那普利	肾脏（肝脏）	25%	10mg
雷米普利	肾脏（肝脏）	20%	2.5mg
群多普利	肾脏（肝脏）	30%	0.5mg
血管紧张素受体阻滞剂（ARB）			
坎地沙坦	肾脏（肝脏）	不清除	不补充
依普沙坦	肝脏	不清除	不补充
厄贝沙坦	肝脏	不清除	不补充
氯沙坦	肾脏（肝脏）	不清除	不补充
奥美沙坦	肾脏（肝脏）	不清除	不补充

续表

药物名称	体内代谢器官	血液透析清除率	透析后补充
替米沙坦	肝脏	不清除	不补充
缬沙坦	肾脏（肝脏）	不清除	不补充
钙通道阻滞剂（CCB）			
氨氯地平	肝脏	不清除	不补充
非洛地平	肝脏	不清除	不补充
伊拉地平	肝脏	不清除	不补充
拉西地平	肝脏（肾脏）	不清除	不补充
马尼地平	肝脏	不清除	不补充
尼卡地平	肝脏	不清除	不补充
硝苯地平	肝脏	不清除	不补充
尼莫地平	肾脏（肝脏）	不清除	不补充
尼索地平	肾脏（肝脏）	不清除	不补充
尼群地平	肝脏（肾脏）	不清除	不补充
α、β 受体拮抗剂			
阿罗洛尔	肝脏（肾脏）	不清除	不补充
卡维地洛	肝脏（肾脏）	不清除	不补充
α 受体拮抗剂			
多沙唑嗪	肝脏	不清除	不补充
哌唑嗪	肝脏	不清除	不补充
特拉唑嗪	肝脏	不清除	不补充
β 受体拮抗剂			
醋丁洛尔	肝脏（肾脏）	30%	150mg
阿替洛尔	肾脏（肝脏）	50%	25~50mg
倍他洛尔	肝脏	不清除	不补充
比索洛尔	肝脏	不清除	不补充
艾司洛尔	肝脏	不清除	不补充
拉贝洛尔	肾脏（肝脏）	不清除	不补充
美托洛尔	肾脏（肝脏）	不清除	50mg
纳多洛尔	肾脏	50%	80mg
吲哚洛尔	肾脏（肝脏）	不清除	不补充
索他洛尔	肾脏	50%	50mg

续表

药物名称	体内代谢器官	血液透析清除率	透析后补充
噻吗洛尔	肝脏（肾脏）	不清除	不补充
中枢 α 受体激动剂			
可乐定	肾脏（肝脏）	5%	不补充
胍那苄	肝脏	不清除	不补充
胍乙啶	肾脏（肝脏）	不清除	不补充
甲基多巴	肾脏（肝脏）	60%	250~500mg
利血平	肝脏	不清除	不补充
血管扩张剂			
二氮嗪	肝脏	不清除	不补充
肼屈嗪	肝脏	25%~40%	不补充
硝普钠	肝脏（肾脏）	不清除	不补充

2. 依据血液透析患者高血压的临床类型和血液透析对药物清除的特点，合理选择降压治疗方案：①高 - 下降 - 正常 - 高型：主要是控制患者干体重，力争干体重达标，而非首先应用降压药物。②高 - 下降 / 低 - 低 - 高型：控制干体重；降低透析效率（血流量 <200ml/min，透析液流量 <350ml/min）以减缓患者血浆溶质清除和血浆容量降低速度；停用 α、β 受体拮抗剂，选择透析可清除 ACEI 类药物（依那普利、赖诺普利或培哚普利），减少对患者肾素 - 血管紧张素系统或交感神经反应性的抑制；合并心力衰竭患者给予多巴酚丁胺或洋地黄类强心药物（使用洋地黄类药物时应注意透析过程中的低钾血症发生，必要时可采用钾浓度为 3.0mmol/L 的透析液），急性心力衰竭患者停用 β 受体拮抗剂，改善心脏功能，参见“第 22 章血液透析患者心力衰竭的诊断与治疗”。③高 - 升高 - 高 - 高型：控制干体重基础上，给予不宜被透析清除的 ACEI 类药物（贝那普利、福辛普利）、ARB 和 / 或 α、β 受体拮抗剂，抑制患者肾素 - 血管紧张素系统或交感神经反应性；疗效欠佳时并用钙通道阻滞剂。④正常 - 高 - 正常 - 正常型：给予不宜被透析清除的 ACEI 类药物（贝那普利、福辛普利）、ARB 和 / 或 α、β 受体拮抗剂，抑制患者肾素 - 血管紧张素系统或交感神经反应性；疗效欠佳时联用钙通道阻滞剂。⑤低 - 升高 / 正常或高 - 低 - 低型：给予多巴酚丁胺或洋地黄类强心药物，急性心力衰竭患者停用 α、β 受体拮抗剂，改善心脏功能；并给予不易被透析清除 ACEI（贝那普利、福辛普利）或 ARB 类降压药物，抑制患者肾素 - 血管紧张素系统或交感

神经反应性；疗效欠佳时联用钙通道阻滞剂。

（四）血压控制达标，动态调整降压治疗方案

1. 血液透析患者血压控制的靶目标是诊室透析前血压 60 岁以下患者 <140/90mmHg，60 岁以上（含）患者 <160/90mmHg（含药物治疗）。

2. 血液透析患者在长期透析治疗过程中，合并高血压的临床类型可以发生变化。因此，应定期监测患者透析前、透析过程中、透析结束后及透析间期的血压，绘制血压变化曲线，重新评估、确定合并高血压的临床类型，选择合适的治疗方案。

（五）关注降压药物不良反应

血液透析患者需要特别关注的降压药物不良反应包括：①ACEI/ARB 类降压药物应注意高钾血症的发生；②使用钙通道阻滞剂应注意下肢的血管神经性水肿及其对评估患者干体重的影响；③α、β 受体拮抗剂类降压药物或 β 受体拮抗剂应注意药物的负性心肌作用及心动过缓、传导阻滞；④长期使用中枢性降压药应注意患者发生抑郁。

第 20 章　血液透析中低血压的预防与治疗

一、血液透析中低血压的定义

目前透析中低血压（intra-dialytic hypotension，IDH）没有统一的定义，一般指血液透析中患者血压下降一定的数值或比值，并出现需要进行医学干预的临床症状或体征者诊断为血液透析中低血压。血液透析中低血压不仅影响患者生活质量，而且与高死亡率明显相关。

二、血液透析中低血压的危险因素

血液透析中低血压的危险因素包括：老年、女性、营养不良、糖尿病、高磷血症、冠脉疾病、左室心肌功能受损、血管淀粉样变、应用硝酸盐制剂或其他血管活性药物等。

三、血液透析中低血压的防治

血液透析中低血压的防治应以预防为主，包括积极预防、早期发现、快速处理、适当扩容。防止血液透析中低血压的工作流程见“附录十一、血液透析中低血压防治标准操作规程（附表 -2）”。

预防血液透析中低血压的分级方案如下。

（一）一级方案

1. 控制盐的摄入量　钠盐每日控制在 5g 以内，除非有其他情况必须摄入更多的钠盐。

2. 评估血液透析过程中钠制剂的应用量，包括生理盐水预冲量、透析治疗期间生理盐水冲洗量和高渗盐水给予量、透析结束回血时生理盐水使用量，以及含钠药物使用量。

3. 改善患者营养状态　增加热量供给，纠正贫血，纠正低蛋白血症等。

4. 血液透析中禁食。

5. 评估调整干体重　干体重过低可导致透析中低血压。对于透析中频繁发生低血压者应重新评估干体重，推荐应用生物电阻抗、超声测量下腔静脉等方法，客观评估患者的容量状态。

6. 采用碳酸氢盐透析液，避免醋酸盐透析液。

7. 透析室温度 <24℃，透析液温度设定为 36.5℃以下。

8. 调整降压药物

（1）不同降压药物的血液透析清除率不同。对于透析前高血压合并透析中低血压的患者，应选择透析可清除的降压药物（详见“第 19 章血液透析患者高血压的治疗”）。必须使用透析不能清除的降压药物时，可在透析日患者透析前暂停使用，透析后可以根据血压情况追加使用。

（2）某些老年或合并糖尿病的患者，透析前高血压合并透析中低血压，可能与交感神经反应性不足相关，建议停用交感神经阻断剂，改用其他降压药物。

9. 评估心功能　特别是评估左心室收缩功能。合并心力衰竭的患者，可给予强心治疗，参见“第 22 章血液透析患者心力衰竭的诊断与治疗”。

10. 治疗导致低血压的原发疾病　某些透析患者因合并心包积液、淀粉样变性等疾病导致持续性低血压。

（二）二级方案

一级方案控制不佳时，应当采取下列措施：

1. 尝试个体化血容量监测与反馈模式，有助于稳定患者的有效循环血容量。

2. 降低透析效率　调整血流量 <200ml/min、透析液流量 <350ml/min，降低透析过程中溶质的清除速率，从而避免血浆渗透压下降过快，导致血管再充盈不足。

3. 逐渐降低透析液温度，必要时可降至 34℃，但需注意不良反应。

4. 改变透析方式　如可调钠透析、序贯透析或血液滤过。选择可调钠透析和序贯透析时，应在患者血钠水平较高时进行超滤治疗，以清除患者体内钠量，有利于控制透析前高血压。

5. 延长透析时间和 / 或增加透析频率。

6. 采用 1.5mmol/L 或更高浓度钙的透析液　高钙透析液可以在一定程度上改善患

者心肌收缩功能。但 1.75mmol/L 钙透析液，有增加血管钙化及心血管事件的风险，应该尽量避免长期使用。

（三）三级方案

当一、二级方案都无效时，可以采取下列措施：

1. 补充左卡尼汀　透析患者普遍存在 L- 左旋肉碱不足，部分透析中低血压患者给予左卡尼汀 1~2g，每次透析结束前静脉注射，可稳定透析中血压。但应注意该药具有增加缺血性脑卒中患者的继发性癫痫发病的风险。

2. 腹膜透析　上述所有方案均不能有效控制透析中低血压的患者可以考虑转换为腹膜透析。

四、血液透析中低血压发作时的治疗

1. 调整患者体位　普遍推荐采用特伦德伦伯卧位（头低足高位），但疗效可能有限。

2. 停止超滤　在血液透析中低血压发作时应该暂时停止超滤，有利于血管再充盈、恢复有效循环血容量。

3. 液体输注　在血液透析中低血压发作时，如果停止超滤与体位干预没有改善的患者，应快速输注一定量的液体，迅速扩张血容量，但过多的液体不利于患者达到干体重。

（1）建议应用高渗葡萄糖溶液、等渗 / 高渗盐水

1）50% 葡萄糖注射液 40~100ml，静脉注射。

2）生理盐水或高渗氯化钠溶液、4% 或 5% 碳酸氢钠 100~200ml，快速静脉输注。并在后续透析过程中进行超滤治疗，以清除过多补充的钠。但应避免过量输注液体导致急性左心衰竭。

（2）输注晶体液无效的患者可以考虑输注胶体液

1）20% 甘露醇溶液 100~200ml，快速静脉滴注。

2）羟乙基淀粉溶液：一次透析中应用量不宜超过 100ml，并且合并脓毒血症和重症患者禁用。

3）补充 20% 甘露醇溶液或羟乙基淀粉溶液仍然无效的患者，可以考虑输注人血白蛋白。

4. 上述治疗无效的顽固性透析中低血压的患者，必要时可以考虑给予多巴胺注射液 20~40mg，缓慢静脉注射。

5. 上述治疗无效，可提前终止透析治疗。

第 21 章 血液透析患者常见心律失常处理原则和药物选择

心律失常是血液透析患者常见并发症，可以在透析间期或透析过程中发生，是导致心源性猝死的主要原因之一。透析患者常见心律失常类型包括心房颤动（简称房颤）、室性心律失常及房室传导阻滞等。需要紧急处理的心律失常包括：①快速型心律失常：室上性心动过速、快速房颤、室性心动过速、心室颤动（简称室颤）等；②缓慢型心律失常：二度Ⅱ型及三度房室传导阻滞、严重窦性心动过缓或频发窦性停搏导致血流动力学不稳定或阿 - 斯综合征的患者。

一、处理原则

（一）透析间期心律失常

1. 明确心脏基础疾病　缺血性心脏病、高血压性心脏病、心肌病、心肌淀粉样变及心脏瓣膜病等。

2. 查找病因与诱发因素

（1）电解质紊乱：高钾血症、低钾血症、低镁血症、低钙血症。

（2）新发冠脉事件：尤其是心肌梗死。

（3）其他原因：包括颈内静脉导管置入右心房过深；服用引起 Q-T 间期延长的药物，如大环内酯类抗生素、喹诺酮类抗生素、抗真菌药物（伊曲康唑、氟康唑）、西那卡塞、他克莫司、苯二氮䓬类药物、米多君及抗抑郁药物等。

3. 药物治疗　对导致血流动力学不稳定的心律失常，应立即处理病因与诱因，尽快给予相应药物治疗。

4. 特殊治疗

（1）电解质紊乱导致的心律失常，应积极纠正电解质紊乱，血流动力学稳定的患者，应紧急血液透析治疗。

（2）快速心律失常可能导致血流动力学不稳定的患者，应尽快电复律，并在心脏专科医师协助下开展其他治疗。房室传导阻滞二度Ⅱ型以上、严重窦性心动过缓，以及窦性停搏大于 3s 的患者可考虑安置心脏起搏器；频发室性期前收缩药物治疗无效者可行射频消融；多发短阵室性心动过速、心室颤动在药物治疗基础上安置埋藏式心脏除颤仪等。

（二）透析中心律失常

1. 尽快明确心律失常类型及原因

（1）立即进行心电图检查明确心律失常类型，给予心电血压监护。

（2）急检血电解质，血气分析；疑似心肌梗死的患者，应急检肌钙蛋白等心肌损伤标志物。

2. 常见诱因及紧急处理

（1）高钾血症或伴有酸中毒患者，应避免纠正酸中毒、降钾过快，引发或加重心律失常。

（2）低钾血症或伴有低钙血症患者，应避免使用低钾、低钙透析液以减少房颤或长 Q-T 间期引发室性心律失常和心搏骤停风险。如已出现心律失常，首先通过透析管路或静脉补充氯化钾、氯化钙或葡萄糖酸钙。

（3）透析前体重增长过多或容量超负荷的心衰患者，超滤速度不宜超过 15ml/min，可延长透析时间完成设定的超滤目标。

（4）新发冠脉综合征患者，根据患者血压状态给予口服或静脉滴注硝酸甘油，口服抗血小板药物；尽快停止透析，转专科治疗。

（5）出现心搏骤停，立即终止透析，启动心肺复苏。

3. 抗心律失常药物治疗　经上述处理后，心律失常未完全控制，可以根据心律失常类型给予药物处理。

二、抗心律失常药物治疗

（一）室上性心动过速

1. 可首先采用刺激迷走神经方法　深吸气后屏气同时用力做呼气动作［瓦尔萨尔瓦动作（Valsalva maneuver）］，或用压舌板等刺激咽喉部产生恶心感，可终止发作，如无效给予药物治疗。

2. 药物治疗

（1）维拉帕米：可用于各种类型室上性心动过速，但禁用于伴有预激综合征的心房颤动。建议起始剂量 5mg 稀释后缓慢静脉注射至少 2min。如无效，15~30min 后重复 5mg，静脉注射总量≤20mg。

（2）胺碘酮：对各种类型室上性心动过速均有效，特别是合并心肌缺血或心力衰竭的器质性心脏病患者。建议给予胺碘酮 150mg，10min 内静脉注射；之后续以 1mg/min 静脉注射维持 6h；随后以 0.5mg/min 静脉滴注维持 18h。1 天内累积剂量一般不超过 1.2g。基于用药安全的考虑，建议静脉注射胺碘酮时心电监护。

（3）腺苷：仅适合年轻且心脏无明确器质性病变的患者。建议剂量为 6mg（2ml）1~2s 内静脉注射。如无效，可在数分钟后给予 12mg 同样速度静脉注射。该治疗方法有诱发心搏骤停的风险，使用前应做好心脏复苏的准备。

（4）洋地黄类药物：伴有心力衰竭的患者可选用去乙酰毛花苷注射液。建议首次剂量 0.2~0.4mg，5% 葡萄糖液稀释后缓慢静脉注射（10~20min）。2~4h 后可再给予 0.2~0.4mg 静脉注射，总量不超过 1.0mg/d。在处理的同时一定要检测血电解质，低钾血症、高钙血症易造成洋地黄中毒。预激综合征者禁用。

（5）普罗帕酮：伴有预激综合征的患者可以选用。建议剂量 1~1.5mg/kg 或以 70mg 加 5% 葡萄糖液稀释后，静脉注射 10min，可 10~20min 重复 1 次，静脉注射总量不超过 210mg。静脉注射起效后改为静脉滴注，滴速 0.5~1.0mg/min。

（二）心房颤动

1. 存在电解质紊乱如低血钾，应首先给予相应处理。

2. 不伴心力衰竭、低血压或预激综合征的患者，可选择给予静脉注射钙通道阻滞剂或 β 受体拮抗剂控制心室率。

（1）钙通道阻滞剂：维拉帕米建议剂量 2.5~5mg，稀释后至少 2min 缓慢静脉注射，每 15~30min 可重复 5~10mg，静脉注射总量不超过 20mg。

（2）β 受体拮抗剂：美托洛尔建议剂量 5mg（5ml）静脉注射 5min，每 5min 重复静脉注射，静脉注射总量不超过 15mg（注意每次注射时测心率、血压）。

3. 合并心力衰竭患者，可给予去乙酰毛花苷 0.2~0.4mg 稀释后静脉注射 10~20min，如无效，可在 20~30min 后再给 0.2~0.4mg 静脉注射，最大量 1.0mg/d。

4. 合并急性冠脉综合征的患者，首先用硝酸酯类扩张冠脉，抗心律失常首选胺碘酮。建议剂量 5mg/kg，稀释后静脉泵注 1h，继之 50mg/h 静脉泵注 6h；随后以 0.5mg/min 维持静脉滴注 18h。1 天内累积剂量一般不超过 1.2g。

5. 合并血流动力学不稳定的患者，首选同步直流电复律。复律前应给予地西泮 10~15mg 使患者处于嗜睡状态下电复律。起始电能 60~100J（双相波）或 150J（单相波）。一次复律无效，应紧接进行再次复律（最多 3 次）。再次复律应增加电能，最大可用到 200J（双相波）或 300J（单相波）。

（三）室性心律失常

1. 不伴有器质性心脏病的室性期前收缩，不建议常规抗心律失常药物治疗。心率偏快且没有禁忌证时可使用 β 受体拮抗剂。存在 β 受体拮抗剂禁忌证且症状明显，可短期使用美西律 150mg~200mg/ 次，3 次 /d，口服。

2. 合并急性冠脉综合征的室性期前收缩，可以选择 β 受体拮抗剂，禁忌证包括严重低血压、心动过缓、哮喘、严重外周血管病变等。老年患者，建议小剂量开始，根据耐受情况逐步上调剂量；对老年慢性心力衰竭患者，尤其是心功能Ⅲ或Ⅳ级，其剂量的增加更加谨慎。

3. 心室颤动

（1）立即进行心肺复苏（CPR），包括胸外按压、开放气道、人工呼吸。

（2）尽早电除颤：最大能量（双相波 200J 或单相波 360J）非同步直流电除颤复律。除颤后立即重新恢复心肺复苏，直至 5 个周期的按压与通气后复查心律，确定是否需要再次除颤。

（3）肾上腺素：电除颤和心肺复苏 2min 后室颤仍持续时，1mg 加生理盐水 10ml 稀释后静脉注射，可重复使用。

（4）胺碘酮：①心肺复苏、除颤和肾上腺素治疗无效时，可给予胺碘酮 300mg（相当于 5mg/kg）稀释后静脉注射 10min，并再次以最大电量除颤。②如循环未恢复，可再追加 1 次胺碘酮，150mg（2.5mg/kg）静脉注射 10min。③心室颤动终止后，通常以胺碘酮 0.5~1mg/min 维持静脉滴注，1 天内累积剂量一般不超过 1.2g。

（5）利多卡因：如不能使用胺碘酮，可选择利多卡因。负荷量 1.0mg/kg，稀释后静脉注射 3~5min，如无效，5~10min 后可重复负荷量静脉注射，继以 1~4mg/min 静脉滴注维持。但 1h 内最大用量不超过 200~300mg（4.5mg/kg）。连续应用 24~48h 后半衰期延长，应减少维持量。

（四）缓慢型心律失常

1. 存在电解质紊乱比如高钾血症，应给予紧急降血钾处理。

2. 药物治疗

（1）阿托品：起始剂量建议 0.5mg 稀释后静脉注射，必要时重复静脉注射，24h 总量不超过 2.0mg。

（2）异丙肾上腺素：阿托品治疗无效时，可选择；伴有血压下降的患者可以选择多巴酚丁胺。

1）异丙肾上腺素：建议剂量 2~10μg/（kg · min）（或 1~3ng/min）静脉滴注，根据心率调整剂量。

2）多巴酚丁胺：建议剂量 250mg，稀释后以 2.5~10μg/（kg · min）静脉滴注。

3. 起搏器治疗　有血流动力学障碍的心动过缓及传导阻滞，应尽早启用。

附：常用抗心律失常药物种类和应用附表

常用抗心律失常药物种类和应用见表 21-1。

■ 表 21-1 血液透析患者抗心律失常药物的种类和应用

药物分类	Q-T间期	药物名称	适应证	常规用法与注意事项	代谢途径	透析能否清除
Ⅰa 类	延长 +	普鲁卡因胺	阵发性室上性心动过速、室性期前收缩、室性心动过速、心房颤动和心房扑动经电复律后的维持治疗。适用于利多卡因无效又不宜电复律的室性心动过速	0.1g 静脉注射 5min。必要时每隔 5~10min 重复一次静脉注射，总量≤10~15mg/kg；或者 10~15mg/kg 静脉滴注 1h，然后以 1.5~2mg/（kg·h）维持静脉滴注	30%~60% 经肾排出	能
Ⅰb 类	缩短 +	利多卡因	快速型室性心律失常	负荷量 1.0mg/kg，稀释后 3~5min 内静脉注射，继以 1~4mg/min 维持静脉滴注。如无效，5~10min 后可重复负荷量静脉注射，但 1h 内最大剂量≤200~300mg（4.5mg/kg）。连续应用 24~48h 后半衰期延长，应减少维持量	10% 经肾排出，肝功能障碍者应减量	不能
		美西律	室性心律失常，如室性期前收缩和室性心动过速	150~200mg/ 次，每日 3 次，口服	10% 经肾排出，肝功能障碍者应减量	不能
Ⅰc 类	不变	普罗帕酮	伴或不伴有预激综合征的室上性心动过速	1~1.5mg/kg 或 70mg 加 5% 葡萄糖液稀释后，静脉注射 10min，可 10~20min 重复一次静脉注射，总量≤210mg。静脉注射起效后改为 0.5~1.0mg/min 静脉滴注	主要经肝脏代谢，原药几乎不经肾排出，但 90% 以氧化代谢物经肠道及肾脏清除	不能
Ⅱ类	不变	美托洛尔	窦性及室上性心动过速，室性心律失常，不伴心力衰竭、低血压或预激综合征的心房颤动	12.5~50mg/ 次，2~3 次 /d，口服。不伴心力衰竭、低血压或预激综合征的心房颤动患者：美托洛尔 5mg（5ml）静脉注射 5min，每 5min 重复静脉注射，总量不超过 15mg	几乎不经肾脏排泄，肝功能障碍者应减量	不能

续表

药物分类	Q-T 间期	药物名称	适应证	常规用法与注意事项	代谢途径	透析能否清除
		普萘洛尔	房性及室性期前收缩、窦性及室上性心动过速、心房颤动等	10~30mg/ 次，3~4 次 /d，饭前、睡前口服。	几乎不经肾排出，肝功能障碍者应减量	不能
		阿替洛尔	室上性、室性心律失常、洋地黄及儿茶酚胺引起的快速心律失常	透析患者 25mg/d，分 2 次口服。	主要由肾排出，透析患者 $t_{1/2}$ 明显延长	能
Ⅲ类	延长 +++	索他洛尔	室性、室上性心律失常，心房颤动、心房扑动电复律后正常窦性节律的维持	80~160mg/d，2 次 /d，口服。从小剂量开始，逐渐加量。室性心动过速患者可增至 160~480mg/d	主要由肾排出，透析患者 $t_{1/2}$ 明显延长	能
		胺碘酮	室上性心动过速、快速心房颤动、心房扑动；利多卡因治疗无效的室性心动过速	冠脉综合征心房颤动患者：剂量 5mg/kg，稀释后静脉泵注 1h，继之 50mg/h 静脉泵注 6h；随后以 0.5mg/min 维持静脉滴注 18h。1 天内累积剂量一般不超过 1.2g。室性心动过速患者：300mg（相当于 5mg/kg）稀释后静脉注射 10min	不经肾代谢，肝功能障碍者减量；肺纤维化及甲状腺功能亢进患者禁用	不能
Ⅳ类	不变	维拉帕米	口服：控制心房扑动和心房颤动的心室率，以及预防阵发性室上性心动过速。 静脉注射：治疗快速性室上性心律失常，或在心房扑动或心房颤动时减慢心室率	240~320mg/d，分 3~4 次 /d，口服。起始剂量 5mg 稀释后至少 2min 静脉注射。如无效，15~30min 后重复 5mg 静脉注射，总量≤20mg	几乎不经肾排出，严重肝肾功能障碍者可能延长作用时间，如需重复静脉给药，必须严密监测血压和 P-R 间期或药效过度的其他表现	不能
其他	缩短 ++	去乙酰毛花苷	慢性心力衰竭，快速心室率的心房颤动、心房扑动	首剂 0.2~0.4mg，5% 葡萄糖液稀释后缓慢静脉注射 10~20min，以后 0.2~0.4mg/2~4h 静脉注射，总量≤1.0mg/d。	50%~70% 经肾排出	不能

续表

药物分类	Q-T间期	药物名称	适应证	常规用法与注意事项	代谢途径	透析能否清除
	缩短 ++	阿托品	窦性心动过缓、窦性停搏、二度Ⅰ型房室传导阻滞	起始剂量 0.5mg 静脉注射，必要时重复，总量≤2.0mg/d	13%~50% 经肾排出	能
	缩短 ++	腺苷	阵发性室上性心动过速	6mg（2ml）1~2s 内静脉注射，无效可在数分钟后给予 12mg 同样速度静脉注射	体内被迅速代谢并参与再循环	不能

注：Ⅰ类．钠通道阻滞剂；Ⅱ类．β 受体拮抗剂；Ⅲ类．延长动作电位时程的药物；Ⅳ类．钙通道阻滞剂。

第 22 章 血液透析患者心力衰竭的诊断与治疗

心力衰竭（heart failure，HF）是指由于任何心脏结构或功能异常导致心室充盈和/或射血功能受损，心排量不能满足机体代谢需要，以肺循环和/或体循环淤血，器官和组织血液灌注不足为临床表现的一组综合征，主要临床表现为呼吸困难和乏力，以及液体潴留。心力衰竭是多种心血管疾病的严重终末阶段，是急性肾损伤及慢性肾衰竭患者的主要死亡原因之一。

一、心力衰竭的分类和分级

（一）心力衰竭的分类

1. 依据心力衰竭的部位，分为左心衰竭、右心衰竭及全心衰竭；其中左心衰竭以肺循环淤血为主，右心衰竭以体循环淤血为主，全心衰竭多见于心脏病晚期，病情危重。

2. 依据心脏收缩功能及舒张功能状态，分为收缩性心力衰竭和舒张性心力衰竭。

3. 依据心力衰竭发生的时间及速度，分为急性心力衰竭和慢性心力衰竭。

（二）心力衰竭的分级

心力衰竭的严重程度通常采用美国纽约心脏病学会（New York heart association，NYHA）的心功能分级标准。

Ⅰ级：心脏病患者日常活动量不受限制，一般活动不引起乏力、呼吸困难等心力衰竭症状。

Ⅱ级：心脏病患者体力活动轻度受限，休息时无自觉症状，一般活动下出现心力衰竭症状。

Ⅲ级：心脏病患者体力活动明显受限，低于平时一般活动即引起心力衰竭症状。

Ⅳ级：心脏病患者不能从事任何体力活动，休息状态下也存在心力衰竭症状，活动后加重。

二、透析患者心力衰竭的常见病因

1. 容量负荷过重　饮水过多、营养不良、贫血及心脏瓣膜关闭不全等。

2. 压力负荷过重　高血压、主动脉瓣狭窄及肺动脉高压等。

3. 缺血性心肌病变　冠心病心肌缺血及心肌梗死等。

4. 心肌炎和原发性心肌病　各种类型的心肌炎及扩张型心肌病等。

5. 心肌代谢性疾病　尿毒症性心肌病、糖尿病心肌病变、心肌淀粉样病变、甲状腺功能亢进或甲状腺功能减退心肌病变等。

6. 透析治疗参数设置不当或操作失误，导致透析液大量反超，可诱发急性左心衰竭。

三、心力衰竭的诊断

心力衰竭的诊断主要依据临床症状、体征、心脏结构与功能异常的证据。

（一）急性左心衰竭的诊断

1. 起病急骤，可在数分钟或数小时内突然呈现，也可在数日内逐渐加重。

2. 严重呼吸困难、端坐呼吸、烦躁不安，呼吸频率可达 30~40 次 /min。

3. 频繁咳嗽、咯粉红色泡沫样痰。

4. 心脏听诊心率快，心尖部可闻及舒张期奔马律。

5. 两肺可闻及广泛的水泡音和 / 或哮鸣音。

6. 体重增加过多且干体重下降，眼睑及 / 或下肢明显水肿，容量负荷过重。

7. 胸部 X 线检查　肺门血管影模糊、肺纹理增粗和肺小叶间隔增厚。

8. B 型利钠肽（b-type natriuretic peptide,BNP）和 N 末端 B 型利钠肽原（n-terminal pro-b-type natriuretic peptide，NT-proBNP）浓度增高，可为心力衰竭临床诊断提供重要价值，特别是当呼吸困难的病因未知时。但是慢性肾衰竭时肾脏代谢利钠肽作用降低，可导致患者 BNP 和 NT-proBNP 基础水平升高，临床上需要动态观察其变化。

（二）慢性左心衰竭的诊断

1. 劳力性呼吸困难，严重者出现夜间阵发性呼吸困难或端坐呼吸。

2. 咳嗽、咳痰和咯血。

3. 体力下降、倦怠乏力。

4. 双侧肺底细湿啰音。

5. 液体负荷过重表现，出现眼睑水肿、胸腔积液、腹水及双下肢水肿。

6. 心脏超声检查提示心脏结构或功能疾病的证据，如左室肥厚、心肌搏动减弱、瓣膜钙化、瓣膜狭窄或关闭不全、心包积液或缩窄，以及左室射血分数减低等。

（三）慢性右心衰竭的诊断

透析患者右心衰竭主要见于肺动脉高压、三尖瓣或肺动脉瓣的疾病及肺心病等。

1. 体循环淤血引起各脏器功能改变的临床症状，多表现为食欲不振、恶心、呕吐，或者肝区疼痛、右上腹饱胀不适等。

2. 体循环淤血引起的体征，包括颈静脉充盈、肝大、双下肢水肿或胸腹腔积液。

3. 心脏超声检查提示肺动脉高压、三尖瓣关闭不全等。

四、透析患者心力衰竭的防治

初期要改善症状、稳定血流动力学状况，长期目标为提高生活质量及生存率。

（一）透析患者心力衰竭的预防

1. 加强患者营养治疗，戒烟、禁酒，适当运动。

2. 有效控制并发症

（1）控制高血压和透析中低血压，避免透析过程中的血压过度波动。

（2）有效纠正贫血，但合并心力衰竭且血红蛋白≥90g/L 的患者不建议应用红细胞生成刺激剂（erythropoiesis-stimulating agents，ESAs）治疗。

（3）控制骨矿物质代谢紊乱，维持血钙、血磷和 iPTH 在理想范围（透前校正血钙 2.10~2.50mmol/L；透前血磷 1.13~1.78mmol/L；透前血 iPTH 150~300pg/ml）；控制饮食和药物的钙摄入，防治血管和心脏瓣膜钙化。

（4）采用碳酸盐透析有效纠正患者的代谢性酸中毒，控制透析前二氧化碳结合力（CO_2CP）或 HCO_3^-≥20mmol/L，且 <26mmol/L。

3. 加强患者容量管理

（1）建议患者低盐饮食，每日钠盐摄入量 <5g，并以 3g 以下为宜。

（2）控制透析间期体重增长率 <5% 干体重。

（3）对于容量负荷显著增加的患者应适当增加透析时间，或采用缓慢透析或夜间透析的方式，避免患者容量负荷快速波动，理想超滤率 <10~13ml/（kg · h）。

（4）定期评估调整干体重，实现干体重达标。对于干体重超标：胸部 X 线检查显示肺淤血征象；心胸比值男性 >50%、女性 >53%，以及透析前水肿的患者，应积极超滤治疗。建议应用生物电阻抗、超声测量下腔静脉等方法，客观评估患者的体液状态，早期发现容量负荷增加。

4. 定期评估透析充分性，患者单次透析 spKt/V≥1.2 且 URR≥65%；保障透析时间，丧失残肾功能的患者，每周血液透析时间≥12h；残肾功能 >2ml/min 的患者，每周血液透析时间≥10h。

5. 使用超纯透析液，改善微炎症状态。

6. 加强透析治疗过程中的管理，避免透析液反超的发生。

7. 透析结束回血流速应缓慢，防止患者血容量快速上升。

8. 心血管状态不稳定的患者，建议采用血液滤过或血液透析滤过治疗模式。

9. 控制心力衰竭的诱因和治疗并发的心肺疾病　所有透析患者都应对导致心力衰竭的基本病因和危险因素进行评价和积极治疗。

（1）控制心力衰竭诱因

1）及时、有效控制各种感染，尤其是上呼吸道和肺部感染。

2）慎用增加心力衰竭风险的药物：噻唑烷二酮类（格列酮类）、非甾体抗炎药、环氧化酶 2 抑制剂、地尔硫䓬和维拉帕米等。

（2）积极治疗并发的心肺疾病：慢性阻塞性肺疾病、肺栓塞、瓣膜狭窄或关闭不全、冠脉病变及心律失常（尤其是伴快心室率的心房颤动）等。

（二）急性左心衰竭的治疗

先明确心力衰竭的病因，了解是否存在容量负荷过重，以及循环灌注情况。如果容量负荷过重，不合并心源性休克和 / 或呼吸衰竭的患者，应尽早实施血液净化治疗（包括单纯超滤、血液透析和 CRRT），以减少体内过多容量。如果患者存在心源性休克和 / 或呼吸衰竭，需立即提供循环支持和 / 或通气支持；病情稳定后依据容量负荷评估情况，给予血液净化治疗。透析患者急性左心衰竭的处理流程见图 22-1。

1. 减少静脉回流　透析患者采取半卧位或坐位，两腿下垂以减少静脉回心血量。

2. 吸氧　监测血氧饱和度（pulse oxygen saturation，SpO_2）。对血氧饱和度 <90% 或动脉氧分压（arterial oxygen partial pressure，PaO_2）<60mmHg 的急性心力衰竭患者给予吸氧治疗，面罩给氧较鼻导管给氧效果好。当无创通气不能纠正呼吸衰竭导致的低氧血症（PaO_2<60mmHg）、高碳酸血症［动脉二氧化碳分压（arterial carbon dioxide

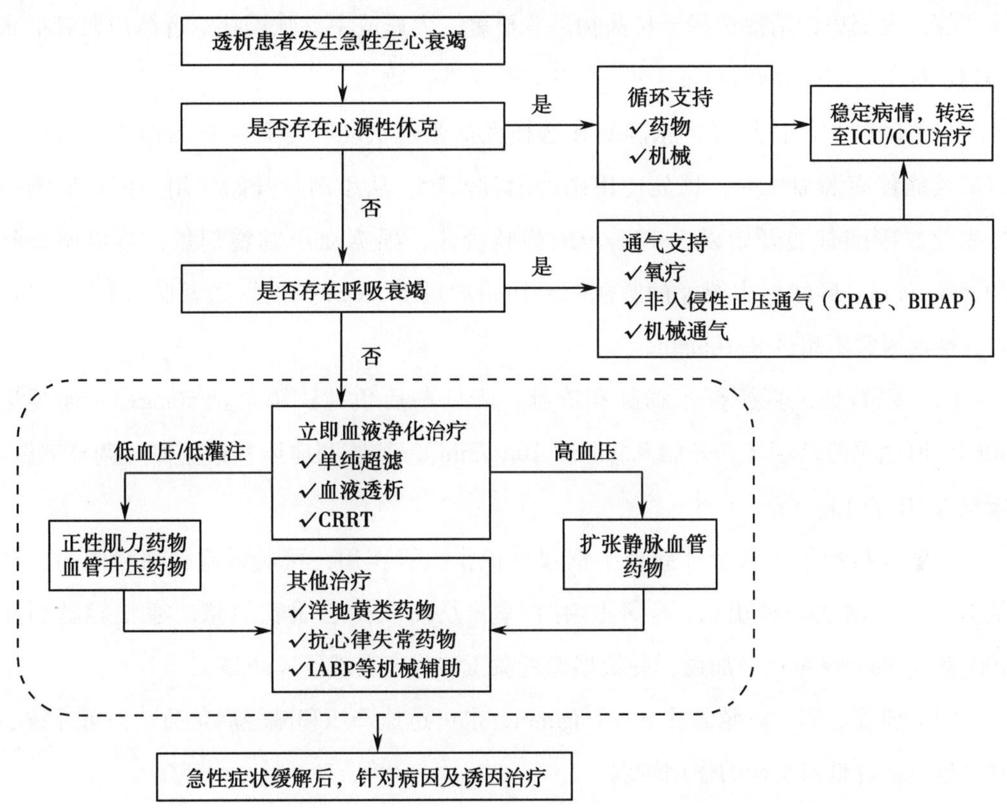

■ 图 22-1　透析患者急性左心衰竭的处理流程

注：ICU. 重症监护病房（intensive care unit）；CCU. 心脏监护病房（cardiac care unit）；CPAP. 持续气道正压（continuous positive airway pressure）；BIPAP. 双水平气道内正压（Bi-level positive airway pressure）；CRRT. 连续性肾脏替代治疗（continuous renal replacement therapy）；IABP. 主动脉内球囊反搏（intra-aortic balloon pump）。

partial pressure，$PaCO_2$）>50mmHg］和酸中毒（pH<7.35）时，推荐机械通气。

3. 超滤脱水　对于血压稳定者，立即给予单纯超滤，超滤脱水速度 0.5~1.0L/30min，以快速减少容量负荷，可迅速改善心力衰竭的临床症状。

4. 镇静　当患者烦躁不安时，首选吗啡 3~5mg，静脉注射，可以缓解呼吸困难，且可使周围血容量增加，减少静脉回流。此药抑制呼吸中枢，对于高龄、慢性支气管炎及慢性阻塞性肺气肿患者，需要慎用，以防呼吸中枢被抑制。建议同时监测血氧饱和度及血压等生命体征，并备有通气支持用具。

5. 血管扩张药物　高血压伴急性心力衰竭患者，可静脉使用血管扩张药物以缓解症状，同时需密切监测血压。临床常用的药物有硝酸酯类、硝普钠、乌拉地尔、酚妥拉明等，根据患者情况选择一种药物。有显著二尖瓣或主动脉瓣狭窄者慎用血管扩张药物。对于收缩压 <90mmHg，禁忌使用血管扩张药物。

（1）硝酸甘油：具有扩张静脉和选择性扩张冠状动脉与大动脉的作用，当患者有心绞痛伴有高血压时，优先使用硝酸酯类药物，从小剂量开始使用，密切监测血压变化。硝酸甘油开始以 5~10μg/min 静脉滴注，根据血压调整剂量，可以调整到 20~50μg/min。硝酸异山梨酯静脉滴注，初始剂量 1~2mg/h，根据患者血压调整剂量，最大剂量通常不超过 8~10mg/h。

（2）硝普钠：直接扩张动脉和静脉，降低前后负荷。硝普钠 50mg+5% 葡萄糖 50ml，恒速泵静脉滴注，开始 0.6ml/h（10μg/min），须监测血压并根据血压调整剂量，极量为 10μg/（kg · min）。

（3）乌拉地尔：具有外周和中枢双重扩张血管作用，可有效降低血管阻力，降低后负荷，增加心输出量，但不影响心率，从而减少心肌耗氧量。通常静脉滴注 100~400μg/min，可逐渐加量，并根据患者血压和临床表现予以调整。

（4）酚妥拉明：静脉滴注 0.1~1mg/min，也可迅速降压和减轻后负荷，但可导致心动过速，其降低前负荷的作用较弱。

6. 正性肌力药物　对于容量充足但血压仍低（收缩压 <90mmHg）和 / 或有低灌注症状 / 体征的患者可短期静脉使用正性肌力药以增加心输出量和血压，改善外周灌注。

（1）多巴酚丁胺：100~250μg/min 静脉滴注。需注意监测血压，常见不良反应有心律失常、心动过速。

（2）多巴胺：小剂量多巴胺 [<3μg/（kg · min）] 降低外周阻力，扩张肾、冠脉和脑血管；较大剂量 [>5μg/（kg · min）] 可增加心肌收缩力和心输出量。多巴胺起始量 2~20μg/（kg · min），根据血流动力学特点调整剂量，最高可以达 20μg/（kg · min）。

（3）磷酸二酯酶抑制剂：米力农适用于对洋地黄、血管扩张剂治疗无效或效果欠佳的各种原因引起的急、慢性顽固性充血性心力衰竭患者。首剂 25~75μg/kg 缓慢静脉注射（大于 10min），继以 0.375~0.750μg/（kg · min）静脉滴注。常见不良反应有低血压和心律失常，用药期间应监测心率、心律及血压，必要时调整剂量。

7. 血管升压药　经另一正性肌力药物治疗后仍有心源性休克的患者可考虑使用，优先使用去甲肾上腺素。在使用正性肌力药和血管升压药期间监测心电图和血压。

8. 其他药物治疗　洋地黄类药物能轻度增加心输出量、降低左心室充盈和改善症状。对于快心室率房颤者，可应用 0.2~0.4mg 去乙酰毛花苷缓慢静脉注射，2~4h 后可再用 0.2mg。对于急性心肌梗死患者，急性期 24h 内不宜用洋地黄类药物。β 受体拮抗剂可作为控制房颤患者心室率的一线药物，也可使用胺碘酮控制房颤患者的心室率。

9. 非药物治疗　主要有主动脉内球囊反搏（intra-aortic balloon pump，IABP）及心室机械辅助装置等，可以短期内改善心肌灌注，降低心肌耗氧量及增加心输出量。

10. 积极控制诱因及治疗病因　调整干体重、调整透析处方及治疗肺部感染等。对伴原发性心血管疾病患者，应尽早治疗原发病，有利于防止急性心力衰竭再发和改善预后。

（三）慢性心力衰竭的治疗

目前慢性心力衰竭的治疗已从过去的短期血流动力学 / 药理学措施转变为长期的、修复性的策略，治疗目标不仅仅是改善症状、提高生活质量，更重要的是针对心肌重构的机制，防止和延缓心肌重构的发展，从而降低心力衰竭的病死率和住院率。血液透析患者合并慢性心力衰竭的治疗，应在保障血液透析的充分性和加强患者容量管理的基础上，给予综合治疗。处理流程见图 22-2。

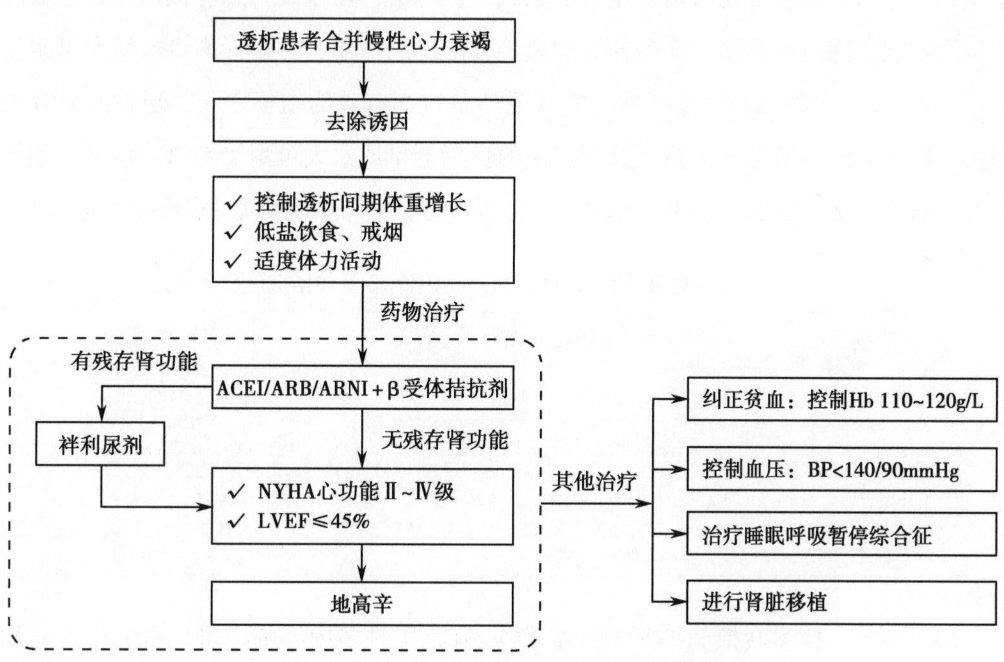

■ 图 22-2　血液透析患者慢性心力衰竭的处理流程

注：ACEI. 血管紧张素转换酶抑制剂（angiotensin-converting enzyme inhibitor）；ARB. 血管紧张素受体阻滞剂（angiotensin receptor blockers）；ARNI. 血管紧张素受体脑啡肽酶抑制剂（angiotensin receptor neprilysin inhibitor）；NYHA. 美国纽约心脏病学会（New York heart association）；LVEF. 左心室射血分数（left ventricular ejection fraction）；Hb. 血红蛋白（hemoglobin）；BP. 血压（blood pressure）。

1. 预防与一般治疗 同血液透析患者心力衰竭的预防。

2. 药物治疗

（1）利尿剂：对存在残余肾功能的患者，有液体潴留证据者可给予利尿药。尽管利尿剂是心力衰竭标准治疗中必不可少的组成部分，但对于透析患者，需要评估残存肾功能及尿量，建议选择袢利尿剂。呋塞米 20~40mg/d 为起始剂量，每天常用剂量为 20~80mg，每天最大剂量为 120~160mg。利尿剂可激活内源性神经内分泌系统，特别是肾素 - 血管紧张素系统和交感神经系统，故应与血管紧张素转换酶抑制剂（ACEI）或血管紧张素受体阻滞剂（angiotensin receptor blockers，ARB），以及 β 受体拮抗剂联用。

（2）β 受体拮抗剂：所有慢性收缩性心力衰竭，NYHA 心功能Ⅱ、Ⅲ级患者，LVEF<40% 且病情稳定者均可使用，除非有禁忌证或不能耐受。上述患者尽早开始应用 β 受体拮抗剂，并应尽可能合用 ACEI 或 ARB。NYHA 心功能Ⅳ级患者，如病情稳定，无体液潴留，体重稳定，且无需静脉用药者，可考虑在严密监护下，由专科医师指导使用。推荐用琥珀酸美托洛尔、比索洛尔或卡维地洛，均能改善患者预后；并且血液透析均不能清除这些药物，无需补充剂量。其治疗剂量要达到目标剂量或最大可耐受剂量（表 22-1）。静息心率是评估心脏 β 受体拮抗剂有效的指标之一，通常心率降到 55~60 次 /min 的剂量为 β 受体拮抗剂应用的目标剂量或最大可耐受剂量。但是，透析患者的剂量要循序渐进、个体化方案，切记药物对心率和血流动力学的不良影响。

■ 表 22-1 慢性射血分数减低心力衰竭常用的 β 受体拮抗剂及其剂量

药物	起始剂量	目标剂量
琥珀酸美托洛尔	11.875~23.75mg，1 次 /d	142.5~190mg，1 次 /d
比索洛尔	1.25mg，1 次 /d	10mg，1 次 /d
卡维地洛	3.125~6.25mg，2 次 /d	25~50mg，2 次 /d
酒石酸美托洛尔	6.25mg，2~3 次 /d	50mg，2~3 次 /d

（3）血管紧张素转换酶抑制剂（ACEI）：在前瞻性多中心临床研究中证实，ACEI 改善轻度肾损伤患者的左室收缩功能。尽管 ACEI 在透析患者中的证据不多，但基于 ACEI 对改善肾功能正常及肾功能轻度异常患者的心功能证据，目前多数专家仍然推荐 ACEI 治疗透析患者慢性心力衰竭。血钾经常升高的患者应当谨慎使用，合并高钾血症时禁用。此类药物均从小剂量开始，密切监测血钾及血压等，逐渐递增剂量（表 22-2）。

■ 表 22-2 慢性射血分数减低心力衰竭常用的 ACEI 类药物及其剂量

药物	起始剂量	目标剂量
卡托普利	6.25mg，3 次 /d	50mg，3 次 /d
依那普利	2.5mg，2 次 /d	10mg，2 次 /d
福辛普利	5mg，1 次 /d	20~30mg，1 次 /d
赖诺普利	5mg，1 次 /d	20~30mg，1 次 /d
培哚普利	2mg，1 次 /d	4~8mg，1 次 /d
雷米普利	2.5mg，1 次 /d	10mg，1 次 /d
贝那普利	2.5mg，1 次 /d	10~20mg，1 次 /d

不同的 ACEI 类药物，受血液透析的清除作用存在差异，部分 ACEI 需要在血液透析治疗后补充剂量（详见“第 19 章血液透析患者高血压的治疗”）。

（4）血管紧张素受体阻滞剂（ARB）：尽管有限的证据表明 ARB 可以改善透析患者的心力衰竭，但因为 ACEI 改善患者心力衰竭的证据更充分，因此，推荐 ARB 用于不能耐受 ACEI 的合并心力衰竭透析患者。此类药物均从小剂量开始，密切监测血钾及血压等，逐渐递增剂量（表 22-3）。ARB 均不能被血液透析清除，透析治疗后无需补充剂量。

■ 表 22-3 慢性射血分数减低心力衰竭常用的 ARB 类药物及其剂量

药物	起始剂量	目标剂量
坎地沙坦	4mg，1 次 /d	32mg，1 次 /d
缬沙坦	20~40mg，1 次 /d	60~80mg，2 次 /d
氯沙坦	25mg，1 次 /d	100~150mg，1 次 /d
厄贝沙坦	75mg，1 次 /d	300mg，1 次 /d
替米沙坦	40mg，1 次 /d	80mg，1 次 /d
奥美沙坦	10mg，1 次 /d	20~30mg，1 次 /d

（5）血管紧张素受体脑啡肽酶抑制剂（angiotensin receptor neprilysin inhibitor，ARNI）：ARNI 有 ARB 和脑啡肽酶抑制剂的作用，脑啡肽酶抑制剂可升高利钠肽、缓激肽和肾上腺髓质素及其他内源性血管活性肽的水平。对射血分数降低的心力衰竭（heart failure with reduced ejection fraction，HFrEF）患者，可以扩张血管降低血压、抑制心肌纤维化及心肌肥大、改善心力衰竭。用于射血分数降低的慢性心力衰竭（NYHA Ⅱ~Ⅳ级，LVEF≤40%）成人患者，可降低心血管死亡和心力衰竭住院的风险。

在 ESRD 合并心力衰竭的研究中报道可改善心功能，但目前缺乏大样本研究证据；可根据患者的实际情况去选择应用，但应遵循超出药品说明书用药的相关流程。

（6）洋地黄类药物：适用于射血分数降低（LVEF≤45%），已应用利尿剂、ACEI 或 ARB、β 受体拮抗剂，仍持续有症状的慢性心力衰竭患者，伴有快速心室率的心房颤动患者尤为适合。由于透析患者地高辛治疗窗窄，需要密切注意地高辛毒性作用。成年血液透析患者，使用地高辛宜用小剂量（0.125mg）隔日 1 次口服，并密切监测心电图和地高辛血药浓度，以防止产生地高辛中毒。

（7）药物联合治疗：β 受体拮抗剂和 ACEI/ARB 是心力衰竭治疗的“黄金搭档”，可产生相加或协同的有益效应，应尽早使用。不能耐受 ACEI 的患者，使用 ARB 联合 β 受体拮抗剂。ACEI 与 ARB 在透析患者中的联合使用，随机对照研究证据不多，并且结论不一致，且可能增加透析患者高钾血症风险，一般不推荐联合 ACEI 和 ARB 治疗心力衰竭。

（8）其他药物：透析患者无论有无左室收缩功能障碍，合并冠心病或冠心病高危因素患者推荐使用他汀类药物。透析患者使用醛固酮受体拮抗剂如螺内酯和依普利酮，临床循证医学证据不多，不推荐使用。

3. 肾脏移植　肾脏移植可改善心脏收缩及舒张功能，逆转透析患者的心力衰竭。

第 23 章 血液透析患者心源性猝死的防治

心源性猝死（sudden cardiac death，SCD）是指由于各种心脏原因引起的急性症状发作后 1h 内发生的非预期死亡事件或在过去 24h 内，患者在没有明显的非心源性因素作用下发生的非预计 / 无目击者的死亡事件。为血液透析患者死亡的重要原因。

一、血液透析相关的心源性猝死主要危险因素

1. 患者合并透析相关的心血管等并发症　主要包括左心室肥厚、心力衰竭、尿毒症性心肌病、瓣膜病变及钙化以及微炎症状态、营养不良、骨矿物质代谢异常、贫血、酸碱平衡紊乱等。

2. 血液透析治疗相关的危险因素　主要包括透析液钾浓度过低（<2.0mmol/L）、钙浓度过低（<1.25mmol/L），透析时血钾波动过快、快速超滤、透析过程低血压、透析间期过长导致患者容量负荷过重和高钾血症。

二、血液透析患者心源性猝死的防治

1. 在有效纠正患者高血压、低血压、微炎症状态、营养状态、骨矿物质代谢异常、贫血、酸碱平衡紊乱、高脂血症等并发症的基础上，给予肾素 - 血管紧张素系统抑制剂或 α、β 受体拮抗剂，降低交感神经活性，改善心脏重塑和心肌耗氧；合并严重心律失常的患者应给予抗心律失常药物；调整干体重，有效治疗心力衰竭。

2. 改善血液透析治疗

（1）避免应用钾浓度 <2.0mmol/L 或钙浓度 <1.25mmol/L 的透析液，对于严重高钾血症的患者，开始透析时应适当控制血流量，防止患者体内血钾浓度的快速变化。

（2）宣传教育患者控制透析间期的液体摄入，对于容量负荷显著增加的患者避免超滤过快，应适当延长透析时间或增加透析次数，或采用缓慢透析或夜间长时透析的

方式，避免患者容量负荷的快速波动。尽量避免延长透析间期的时间。

（3）采用碳酸盐透析有效纠正患者的代谢性酸中毒，但也应避免发生代谢性碱中毒。建议控制透析前 CO_2CP 或 HCO_3^-≥20mmol/L，且 <26mmol/L。

（4）使用超纯透析液及生物相容性好的透析耗材，改善微炎症状态。

（5）透析结束回血流速应缓慢，防止患者血容量的快速上升。

（6）适当将透析液温度调低 0.5~2℃，有助于减少因透析中低血压引发的心肌顿抑（myocardial stunning）问题。

3. 埋入性自动除颤起搏器（automatic internal cardioverter defibrillator, AICD） AICD 是集程序调搏控制室性心动过速和自动除颤功能于一体终止室性心动过速或心室颤动的装置，既可同步转复室速，也可不成功时则释放电能通过电极导管除颤。AICD 可以显著降低高危患者的心源性猝死。在充分评估治疗的获益和风险后，具有以下适应证的透析患者可考虑 AICD 治疗。

（1）一级预防：①4 周前发生心肌梗死，合并左心室射血分数 <35% 以及变异性室性心动过速或电生理实验可诱发的室性心动过速；②左心室功能不全、左心室射血分数 <35% 合并 Q-T 间期 >120ms；③家族性心脏性猝死的高危患者。

（2）二级预防：①发生过室性心动过速或心力衰竭诱发的心搏骤停；②室性心动过速合并晕厥或血流动力学异常；③室性心动过速合并左心室射血分数 <35%。

4. 及时手术（如冠脉搭桥、心脏瓣膜手术等）治疗严重心血管疾病，介入手术切除室性心动过速起源病灶等。发生心搏骤停的患者应给予积极、规范地心肺复苏。加强透析间期的患者管理和家庭护理。

第 24 章 血液透析患者脑卒中的诊治

脑卒中（cerebral stroke）是由于脑部血管突然破裂或因血管阻塞导致血液不能流入大脑而引起脑组织损伤的一种急性脑血管疾病，包括出血性卒中（急性脑出血）和缺血性卒中（急性缺血性脑卒中）。

一、血液透析患者急性脑出血的诊治

血液透析患者急性脑出血的年发病率为（3.0~10.3）/1 000，主要病因是高血压。与非透析患者相比，最常见出血部位同样为基底节区，占 50%~80%；但出血量大且预后不良，死亡率 27%~83%。特别是血肿 >50ml、发病后第 2 天血肿增大或脑室出血的患者，预后非常不佳。

（一）急性脑出血的诊断

1. 出现突发局灶性神经系统症状（一侧面部或肢体无力或麻木，语言障碍等），应首先考虑急性脑血管疾病；患者合并呕吐、收缩压 >220mmHg、严重头痛、昏迷或意识障碍、症状在数分钟或数小时内进展均提示急性脑出血。

2. 出现上述临床表现的患者，在评估患者生命体征及气道、呼吸和循环功能后，应进行快速的神经影像学检查[计算机断层扫描（computed tomography，CT）或磁共振成像（magnetic resonance imaging，MRI）]，以鉴别脑出血与缺血性脑卒中。

（1）CT 平扫诊断急性脑出血十分敏感，是急性脑出血首选影像学检查，也是诊断的“金标准”。

（2）磁共振梯度回波序列及 T_2 加权成像对于急性出血的诊断与 CT 敏感性相当，并对陈旧出血的鉴别更胜一筹；磁化率加权成像（susceptibility weighted imaging，SWI）对少量或微量脑出血十分敏感。

（3）CT 血管成像（CT angiography，CTA）和增强 CT 扫描检查可能有助于确定易发生早期血肿扩大的患者。CTA 检查出现的“斑点征”是早期血肿扩大的预测因子，增强 CT 扫描发现造影剂外溢到血肿内是血肿扩大高风险的重要证据，CT 灌注成像可反映脑出血后脑组织的血流动力学变化，了解血肿周围血液灌注情况。

（4）当临床表现或影像学特征提示血管病变时，可行 CT 血管造影、增强 CT 扫描、磁共振血管成像（magnetic resonance angiography，MRA），以及数字减影血管造影（digital subtraction angiography，DSA）检查，以发现颅内动静脉畸形、血管瘤等潜在血管病变。但透析患者使用钆造影剂可诱发肾源性系统性纤维化，应给予重视。

3. 急性脑出血的诊断标准

（1）依据突然发病、剧烈头痛与呕吐、出现神经功能障碍等临床症状和体征，结合头颅 CT 扫描等影像学检查结果，可诊断急性脑出血。

（2）原发性脑出血、特别是高血压脑出血的诊断，需要排除各种继发性脑出血疾病，确诊需满足下列全部条件：

1）确切高血压病史。

2）典型出血部位（包括基底节区、脑室、丘脑、脑干、小脑半球）。

3）DSA、CTA、MRA 排除继发性脑血管疾病。

4）早期（72h 内）或晚期（血肿消失 3 周后）增强 MRI 排除脑肿瘤或海绵状血管畸形等疾病。

5）排除各种凝血功能障碍性疾病。

（二）血液透析患者急性脑出血的治疗

1. 透析中出现急性脑出血的临床表现，应立即停止抗凝剂输注，并迅速下机。

2. 诊断急性脑出血的血液透析患者，建议转入脑卒中单元或神经内科监护室治疗。患者呼吸、吸氧、体温控制和血糖控制同非透析患者。

3. 伴脑水肿、颅内压升高的大量脑出血（预测出血量 >30ml）或脑室出血的患者，应评估外科急诊手术治疗指征，手术适应证同非透析患者。

4. 血液透析发生急性脑出血患者的颅内高压治疗，推荐甘油果糖静脉注射。但是，无尿的患者静脉注射甘油果糖后因水分不能从尿中排除，可引起循环血量增多；因此建议透析过程中应用甘油果糖。

5. 建议从急性期开始积极控制血压

（1）收缩压 >180mmHg 或平均动脉压 >130mmHg 的患者，推荐以前值血压 80% 作为降压目标，缓慢降压；收缩压 <140mmHg 有助于防止血肿扩大。降压药物选择尼卡地平、盐酸地尔硫䓬、硝酸甘油、硝普钠静脉滴注。

（2）为预防脑出血再发，建议控制舒张压 <90mmHg。

（3）预防脑出血发生，控制血压 <140/90mmHg 是有益的。

6. 长期高血压或既往发生脑血管疾病的患者，微小脑出血的发生率为 19%~35%。对该类患者建议磁化率加权成像（SWI）检查，必要时进行 CT 血管造影、MRI 无对比剂血管成像，以及数字减影血管造影检查，以发现颅内动静脉畸形、血管瘤等潜在血管病变。

7. 血液透析患者发生急性脑出血的血液透析治疗

（1）急性脑出血发病 24h 内避免血液透析。

（2）发病早期选择影响颅内压较小的透析方式：①连续性血液透析滤过；②腹膜透析；③每日低效缓慢血液透析。

（3）透析过程中给予甘油果糖静脉注射，结合超滤治疗降低颅内压。

（4）抗凝剂可选用枸橼酸局部抗凝。使用华法林的患者，停用华法林，并给予维生素 K；使用肝素或低分子量肝素的患者，给予鱼精蛋白拮抗。

二、血液透析患者急性缺血性脑卒中的诊治

（一）血液透析患者急性缺血性脑卒中的危险因素

1. 老年、高血压病、糖尿病、动脉硬化、心脏病（心房颤动、瓣膜病、缺血性心脏病等）、睡眠呼吸暂停综合征、高脂血症，以及吸烟、缺血性脑卒中既往病史和家族史等。

2. 低血压　血液透析患者急性缺血性脑卒中多发于透析结束后 6h 内。常见原因：①脱水引发的低血压和血液浓缩；②透析后直立性低血压导致的脑血流量减少；③透析过程中低血压；④患者脑血流量调节功能障碍。

3. 透析过程中抗凝不充分。

4. 促红细胞生成刺激素应用引发的血液黏滞。

（二）血液透析患者急性缺血性脑卒中的诊断

1. 患者突然出现以下症状时应考虑脑卒中的可能　①一侧肢体（伴或不伴面部）无力或麻木；②一侧面部麻木或口角歪斜；③说话不清或理解语言困难；④双眼向一侧凝视；⑤单眼或双眼视力丧失或模糊；⑥眩晕伴呕吐；⑦既往少见的严重头痛、呕吐；⑧意识障碍或抽搐。

2. 疑诊患者应给予急救处理 ①处理气道、呼吸和循环问题；②心脏监护；③建立静脉通道；④吸氧；⑤评估有无低血糖；⑥透析中的患者迅速下机。应避免：①非低血糖患者输含糖液体；②过度降低血压；③大量静脉滴注。

3. 评估气道、呼吸和循环功能后，立即进行一般体格检查和神经系统体检；60min 内完成头颅 CT 扫描等基本评估，并开始治疗。

（1）评估脑卒中病情严重程度常用量表：①美国国立卫生研究院卒中量表（National Institute of Health stroke scale，NIHSS）是目前国际上最常用量表；②中国脑卒中患者临床神经功能缺损程度评分量表（1995）；③斯堪的纳维亚卒中量表（Scandinavian stroke scale，SSS）。

（2）脑病变和血管病变检查

1）CT 平扫：可准确识别绝大多数颅内出血，并帮助鉴别非血管性病变（如脑肿瘤），是疑似急性脑卒中患者首选的影像学检查方法。

2）灌注 CT 成像：可区别可逆性与不可逆性缺血，因此可识别缺血半暗带；对指导急性脑卒中的溶栓治疗有一定参考价值。

3）常规 MRI：常规 MRI（T_1 加权、T_2 加权及质子相）在识别急性小梗死灶及后循环缺血性脑卒中方面明显优于平扫 CT，可识别亚临床梗死灶。

4）多模态 MRI：弥散加权成像（diffusion weighted imaging，DWI）在症状出现数分钟内就可发现缺血灶，并可早期确定大小、部位与时间，对早期发现小梗死灶较常规 MRI 更敏感；梯度回波序列（gradient recalled echo，GRE）/ 磁化率加权成像（SWI）可发现 CT 不能显示的无症状性微出血；灌注加权成像（perfusion weighted imaging，PWI）可显示脑血流动力学；CT 灌注、MR 灌注和弥散成像可为选择适合再灌注治疗（静脉溶栓、血管内取栓及其他血管内介入治疗）提供更多信息；弥散 - 灌注不匹配（PWI 显示低灌注区而无与其相应大小的弥散异常）提示可能存在缺血半暗带。

5）血管病变检查：颅内、外血管病变检查有助于了解脑卒中的发病机制及病因，指导选择治疗方案；但应避免进行此类检查延误溶栓或血管内取栓的治疗时机。常用检查包括颈动脉超声、经颅多普勒（transcranial doppler，TCD）、磁共振血管成像（MRA）、高分辨磁共振成像（high resolution magnetic resonance imaging，HRMRI）、CT 血管成像（CTA）和数字减影血管造影（DSA）等。

（3）实验室检查：疑似脑卒中的患者，均应检查：①血糖、肝肾功能和电解质；②心电图和心肌缺血标志物；③全血计数，包括血小板计数；④凝血酶原时间（PT）/

国际标准化比值（INR）和活化部分凝血活酶时间（APTT）；⑤氧饱和度。部分患者必要时可选择以下检查：①毒理学筛查；②血液酒精水平；③妊娠试验；④动脉血气分析（若怀疑缺氧）；⑤腰椎穿刺（怀疑蛛网膜下腔出血而 CT 未显示或怀疑脑卒中继发于感染性疾病）；⑥脑电图（怀疑痫性发作）；⑦胸部 X 线检查。

4. 急性缺血性脑卒中的诊断标准 ①急性起病；②局灶性神经功能缺损（一侧面部或肢体无力或麻木，语言障碍等），少数为全面神经功能缺损；③影像学出现责任病灶或症状 / 体征持续 24h 以上；④排除非血管性病因；⑤脑 CT/MRI 排除脑出血。

（三）血液透析患者急性缺血性脑卒中的治疗

1. 诊断急性缺血性脑卒中的血液透析患者，建议转入脑卒中单元或神经内科监护室治疗。患者呼吸、吸氧、体温控制和血糖控制同非透析患者。

2. 血液透析患者发生急性缺血性脑卒中的溶栓治疗，适应证、禁忌证和药物选择与应用同非透析患者。

3. 血液透析患者发生急性缺血性脑卒中的取栓手术或血管内介入治疗，适应证和禁忌证同非透析患者，但应慎重选择。

4. 血压控制

（1）无溶栓治疗或血管内取栓手术适应证的患者

1）SBP<220mmHg 或 DBP<120mmHg：不进行积极降压治疗，但除外合并高血压脑病、大动脉夹层、急性肺水肿、急性心肌梗死等全身合并症。

2）SBP>220mmHg 或 DBP>120mmHg：以前值的 85%~95% 为降压目标，选择尼卡地平、盐酸地尔硫䓬、硝酸甘油、硝普钠静脉滴注。

（2）存在溶栓治疗或血管内取栓手术适应证的患者

1）SBP>185mmHg 或 DBP>110mmHg：以 BP<180/105mmHg 为降压目标，选择尼卡地平、盐酸地尔硫䓬、硝酸甘油、硝普钠静脉滴注。

2）血管开通后高血压的患者，控制血压低于基础血压的 20~30mmHg。

（3）急性缺血性脑卒中治疗后发生低血压的患者，应注意纠正低血容量和 / 或心输出量降低等心脏问题。

5. 血液透析发生急性缺血性脑卒中患者的血液透析治疗

（1）急性缺血性脑卒中发病 24h 内避免血液透析。

（2）发病早期选择影响颅内压较小的透析方式：①连续性血液透析滤过；②腹膜透析；③每日低效缓慢血液透析。

（3）透析过程中给予甘油果糖静脉注射，结合超滤治疗降低颅内压；但应避免快速、大量脱水，以防止血液浓缩引起的脑血流量减少而加重脑缺血。

（4）抗血栓治疗时，为减少出血并发症，应减少透析时抗凝剂剂量。

6. 血液透析发生急性缺血性脑卒中患者的其他治疗 包括治疗梗死后出血性转化、癫痫、深静脉血栓与肺栓塞、感染，以及营养支持等，同非透析患者；但应注意患者肾功能衰竭和血液透析对治疗药物的药代动力学影响。

（四）血液透析患者急性缺血性脑卒中再发的预防

1. 抗血小板药物 同非透析患者；但增加出血风险。

2. 抗凝治疗 ①对于心房颤动患者，谨慎给予华法林治疗，判断治疗获益时建议维持 INR<2.0；②多数凝血酶直接抑制剂和磺达肝癸钠经肾脏代谢，尿毒症患者不宜应用。

3. 血压控制 一般急性缺血性脑卒中后 1 个月开始降压治疗，经 1~3 个月缓慢降至低于 140/90mmHg。降压治疗过程中，如出现眩晕、倦怠、头重感、麻木、脱力、神经症状加重，应考虑鉴别降压引起脑供血不足的可能，减少降压药物剂量或变更种类。

4. 他汀类药物 目前缺乏血液透析患者的循证医学证据，可参照非透析患者。

第 25 章 血液透析患者的贫血治疗

贫血是血液透析患者最常见的并发症之一，显著增加心血管事件及死亡风险，严重影响血液透析患者的生活质量和生存。血液透析患者合并贫血的病因多样，包括：①内源性红细胞生成素（erythropoietin，EPO）缺乏；②铁缺乏；③微炎症状态；④尿毒症毒素；⑤继发性甲状旁腺功能亢进；⑥透析不充分；⑦血液透析失血；⑧合并其他疾病引起的贫血。

正确诊断血液透析患者贫血的病因，规范评估与监测，合理使用抗贫血药物治疗，是血液透析患者贫血治疗的重要内容。

一、血液透析患者贫血诊断、监测与治疗靶目标

（一）贫血诊断流程

1. 明确贫血是否存在　海平面地区，年龄 >15 岁非妊娠女性血红蛋白（Hb）<120g/L、妊娠女性 Hb<110g/L、男性 Hb<130g/L 可诊断贫血。应考虑患者年龄、种族、居住地的海拔高度对 Hb 的影响。0.5~5 岁儿童 Hb<110g/L、5~12 岁儿童 Hb<115g/L、12~15 岁儿童 Hb<120g/L 可诊断贫血。

2. 明确贫血原因及其加重贫血的危险因素

（1）是否存在 EPO 绝对或相对缺乏。

（2）是否存在铁缺乏（绝对铁缺乏和 / 或功能性铁缺乏）。

（3）是否存在微炎症状态。

（4）是否存在继发性甲状旁腺功能亢进。

（5）评估血液透析充分性。

（6）是否存在失血。

（7）除外其他疾病引起的贫血。

（二）贫血的监测

1. 监测项目

（1）血液常规：包括血红蛋白（hemoglobin，Hb）、血细胞比容、红细胞计数、平均红细胞体积（mean corpuscular volume，MCV）、平均红细胞血红蛋白量（mean corpuscular hemoglobin，MCH）、平均红细胞血红蛋白浓度（mean corpuscular hemoglobin concentration，MCHC）、白细胞计数和分类、血小板计数等。

（2）网织红细胞计数。

（3）铁状态指标：①铁储备：血清铁蛋白（serum ferritin，SF）浓度。②可利用铁：血清转铁蛋白饱和度（transferrin saturation，TSAT）。建议有条件单位检测血清可溶性转铁蛋白受体（soluble transferrin receptor，sTfR）/铁蛋白对数（sTfR/log Ferritin）的比值、网织红细胞血红蛋白含量（reticulocyte hemoglobin content，CHr）水平、低色素红细胞百分比（hypochromic erythrocyte %，HRC%）或等效实验（地中海贫血不适用）等检测。推荐SF和TSAT联合检测评估铁状态，而非单独的SF或TSAT检测。

（4）血清超敏C反应蛋白：评估炎症情况。

（5）未能明确贫血病因者，应行维生素B_{12}、叶酸、便隐血、骨髓穿刺等检查，以除外相关疾病。

2. 监测频率

（1）血常规

1）血液透析未合并贫血者，至少每3个月检测1次。

2）血液透析合并贫血者，至少每月检测1次。

3）红细胞生成刺激剂（erythropoiesis stimulating agents，ESAs）诱导治疗阶段，至少每月检测1次；维持治疗阶段患者，每1~3个月检测1次。

4）血液透析治疗过程中，出现贫血症状和体征，应及时检测。

（2）网织红细胞计数

1）合并贫血的患者，必要时检测网织红细胞计数。

2）接受ESAs和/或铁剂治疗的患者，在诱导治疗阶段，应与血常规同时检测，以评估、预测治疗效果。

（3）铁代谢指标

1）ESAs和/或铁剂治疗前。

2）ESAs诱导治疗阶段和维持治疗阶段贫血加重时，每月检测1次。

3）ESAs 稳定治疗期间或 Hb 较为稳定的患者，每 3 个月检测 1 次。

4）使用静脉铁剂的患者，必须在停用静脉铁剂 1 周后，才能取血做上述铁状态指标检测，否则检验结果将受用药影响而失准。

（三）血液透析患者贫血的治疗靶目标

1. 血红蛋白　建议 Hb≥110g/L，但不超过 130g/L。依据患者年龄、透析方式、生理需求及并发症情况进行药物剂量的个体化调整。

2. 铁状态　SF>200μg/L，并且 TSAT>20% 或者 CHr>29pg/ 红细胞和 / 或 sTfR/log Ferritin 比值≤2。建议维持 SF 200~500μg/L，TSAT 20%~50%。

二、血液透析患者贫血的治疗

（一）ESAs 的应用

1. ESAs 治疗方案

（1）ESAs 治疗时机

1）血液透析患者血红蛋白 <100g/L 时开始 ESAs 治疗，避免其血红蛋白降至 90g/L 以下。

2）血红蛋白≥100g/L 的部分血液透析患者应个体化 ESAs 治疗，以改善其生活质量。

（2）ESAs 初始剂量：根据血红蛋白浓度、体重和临床情况决定 ESAs 初始治疗的剂量。目前国内 ESAs 制剂主要为重组人红细胞生成素（recombinant human erythropoietin，rHuEPO），通常情况下 ESAs 初始剂量应为每周 50~150IU/kg，每周 1~3 次，皮下或静脉注射；达依泊汀 α 0.45μg/kg，每 1~2 周给药 1 次；持续性红细胞生成素受体激活剂（continuous erythropoietin receptor activator，CERA）0.6μg/kg，每 2~4 周给药 1 次。

（3）ESAs 剂量调整：根据血红蛋白水平和血红蛋白变化速度及血红蛋白监测频率调整 ESAs 剂量。

1）初始治疗时血红蛋白增长速度控制在每月 10~20g/L；若每月血红蛋白增长速度 >20g/L，应减少 ESAs 剂量的 25%。若每月 Hb 增长速度 <10g/L，应将 rHuEPO 的剂量每次增加 20IU/kg，每周 3 次，或 10 000IU，每 2 周 3 次。

2）当血红蛋白达到 115g/L 时，应将 ESAs 剂量减少 25%；当血红蛋白升高且接近 130g/L 时，应暂停 ESAs 治疗，每月监测血红蛋白，当血红蛋白开始下降时，应将 ESAs 剂量降低约 25% 后重新给药；当血红蛋白超过 130g/L 时，应暂停 ESAs 治疗。

（4）用药途径：接受血液滤过或血液透析治疗的患者，应静脉或皮下注射给药。

2. ESAs 低反应性

（1）ESAs 低反应性的定义：皮下注射 rHuEPO 剂量达到每周 300IU/kg 或静脉注射剂量达每周 500IU/kg 时，血红蛋白仍不能达到或维持靶目标值，称为 ESAs 低反应性。

（2）ESAs 低反应性的病因：铁缺乏、感染和微炎症是 ESAs 低反应性常见原因，其他原因包括透析不充分、严重继发性甲状旁腺功能亢进、慢性失血、溶血、维生素 B_{12} 和叶酸缺乏、实体或血液系统恶性肿瘤、骨髓增生不良综合征、血红蛋白病、铝中毒、甲状腺功能减退、使用 ACEI/ARB、红细胞生成素抗体介导的纯红细胞再生障碍性贫血等。

（3）ESAs 低反应性的处理

1）针对 ESAs 低反应性的病因进行治疗。

2）治疗 ESAs 低反应性的病因后，仍为 ESAs 低反应性，应个体化增加 ESAs 剂量，但 ESAs 最大剂量不应超过初始剂量或稳定剂量（基于体重计算）的 2 倍。

3. 红细胞生成素抗体介导的纯红细胞再生障碍性贫血（pure red cell aplasia，PRCA）

（1）PRCA 的诊断：当 ESAs 治疗超过 4 周并出现下述情况时，则应怀疑 PRCA，但确诊必须存在红细胞生成素抗体阳性，且骨髓象提示红系增生低下。

1）血红蛋白以每周 5~10g/L 的速度快速下降，或每 1~2 周需要输红细胞以维持血红蛋白水平。

2）血小板和白细胞计数正常，且网织红细胞绝对计数小于 10 000/μl。

（2）PRCA 的治疗

1）疑似或确诊 PRCA 的患者应停止 ESAs 治疗。

2）可尝试免疫抑制剂治疗。

4. 使用 ESAs 的注意事项

（1）在 ESAs 治疗前应纠正引起贫血的可逆因素，如铁缺乏、感染、微炎症状态等。

（2）应权衡 ESAs 治疗的利弊风险（ESAs 治疗减少输血，纠正贫血症状，但增加卒中、血管通路失功、高血压等风险）。

（3）既往患有恶性肿瘤或脑卒中的患者，尤其以治愈肿瘤为治疗目标的活动性肿瘤患者，应用 ESAs 治疗时需谨慎。

（4）注意 ESAs 的不良反应：高血压、头痛、皮肤瘙痒及皮疹、恶心呕吐、关节痛、发热、血液透析血管通路血栓、眩晕及血栓栓塞性疾病等。

（二）铁剂的应用

1. 铁剂的种类与给药途径

（1）铁剂种类：常用铁剂包括蔗糖铁（ferric saccharate）、葡萄糖醛酸铁（ferric gluconate）、右旋糖酐铁（ferric dextran）等；蔗糖铁最为安全，其次是葡萄糖醛酸铁、右旋糖酐铁。

（2）给药途径：血液透析患者优先选择静脉铁剂；铁状态评估结果显示缺铁不显著的患者，也可口服补充铁剂，包括硫酸亚铁、枸橼酸铁、富马酸亚铁等。

2. 铁剂治疗方案

（1）铁剂治疗的适应证：铁剂治疗时，首先需要权衡利弊（铁剂可避免或减少输血，减少 ESAs 使用剂量和改善贫血症状，但可能会引起严重急性反应等风险）。

1）对于未接受铁剂或 ESAs 治疗的患者，若 TSAT≤30% 和 SF≤500μg/L，则可尝试使用静脉铁剂治疗。

2）对于已接受 ESAs 治疗但尚未接受铁剂治疗的患者，为了提高血红蛋白水平或减少 ESAs 剂量，若 TSAT≤30% 和 SF≤500μg/L，则可尝试使用静脉铁剂治疗。

3）当 TSAT>30% 或 SF>500μg/L 时不应常规静脉补铁，但对于使用高剂量 ESAs 血红蛋白仍未达标者，可尝试静脉铁剂治疗。

（2）铁剂治疗方案

1）口服补铁：200mg/d，1~3 个月评估铁状态，未达目标值或口服不能耐受的患者，改用静脉补铁。

2）静脉补铁：①周期性静脉铁剂治疗。采用单次大剂量或多次小剂量静脉铁剂的补充方式，每疗程补充静脉铁剂总量为 1 000mg，治疗后若 TSAT≤30% 和 SF≤500μg/L，可重复上述疗程。②维持性静脉铁剂治疗。当铁状态达标后，根据血红蛋白水平、铁剂治疗反应、ESAs 用量及治疗反应，应每 1~2 周给予 100mg 静脉铁剂。③静脉铁剂治疗后，若 TSAT≥50% 和 / 或 SF≥800μg/L、HRC%<10% 和 / 或 CHr>33pg/RBC 或 sTfR<1 000μg/L，应停止铁剂治疗；3 个月后重新评估铁状态，若 TSAT≤50% 且 SF≤800μg/L、HRC%≥10% 和 / 或 CHr≤33pg/RBC 或 sTfR≥1 000μg/L 时，可考虑恢复铁剂治疗，每周剂量较停药前减少 1/3~1/2。

3. 使用铁剂的注意事项

（1）使用静脉铁剂会出现过敏样症状，因此首次使用静脉铁剂时，必须按照产品说明书的要求操作，输注铁剂后的 60min 应严密监测，并且需配备心肺复苏设备（包括药物），以及人员培训以评估和处理铁剂的不良反应。

（2）急性活动性感染时避免输注静脉铁剂。

（3）静脉铁剂治疗期间应监测铁状态，避免出现铁过载。

（三）低氧诱导因子脯氨酰羟化酶抑制剂

低氧诱导因子脯氨酰羟化酶抑制剂（hypoxia-inducible factor prolyl hydroxylase inhibitors，HIF-PHI）是一种新型治疗肾性贫血的小分子口服药，上调内源性 EPO 产生和 EPO 受体表达；增加肠道铁转运蛋白和骨髓转铁蛋白受体表达，促进肠道对铁的吸收和骨髓对铁的利用；下调铁调素水平，促进单核吞噬细胞系统内铁释放，改善铁的利用，从而促进红细胞的生成。目前 roxadustat（罗沙司他）和 vadadustat 已经在中国和日本上市，正在临床研发阶段的 HIF-PHI 包括 daprodustat 及 molidustat 等。

目前临床研究结果显示：HIF-PHI 有效治疗透析前 CKD 患者、血液透析和腹膜透析患者的肾性贫血，并且可减少临床上静脉铁剂的使用。

1. HIF-PHI 剂量选择与调整　目前 HIF-PHI 的三期临床研究结果较少。透析前、血液透析和腹膜透析患者的适宜初始治疗剂量、维持治疗阶段 HIF-PHI 剂量调整方案以及 HIF-PHI 治疗过程中的铁剂治疗方案等，尚需要进一步研究。

基于目前罗沙司他的临床研究结果，罗沙司他初始剂量：①根据体重选择起始剂量，透析患者为每次 100mg（体重 45~60kg）或 120mg（体重≥60kg），每周 3 次口服给药，建议从小剂量开始。②罗沙司他剂量调整，在起始治疗阶段，建议每 2 周监测 1 次 Hb 水平，随后每 4 周监测 1 次 Hb。应根据 Hb 水平对罗沙司他的剂量进行调整。

2. HIF-PHI 使用期间的监测　初始治疗时应每 2 周监测 1 次血红蛋白，直至其达到稳定后，每 4 周监测 1 次血红蛋白，并监测血清铁蛋白、转铁蛋白饱和度等铁代谢参数。

3. 不良反应与注意事项　目前 HIF-PHI 在临床应用时间较短，长期应用的安全性尚有待进一步观察和研究。基于目前临床研究结果：

（1）罗沙司他常见的不良反应：高血压、高钾血症、上呼吸道感染、恶心、乏力、转氨酶异常、头晕、低血压、肌肉痉挛等。

（2）妊娠期和哺乳期女性，以及已知对罗沙司他活性成分或任何辅料过敏的患者禁用。

（3）对于重度肝功能受损的患者需权衡利弊使用罗沙司他。

（4）罗沙司他不应与 ESAs 同时使用。

（四）输血治疗

1. 输血治疗原则

（1）在病情允许的情况下应尽量避免输注红细胞，以减少输血反应的风险。

（2）拟行器官移植的患者，在病情允许的情况下应避免输注红细胞，以减少发生同种致敏的风险。

2. 输血适应证

（1）急性贫血输血指征

1）合并急性出血时：难以控制的急性快速失血；预计失血量占血容量的 25%~30% 时，伴有低血容量症状；预计失血量占血容量的 >30%~40%，伴有严重失血症状。

2）伴有急性冠脉综合征或心力衰竭时：急性冠脉综合征和心力衰竭患者应根据其症状决定是否需要输血。

（2）慢性贫血输血指征：ESAs 使用相对禁忌或 ESAs 治疗无效的患者出现贫血相关症状和体征时。

（3）血液透析患者手术前：血红蛋白 <70g/L；对贫血耐受性差的高危患者（年龄 >65 岁，合并心血管或呼吸道疾病患者），血红蛋白 <80g/L；当血红蛋白在 70~100g/L 时，应根据患者具体情况决定是否输血。

3. 输血的相关风险　包括发热反应、溶血反应、过敏反应、输血相关的急性肺损伤、枸橼酸盐中毒和高钾血症、移植物抗宿主病、病毒传播等。

第 26 章　慢性肾脏病 - 矿物质与骨异常的防治

慢性肾脏病 - 矿物质与骨异常（chronic kidney disease-mineral and bone disorder，CKD-MBD）是 CKD 引起的系统性矿物质和骨代谢紊乱，包括：①钙、磷、甲状旁腺激素（parathyroid hormone，PTH）和维生素 D 等代谢异常；②骨容量、骨转化、骨矿物质化、骨线性增长和强度异常；③血管或其他软组织等异位钙化。CKD-MBD 是透析患者最常见的并发症之一，几乎所有的透析患者均并发不同程度的 CKD-MBD；CKD-MBD 也是透析患者致残和死亡的主要病因。

一、血液透析患者慢性肾脏病 - 矿物质与骨异常的防治总则

（一）通过综合评估血钙、血磷和血 PTH 水平决定透析患者 CKD-MBD 治疗

1. 血液透析患者应常规检测血清 25- 羟维生素 D［25（OH）D］ 对于合并维生素 D 缺乏［25（OH）D 水平 <50nmol/L（20ng/ml）］的患者，应补充普通维生素 D（维生素 D_2 或维生素 D_3，首选维生素 D_3），维持血清 25（OH）D≥50nmol/L。

2. 使用磷结合剂控制血磷在正常或接近正常水平，伴有高钙血症或血管钙化患者使用非含钙磷结合剂。

3. 血钙和血磷水平已经控制正常或接近正常的患者，如出现全段甲状旁腺激素（iPTH）水平持续升高或高水平，给予活性维生素 D 及其类似物治疗，控制 PTH 在较理想的范围。

4. 经活性维生素 D 及其类似物治疗，iPTH 水平仍难以控制的患者，可换用或联合拟钙剂治疗。

5. 对于高钙血症、高磷血症和高 iPTH 血症三者并存的患者，首先给予拟钙剂治疗，同时控制钙摄入，并使用非含钙的磷结合剂。

6. 经规范药物治疗后，血清 iPTH>600pg/ml 或已经形成直径 >1cm 的甲状旁腺结

节或腺瘤的患者，或者血清 iPTH<600pg/ml 但伴有顽固性高钙血症和高磷血症的患者，应考虑行甲状旁腺切除或超声引导下介入治疗。

（二）血液透析患者 CKD-MBD 的监测指标和频率

1. 血清 25（OH）D　每 12 个月至少检测 1 次，接受维生素 D 持续治疗的患者至少每 3 个月检测 1 次。

2. 血钙、血磷和 iPTH　每 1~3 个月检测 1 次血钙和血磷，每 3~6 个月检测 1 次 iPTH。iPTH 升高或者正在接受治疗的患者，每 3 个月至少检测 1 次 iPTH。接受维生素 D 及其类似物治疗时，每月检测 1 次血钙和血磷，每 3 个月检测 1 次 iPTH。

3. 碱性磷酸酶　每 6 个月检测 1 次，当 iPTH 升高时增加检测频次。

4. 骨密度　每年检测 1 次，治疗方案发生明显改变时，每 6 个月复查 1 次。

5. 血管钙化评估　每 6~12 个月检测 1 次，血管钙化检查和评估的主要方法包括：

（1）侧位腹部 X 线片检查。

（2）超声心动图检查心脏瓣膜钙化。

（3）有条件可采用电子束 CT（electron beam CT,EBCT）及多层螺旋 CT（multi-slice spiral CT，MSCT）检查评估心血管钙化。基于 CT 扫描的 Agatston 法是目前常用的钙化评分方法。

（三）血液透析患者 CKD-MBD 治疗比较理想的目标范围

1. 血清 25（OH）D≥50nmol/L。

2. 血钙 8.4~10.0mg/dl（2.1~2.5mmol/L）。

3. 血磷水平控制在正常值范围或接近正常值。

4. iPTH 水平控制在 150~300pg/ml。

5. 碱性磷酸酶 80~120IU/L。

6. 骨密度正常或接近正常水平。

7. 血管钙化总评分无明显进展。

二、血液透析患者的血磷管理

根据血磷水平决定治疗方案：

1. 血磷 1.13~1.78mmol/L 的患者，控制饮食磷的摄入，出现血磷持续、进行性升高时口服磷结合剂，尽可能控制血磷 <1.45mmol/L。

2. 血磷 <1.13mmol/L 的患者，改善营养，调整饮食结构；血磷 >1.78mmol/L 的患者，控制饮食磷的摄入，口服磷结合剂，增加透析磷的清除。

3. 血液透析对磷的清除 Kt/V 是评价血液透析对磷清除的重要指标，充分透析是治疗高磷血症的基础。

（1）血液透析清除磷的效果，取决于透析时间、透析效率（血流量、透析液流量及透析器面积所决定）及透析频次等。高通量透析与低通量透析清除磷的效果无明显差别。

（2）每次 4h 的血液透析约清除 800~1 000mg 磷，常规透析（每周 3 次、每次 4h）难以有效控制高磷血症时，采用每日透析或者夜间长时透析，能增加磷的清除。

4. 磷结合剂的选择原则

（1）优选不含钙且不含铝的磷结合剂，磷结合剂需要随餐服用，合并低钙血症患者选择含钙制剂，根据血磷水平决定使用剂量，并定期复查。

（2）使用含钙磷结合剂应首先评估患者血钙水平及钙化情况，若患者合并高钙血症、动脉钙化、异位钙化、无动力性骨病或血清 iPTH 水平持续过低，应限制含钙磷结合剂的使用。使用含钙磷结合剂的过程中严密监测上述指标变化，每日摄入元素钙总量不超过 1 500mg。

（3）含铝磷结合剂使用不能超过 4 周，儿童禁用。

（4）磷结合剂种类：含钙磷结合剂主要包括碳酸钙、醋酸钙、枸橼酸钙、乳酸钙、葡萄糖酸钙和酮酸钙等；非含钙磷结合剂主要包括含铝磷结合剂（氢氧化铝和碳酸铝）、金属磷结合剂（包括碳酸镧、聚苯乙烯磺酸镧、羟基氧化蔗糖铁、枸橼酸铁和镁盐等）和不含金属磷结合剂（包括司维拉姆和考来替兰等）。

三、血液透析患者的维生素 D 及其类似物的选择与应用

（一）透析患者维生素 D 应用

1. 维生素 D 缺乏 选择维生素 D_2 或维生素 D_3，首选维生素 D_3，维持血清 25（OH）D ≥50nmol/L。

2. 继发性甲状旁腺功能亢进（secondary hyperparathyroidism，SHPT）治疗

（1）在控制血钙和血磷水平正常的基础上，对轻度 SHPT 且 iPTH 水平处于稳定状态的患者，选择无需肾脏活化的活化维生素 D（阿法骨化醇、骨化三醇、帕立骨化醇

等）治疗，选择口服给药方式治疗。

（2）对 iPTH 水平进行性上升，或持续高于 300pg/ml 的患者，建议选择活性维生素 D 及其类似物间歇静脉给药治疗；也可先使用间歇口服冲击治疗，疗效欠佳时改用静脉给药。对于血钙水平偏高或存在高钙血症风险，或合并血管钙化的患者，建议采用选择性维生素 D 受体激动剂治疗。

（二）活性维生素 D 及其类似物治疗继发性甲状旁腺功能亢进

1. 小剂量持续口服治疗　适用于轻度 SHPT 且 iPTH 水平处于稳定控制状态，或对治疗有良好反应患者，常规剂量：阿法骨化醇 0.25~0.5μg/d，骨化三醇 0.25~0.5μg/d，帕立骨化醇 1μg/d。如 iPTH 水平稳定控制于目标范围内，则以持续治疗和定期监测为主；如 iPTH 水平进行性升高，或持续高于目标范围上限，则考虑转为骨化三醇或帕立骨化醇等间歇静脉给药治疗。

2. 间歇口服冲击治疗　小剂量持续口服治疗无效或 PTH 中重度升高的患者，也可采用间歇口服冲击治疗。骨化三醇 1~2μg/ 次或阿法骨化醇 2~4μg/ 次，每周 2 次；帕立骨化醇 2~4μg/ 次，每周 3 次。并依据 PTH 水平的变化调整活性维生素 D 的剂量。并建议使用大剂量规格制剂（帕立骨化醇 2μg 或 4μg、阿法骨化醇 1μg 规格），提高患者的依从性。

3. 间歇静脉给药治疗　与口服制剂相比，活性维生素 D 静脉给药对钙磷在胃肠道的吸收影响较小，可在极短的时间内达到药物的峰浓度，与维生素 D 受体的结合效率更高。

静脉给药治疗的起始剂量：

（1）iPTH 300~≤1 000pg/ml，骨化三醇 1μg/ 次，每周 3 次；帕立骨化醇 5μg/ 次，每周 3 次。

（2）iPTH 1 000~1 500pg/ml，骨化三醇 2μg/ 次，每周 3 次；帕立骨化醇 10μg/ 次，每周 3 次。

（3）iPTH>1 500pg/ml，骨化三醇 3μg/ 次，每周 3 次；帕立骨化醇 15μg/ 次，每周 3 次。

在应用过程中，应密切监测血钙、血磷和 iPTH 水平，以及患者的不良反应。

4. 剂量调整

（1）维生素 D 治疗后，如 iPTH 水平不变或上升，或降幅小于基线水平的 30%，可增加阿法骨化醇 2~6μg/ 周、骨化三醇 1~3μg/ 周或帕立骨化醇 5~15μg/ 周；如 iPTH

水平降低至接近目标范围，则每 1~2 周减少阿法骨化醇 2μg、骨化三醇 1μg 或帕立骨化醇 5μg，以最小剂量维持 iPTH 在目标范围内。

（2）间歇静脉给药治疗：静脉注射骨化三醇每周最大剂量不超过 9μg；经过 6 个月增加剂量治疗后或治疗剂量已达到 9μg/ 周，如 iPTH 水平仍≥600pg/ml，或者 iPTH 水平较基线降低 <70%，则考虑诊断为骨化三醇抵抗，建议更改为帕立骨化醇等选择性维生素 D 受体激动剂或拟钙剂（如西那卡塞）治疗，或联合西那卡塞治疗，如仍无明显疗效，考虑实施甲状旁腺手术切除治疗。帕立骨化醇单次最大剂量不超过 15μg，起始剂量治疗 6 个月后，如 iPTH 水平仍≥600pg/ml，建议换用或联合西那卡塞治疗，如仍无显著疗效，考虑实施甲状旁腺手术切除治疗。

5. 甲状旁腺切除术后活性维生素 D 治疗方案

（1）术后 2~4 周内给骨化三醇 2~4μg/d 口服，纠正骨饥饿所致的低钙血症和低磷血症。

（2）术后患者血钙水平≥2.1mmol/L，可逐渐减量骨化三醇和钙剂；当血钙水平 >2.6mmol/L，钙剂 / 骨化三醇减半量或停用。

（3）术后患者 iPTH<60pg/ml 时，选择先减量骨化三醇，再减量钙剂。

（三）血液透析患者使用维生素 D 的主要不良反应与处理

1. 主要不良反应　包括血钙升高、血磷升高，以及过度抑制 iPTH 导致的低转运骨病，甚至无动力骨病的发生。

2. 血钙水平持续升高，或连续两次检测超过目标范围上限　启动低钙饮食，停用钙剂及其他补钙措施，控制透析患者的钙摄入量 <1 000mg/d；调整透析液钙浓度，使用 1.25mmol/L 的钙浓度透析液，延长透析时间，提高透析充分性；停用含钙磷结合剂，如血磷水平升高换用非含钙磷结合剂；暂时停用活性维生素 D 及其类似物，换用西那卡塞；高钙血症纠正后，可考虑换用帕立骨化醇等选择性维生素 D 受体激动剂。

3. 血磷持续升高或发生高磷血症　启动低磷饮食（食物中磷含量见本章附一“表 26-1”、附二“表 26-2”、附三“表 26-3”），控制透析患者的磷摄入量为 500~800mg/d，尽量减少无机磷的摄入，包括食物添加剂、富含无机磷辅料的药物，使用磷结合剂，延长透析时间，提升透析充分性。

4. 如出现 iPTH 水平大幅下降，或持续低于目标范围低限，应减少甚至停止各种降低 iPTH 的治疗药物，避免或减少低转运骨病，甚至无动力骨病发生的风险。

四、血液透析患者拟钙剂应用

多项临床研究结果显示，拟钙剂（西那卡塞）能显著降低透析患者 iPTH、血钙和血磷水平，提高 iPTH、血钙和血磷的控制达标率，可使增生的甲状旁腺体积缩小，减少甲状旁腺切除手术，此外，拟钙剂能抑制血管钙化和减轻钙化防御，对钙磷代谢紊乱导致的骨病、心力衰竭、心血管事件及死亡等严重并发症，起到抑制或延缓作用。

（一）适应证

1. 同时伴发高钙血症、高磷血症和继发性甲状旁腺功能亢进患者；

2. 伴发高钙血症或合并明显血管钙化患者；

3. 使用活性维生素 D 治疗继发性甲状旁腺功能亢进效果不佳患者。

（二）禁忌证

对本药成分有过敏史的患者、严重低钙血症等。

（三）治疗方案

1. 确定患者无低血钙，通常血钙 >9.0mg/dl（2.2mmol/L）才开始使用。

2. 初始治疗　西那卡塞 25mg，每日 1 次，随餐或餐后立即口服。药品需整片吞服，不建议切分后服用。建议每天同一时间段服用，为减轻胃肠道反应推荐下午或夜间服药。

3. 临床监测　给药初期及剂量调整阶段约 3 个月，在此阶段应密切观察患者的症状和反应，一般每周检测 1 次血钙，每 1~4 周检测 1 次 iPTH。进入维持治疗期后，每 2 周检测 1 次血清钙，每月检测 1 次 iPTH。血清白蛋白 <40g/L 时，采用校正血清钙作为观察指标。

4. 剂量调量

（1）西那卡塞治疗期间应维持校正血清钙在 2.1~2.5mmol/L，血清钙浓度 <2.1mmol/L 时，需补充钙剂或使用维生素 D 制剂或酌情减少西那卡塞剂量；血清钙浓度 <1.9mmol/L 时，暂停止使用西那卡塞，补充钙剂或使用维生素 D 制剂治疗，并且至少每周检测 1 次血钙，直至血清钙浓度恢复正常。血清钙浓度恢复正常后可考虑重新西那卡塞治疗，给药剂量应从停药前剂量或减少 25mg 开始。

（2）如患者血清 iPTH 水平未控制在 150~300pg/ml，则在密切监测 iPTH 和血清钙、磷水平的基础上，逐渐递增西那卡塞剂量至 75mg/d，增量调整间期不少于 3 周，每次增量 25mg，如果西那卡塞治疗后 iPTH 未明显下降，且血磷 <1.78mmol/L 和血钙 <2.5mmol/L，可以联合活性维生素 D 及其类似物治疗。西那卡塞最大剂量为 100mg/d。最大剂量使用 2 个月 iPTH 仍无显著下降，考虑治疗无效。

（四）西那卡塞使用注意事项

1. 低钙血症患者应在补充钙剂和维生素 D 制剂治疗后，血钙 >9.0mg/dl（2.2mmol/L）再开始使用。

2. 具有癫痫发作风险或癫痫既往史、肝功能异常、消化道出血或消化道溃疡既往史的患者谨慎使用。

3. 西那卡塞使用过程中，应严密监测血钙和血清 iPTH，避免低钙血症发生，以及血清 iPTH 的过度降低。

附一：食物磷 / 蛋白含量比值表（表 26-1）

■ 表 26-1 食物磷 / 蛋白含量比值表

食物	总量	磷 /mg	蛋白 /g	磷 / 蛋白 /（$mg \cdot g^{-1}$）
磷 / 蛋白 <5mg/g				
鸡蛋蛋白[a]	1 个，大	5	3.6	1.4
猪皮	100g	85	61.4	1.4
海参	100g	28	16.5	1.7
罗非鱼	100g	102	22.6	4.5
磷 / 蛋白 5~10mg/g				
火腿	100g	90	16.0	5.6
水面筋	100g	133	23.5	5.7
黄油	100g	8	1.4	5.7
鸭胸脯肉	100g	86	15.0	5.7
羊羔肉	100g	~200	~31.8	6.3
金枪鱼，清水罐头	100g	139	25.5	6.4
火鸡（除去内脏）	100g	~212	~28.2	7.5
牛肉酱	100g	194	25.8	7.5
金华火腿	100g	125	16.4	7.6

续表

食物	总量	磷 /mg	蛋白 /g	磷 / 蛋白 /（$mg \cdot g^{-1}$）
羊肉（肥瘦）(均值)	100g	146	19.0	7.7
木耳（水发）[黑木耳，云耳]	100g	12	1.5	8.0
鸡（均值）	100g	156	19.3	8.1
黄鳍金枪鱼	100g	245	30.0	8.2
香肠	100g	198	24.1	8.2
方便面	100g	80	9.5	8.4
牛肉（肥瘦）(均值)	100g	168	19.9	8.4
Nepro 配方（66）雅培肾病营养配方	307g	165	19.1	8.6
猪肉肠	2 根	44	5.1	8.6
牛肉（前腱）	100g	181	20.3	8.9
龙虾	100g	185	20.5	9.0
雪糕	100g	21	2.3	9.1
热狗，快餐[b]	1 个	97	10.4	9.3
猪肉（瘦）	100g	189	20.3	9.3
鳕鱼	100g	223	22.9	9.7
苏打饼干	100g	82	8.4	9.8
磷 / 蛋白 10~15mg/g				
粉皮	100g	2	0.2	10.0
鲑鱼，红鲑鱼	100g	276	27.3	10.1
蓝蟹	100g	206	20.2	10.2
面包圈	1 个	89	8.7	10.2
曲奇饼	100g	67	6.5	10.3
豆角	100g	26	2.5	10.4
奶酪汉堡包，快餐[be]	1 个	162	15.4	10.5
黄鱼（小黄花鱼）	100g	188	17.9	10.5
大比目鱼	100g	285	26.7	10.7
金枪鱼，油罐头	100g	312	29.2	10.7
鸡腿	100g	172	16.0	10.8
带鱼（白带鱼，刀鱼）	100g	191	17.7	10.8
虹鳟鱼	100g	399	36.3	11.0
鸡胸脯肉	100g	214	19.4	11.0

续表

食物	总量	磷 /mg	蛋白 /g	磷 / 蛋白 /（$mg \cdot g^{-1}$）
河虾	100g	186	16.4	11.3
豆腐（内酯）	100g	57	5.0	11.4
草鱼（白鲩，草包鱼）	100g	203	16.6	12.2
猪肉（肥瘦）（均值）	100g	162	13.2	12.3
乌鳢（黑鱼，石斑鱼，生鱼）	100g	232	18.5	12.5
面包（均值）	100g	107	8.3	12.9
豆腐（北）	100g	158	12.2	13.0
花生酱	100g	90	6.9	13.0
旗鱼	100g	336	25.4	13.2
黄豆（大豆）	100g	465	35.0	13.3
整个鸡蛋	1个，大	84	6.3	13.3
火腿肠	100g	187	14.0	13.4
冬笋	100g	56	4.1	13.7
甜面酱	100g	76	5.5	13.8
黑豆（黑大豆）	100g	500	36.0	13.9
明虾	100g	189	13.4	14.1
籼米（标准）（机米）	100g	112	7.9	14.2
豆奶（豆乳）	100g	35	2.4	14.6
稻米（均值）	100g	110	7.4	14.9
磷 / 蛋白 15~20mg/g				
西瓜（均值）	100g	9	0.6	15.0
花生（炒）	100g	326	21.7	15.0
花生[c]	100g	356	23.6	15.1
蛋糕（均值）	100g	130	8.6	15.1
虾米（海米，虾仁）	100g	666	43.7	15.2
馒头（均值）	100g	107	7.0	15.3
绿豆	100g	337	21.6	15.6
油饼	100g	124	7.9	15.7
黄豆芽	100g	74	4.5	16.4
鸡肝	1个	79	4.8	16.5
豆浆	100g	30	1.8	16.7

续表

食物	总量	磷 /mg	蛋白 /g	磷 / 蛋白 /（mg · g^{-1}）
团粉（芡粉）	100g	25	1.5	16.7
奶油乳酪[d]	1 汤勺	15	0.9	16.7
小麦粉（标准粉）	100g	188	11.2	16.8
豆腐干（均值）	100g	273	16.2	16.9
马铃薯粉	100g	123	7.2	17.1
西蓝花（绿菜花）	100g	72	4.1	17.6
芥蓝（甘蓝菜，盖蓝菜）	100g	50	2.8	17.9
山药（薯蓣，大薯）	100g	34	1.9	17.9
叉烧肉	100g	430	23.8	18.1
虾皮	100g	582	30.7	19.0
燕麦片	100g	291	15.0	19.4
面条（均值）	100g	162	8.3	19.5
磷 / 蛋白 20~25mg/g				
粉丝	100g	16	0.8	20.0
可乐	100g	4	0.2	20.0
马铃薯（土豆，洋芋）	100g	40	2.0	20.0
香蕉（甘蕉）	100g	28	1.4	20.0
马苏里拉奶酪[d]	100g	526	26.1	20.1
西式蛋糕	100g	160	7.8	20.5
玉米淀粉	100g	25	1.2	20.8
茄子（均值）	100g	23	1.1	20.9
瑞士奶酪[d]	100g	568	26.8	21.2
西葫芦	100g	17	0.8	21.3
葫芦（长瓜，蒲瓜，瓠瓜）	100g	15	0.7	21.4
油菜	100g	39	1.8	21.7
豇豆	100g	63	2.9	21.7
桃（均值）	100g	20	0.9	22.2
蚕豆	100g	200	8.8	22.7
鸡蛋蛋黄[a]	1 个，大	65	2.6	22.8
杏仁[e]	24 个	137	6.0	23.0
西瓜子（炒）	100g	765	32.7	23.4

续表

食物	总量	磷 /mg	蛋白 /g	磷 / 蛋白 /（ $mg \cdot g^{-1}$ ）
米饭（蒸）（均值）	100g	62	2.6	23.8
小白菜	100g	36	1.5	24.0
鲜香菇（香蕈，冬菇）	100g	53	2.2	24.1
牛乳（均值）	100g	73	3.0	24.3
磷 / 蛋白 >25mg/g				
芋头（芋艿，毛芋）	100g	55	2.2	25.0
小米	100g	229	9.0	25.4
四季豆（菜豆）	100g	51	2.0	25.5
柑橘（均值）	100g	18	0.7	25.7
巧克力	100g	114	4.3	26.5
橙	100g	22	0.8	27.5
饼干，鸡蛋、香肠，三明治，快餐[b]	1 个	562	20.0	28.1
牛奶，低脂（2%）	1 液盎司 30ml	229	8.1	28.3
海带（干）（江白菜，昆布）	100g	52	1.8	28.9
丝瓜	100g	29	1.0	29.0
啤酒（均值）	100g	12	0.4	30.0
葡萄酒（均值）	100g	3	0.1	30.0
腰果	100g	490	15.2	32.3
中华猕猴桃（毛叶猕猴桃）	100g	26	0.8	32.5
杏干	100g	89	2.7	33.0
酸奶（均值）	100g	85	2.5	34.0
蘑菇（鲜蘑）	100g	94	2.7	34.8
梨（均值）	100g	14	0.4	35.0
酱油（均值）	100g	204	5.6	36.4
银耳（干）（白木耳）	100g	369	10.0	36.9
芝麻酱	2 汤勺	220	5.1	43.1
葵花籽	3 汤勺	370	6.2	59.7
液体无脂奶粉[b]	100g	67	1.1	63.3

注：资料来源，根据美国 USDA 营养学标准及中国食物成分修订。a. 鸡蛋的磷 / 蛋白比值分别为整个鸡蛋 13.4mg/g，蛋黄 24.7mg/g，蛋白 1.4mg/g；b. 产品包含磷添加剂；c. 来源于坚果、种子及谷物的磷生物价≤其他来源；d. 不同乳酪之间食物添加剂不同；e. 快餐中不同乳酪之间食物添加剂不同。

附二：常用含磷食物添加剂列表（表 26-2）

■ 表 26-2　常用含磷食物添加剂列表

磷酸盐	相对分子质量	目的	在以下食物中含有
磷酸氢钙	172.09	钙磷添加物	面包类，发胶类烘焙产品，谷类，干粉配方饮料，面粉
		面团改良剂	婴儿食品，奶饮料，复合维生素片，酸奶
磷酸氢二钠	141.96	螯合剂，乳化剂	早餐谷物，乳酸，浓缩牛奶，奶油，淡奶，调味乳粉
		缓冲剂，吸水剂	明胶，混合啤酒，冰淇淋，仿干酪，婴儿食品，新鲜乳酪蛋糕
		pH 调节剂，蛋白变性剂	新鲜布丁，等渗饮料，脱脂奶粉，意面，宠物食品
		碱化物，稳定剂	加工奶酪，淀粉，维生素胶囊，植脂奶油
磷酸二氢钠	119.98	酸化剂，缓冲剂	可乐类饮料，干粉配方饮料，鸡蛋黄，明胶，新鲜乳酪蛋糕
		乳化剂，膨化剂	新鲜布丁，等渗饮料，加工奶酪，奶油布丁
		蛋白变性剂，螯合剂	非烘烤类芝士蛋糕
		凝胶	
磷酸	98.00	酸化剂，pH 调节剂 缓冲剂，增味剂 调味剂，螯合剂 稳定剂，增稠剂，增效剂	可口可乐饮料，碳酸及非碳酸饮料
六偏磷酸钠	611.77	螯合剂，固化剂，面团强化剂	肉类，海鲜，家禽，蔬菜，奶油，混合啤酒
		乳化剂，硬化剂，增味剂	冰淇淋，乳清，加工奶酪，鸡蛋，食用糖浆
		调味剂，保湿剂，营养补充剂	糕点上的装饰配料
		加工助剂，稳定剂	
		增稠剂，表面活性剂	

续表

磷酸盐	相对分子质量	目的	在以下食物中含有
三聚磷酸钠	367.86	螯合剂，pH 调节剂 乳化剂，碱化物 缓冲剂，凝固剂，分散剂 蛋白变性剂，抗氧化剂 固化剂，增味剂，保湿剂 增稠剂，稳定剂，纹理化剂	肉类产品，海产品，家禽，植物蛋白 A 奶油，蘸酱，酸奶，鸡蛋 加工奶酪，酸奶，食用糖浆 植脂奶油，宠物食品，蔬菜，乳清
焦磷酸钠	265.90	缓冲剂，pH 调节剂 碱化物，分散剂 蛋白变性剂，凝固剂	加工肉类，家禽，海鲜，加工奶酪 土豆制品，冰淇淋，冷冻甜点
磷酸三钠	163.94	螯合剂，乳化剂，色彩稳定剂 缓冲液，乳化剂 稳定剂，蛋白变性剂 pH 调节值，色彩稳定剂	加工干酪，奶酪产品，仿干酪 等渗饮料，熟早餐谷物

附三：常用饮料含磷量列表（表 26-3）

■ 表 26-3 常用饮料含磷量列表

商品	具体口味	含磷量 /mg
<10mg/355ml		
七喜	全部口味	<10
Dasani 纯净水	全部口味	<10
芬达	大部分口味	<10
立顿纯叶茶	全部口味	<10
美汁源	果汁喷趣酒	<10
私酿威士忌	大部分口味	<10
雀巢茶	柠檬甜	<10
百事自然	百事甜	<10
雪碧	全部口味	<10

续表

商品	具体口味	含磷量 /mg
>10mg/355ml		
可口可乐	各种	62
健怡可乐（可口可乐）	各种	27
芬达	橙味及红橘味	11
佳得乐（G2）	全部口味	36
立顿茶	绿茶，柠檬，覆盆子，甜茶，无热量柠檬	98~189
立顿冰茶（塑料盒）	各种口味	98~114
立顿星冰乐	各种口味	
私酿威士忌	红	53
雀巢茶	低热量柠檬，绿茶柑橘，低热量绿茶柑橘，红茶，石榴，覆盆子	47~71
百事	大部分可乐（除外百事自然）	54
健怡百事	全部口味	41~68

第 27 章 血液透析患者营养不良的评估与治疗

一、血液透析患者营养不良的定义与概述

营养不良包括营养不足、微量营养素异常、肥胖症、恶病质、肌肉减少症等营养性疾病。营养不足的病因多是由于摄入量或营养吸收减少；但疾病相关的炎症或其他机制引发的身体成分改变和生物功能降低，在减少食物摄入量同时增加静息能量消耗和肌肉分解代谢，是营养不良性疾病的主要发病机制。

蛋白质 - 能量消耗（protein-energy wasting，PEW）是一种多种疾病导致的蛋白代谢异常，特别是肌肉合成和分解异常，以及能量储备下降的病理生理状态，临床表现为营养和热量摄入不足、低体重指数、低血清白蛋白、微炎症状态及进行性骨骼肌消耗。PEW 与疾病的炎症状态相互促进，形成恶性循环，加速动脉病变，影响患者生存质量，增加死亡率。

营养不良和 PEW 是血液透析重要并发症，慢性肾衰竭引起的代谢紊乱难以通过血液透析治疗完全纠正。由于营养物质摄入减少（食欲减退、酸中毒、胃肠道不适、抑郁状态、脑病等）、高分解代谢（相关疾病、炎症状态、透析膜生物不相容性、酸中毒、内分泌失调等），以及透析过程中营养物质流失（氨基酸、肽、蛋白质、葡萄糖）等原因，血液透析患者营养不良发生率很高。研究显示，中国血液透析患者的营养不良患病率 30.0%~66.7%。同时，营养不良也是血液透析患者贫血、微炎症状态和心血管并发症的重要病因，以及心血管事件与死亡的危险因素。营养治疗不仅改善血液透析患者营养状态，而且改善矿物质与骨代谢异常、微炎症状态、高血压、感染等并发症，减少心血管事件风险，降低全因和心血管死亡率。

二、血液透析患者营养不良的常见病因

1. 摄食减少和厌食症。

2. 高分解代谢状态。

3. 炎症和共存疾病。

4. 胰岛素抵抗。

5. 代谢性酸中毒。

6. 血液透析相关原因：透析不充分、透析过程中营养物质流失（氨基酸、肽、蛋白质、葡萄糖）等。

7. 膳食限制。

8. 药物。

三、血液透析患者营养状态评估

营养状态评估是患者营养治疗的基础。血液透析患者营养状态评估应在患者饮食调查、人体测量、生化指标以及主观全面评定（subjective global assessment，SGA）的基础上，结合透析充分性及并发症评估结果，全面评估患者的营养状况；并通过定期监测，制订和调整营养治疗方案。

1. 血液透析患者营养状况评估

（1）临床调查：包括病史、体格检查、社会心理因素调查。

（2）饮食评估：传统采用 3d 饮食记录法，记录每日摄入食物种类和量（表 27-1），然后分类计算。目前多采用标化氮表现率蛋白当量（normalized protein nitrogen appearance，nPNA）或蛋白分解代谢率（protein catabolic rate，PCR）。PCR 计算公式（见“附录二、透析充分性评估公式”）。

■ 表 27-1 饮食日记表

患者姓名： 记录日期： 年 月 日第 天

食物类别	您吃的食物	食物的份量	食物类别	您吃的食物	食物的份量
早餐			晚餐		
油脂类			油脂类		
水果类			水果类		
瓜类蔬菜			瓜类蔬菜		
淀粉类			淀粉类		
坚果类			坚果类		

续表

食物类别	您吃的食物	食物的份量	食物类别	您吃的食物	食物的份量
谷薯类			谷薯类		
绿叶蔬菜			绿叶蔬菜		
肉蛋类			肉蛋类		
豆类			豆类		
低脂奶类			低脂奶类		
上午的点心			睡前的点心		
午餐			备注:		
油脂类					
水果类					
瓜类蔬菜					
淀粉类					
坚果类					
谷薯类					
绿叶蔬菜					
肉蛋类					
豆类					
低脂奶类					
下午的点心					

以下由医师 / 护士计算后填写:

0~1g	油脂类（10g，90kcal）	瓜果蔬菜（200g，50kcal）	淀粉类（50g，180kcal）
4g	坚果类（20g，90kcal）	谷薯类（50g，180kcal）	绿叶蔬菜（250g，50kcal）
7g	肉蛋类（50g，90kcal）	豆类（35g，90kcal）	低脂奶类（240g，90kcal）

注：1. 连续记录 3 天的 24h 膳食情况。
2. 只要经口进食的食物，比如几颗花生零食、一杯饮料都要记录。
3. 记录的内容包括：进餐时间、食物的具体名称、数量。

（3）人体测量：包括干体重、体重指数（body mass index，BMI）、肱三头肌皮褶厚度和上臂肌围、人体成分测定等，具体如下。

1）体重指数（BMI）= 体重（kg）÷ 身高（m）^{2}，单位 kg/m^2。

2）肱三头肌皮褶厚度：一般测量右侧。受试者自然站立，被测部位充分裸露，测试人员找到肩峰、尺骨鹰嘴（肘部骨性突起）部位，并用油笔标记出右臂后面从肩峰到尺骨鹰嘴连线中点；左手拇指和示、中指将被测部位皮肤和皮下组织夹提起来，在该皮褶提起点的下方用皮褶计测量其厚度，右拇指松开皮褶计卡钳钳柄，钳尖部充分夹住皮褶，在皮褶计指针快速回落后立即读数。连续测 3 次，以 mm 为单位，精确到 0.1mm。

3）上臂肌围 = 上臂围（cm）−3.14 × 三头肌皮褶厚度（cm）。

（4）生化指标：包括血清白蛋白、透析前后的尿素氮、前白蛋白、转铁蛋白、血脂，有条件时可测定胰岛素样生长因子 -1。

（5）主观综合性评估：应用主观全面评定（subjective global assessment，SGA）及营养不良炎症评分法（malnutrition inflammation score，MIS）进行评价。

1）主观全面评定：利用 SGA 评价表格（表 27-2）和 SGA 评价标准（表 27-3），确定 SGA 评分等级：

A= 营养良好（大部分是 A，或明显改善）

B= 轻、中度营养不良

C= 重度营养不良（大部分是 C，明显的躯体症状）

■ 表 27-2　主观全面评定（SGA）评价表格

姓名　　　　　性别　　　　　年龄　　　　　病历号　　　　　日期

评价内容		评价结果
（1）体重改变	您目前体重?	kg
	与您六个月前的体重相比有变化吗?	ABC
	近 2 周体重变化了吗? 不变—增加—减少	
（2）进食	您的食欲? 好—不好—正常—非常好 您的进食量有变化吗? 不变—增加—减少 这种情况持续多长时间? 您的食物类型有变化吗? 没有变化—半流食—全流食—无法进食	摄食变化: ABC 摄食变化的时间: ABC
（3）胃肠道症状	近 2 周以来您经常出现下列问题吗? ① 没有食欲：从不—很少—每天—每周 1~2 次—每周 2~3 次 ② 腹泻：从不—很少—每天—每周 1~2 次—每周 2~3 次 ③ 恶心：从不—很少—每天—每周 1~2 次—每周 2~3 次 ④ 呕吐：从不—很少—每天—每周 1~2 次—每周 2~3 次	ABC

续表

<table>
<tr><th colspan="5">评价内容</th><th>评价结果</th></tr>
<tr><td>（4）功能异常</td><td colspan="4">您现在还能像往常那样做以下的事吗？
① 散步：没有—稍减少—明显减少—增多
② 工作：没有—稍减少—明显减少—增多
③ 室内活动：没有—稍减少—明显减少—增多
④ 在过去的 2 周内有何变化：有所改善—无变化—恶化</td><td>ABC</td></tr>
<tr><td>（5）疾病和相关营养需求</td><td colspan="4">疾病诊断：
代谢应激：</td><td>ABC</td></tr>
<tr><td rowspan="14">（6）体检</td><td>皮下脂肪</td><td>良好</td><td>轻—中度</td><td>重度营养不良</td><td rowspan="3">ABC</td></tr>
<tr><td>下眼睑</td><td></td><td></td><td></td></tr>
<tr><td>二 / 三头肌</td><td></td><td></td><td></td></tr>
<tr><td>肌肉消耗</td><td>良好</td><td>轻—中度</td><td>重度营养不良</td><td rowspan="9">ABC</td></tr>
<tr><td>颞部</td><td></td><td></td><td></td></tr>
<tr><td>锁骨</td><td></td><td></td><td></td></tr>
<tr><td>肩</td><td></td><td></td><td></td></tr>
<tr><td>肩胛骨</td><td></td><td></td><td></td></tr>
<tr><td>骨间肌</td><td></td><td></td><td></td></tr>
<tr><td>膝盖</td><td></td><td></td><td></td></tr>
<tr><td>股四头肌</td><td></td><td></td><td></td></tr>
<tr><td>腓肠肌</td><td></td><td></td><td></td></tr>
<tr><td>水肿</td><td>良好</td><td>轻—中度</td><td>重度营养不良</td><td>ABC</td></tr>
<tr><td>腹水</td><td>良好</td><td>轻—中度</td><td>重度营养不良</td><td>ABC</td></tr>
</table>

■ 表 27-3 主观全面评定（SGA）评价标准

<table>
<tr><td>（1）体重改变</td><td>6 个月内体重变化
A：体重变化 <5%，或 5%~10% 但正在改善
B：持续减少 5%~10%，或由 10% 升至 5%~10%
C：持续减少 >10%
2 周内体重变化
A：无变化，正常体重或恢复到 5% 内
B：稳定，但低于理想或通常体重；部分恢复但不完全
C：减少 / 降低</td></tr>
</table>

续表

（2）进食	摄食变化 A：好，无变化，轻度、短期变化 B：正常下限，但在减少；差，但在增加；差，无变化（取决于初始状态） C：差，并在减少；差，无变化 摄食变化的时间 A：≤2 周，变化少或无变化 B：>2 周，轻一中度低于理想摄食量 C：>2 周，不能进食，饥饿
（3）胃肠道症状	A：少有，间断 B：部分症状，>2 周；严重、持续的症状，但在改善 C：部分或所有症状，频繁或每天，>2 周
（4）功能异常	A：无受损，力气 / 精力无改变或轻 - 中度下降但在改善 B：力气 / 精力中度下降但在改善；通常的活动部分减少；严重下降但在改善 C：力气 / 精力严重下降，卧床
（5）疾病和相关营养需求	A：无应激 B：低水平应激 C：中一高度应激

（6）体检

	要旨	良好	轻中度	重度营养不良
下眼睑		轻度凸出脂肪垫		黑眼圈，眼窝凹陷，皮肤松弛
二 / 三头肌	臂弯曲，不要捏起肌肉	大量脂肪组织		两指间空隙很少，甚至紧贴
颞部	直接观察，让患者头转向一边	看不到明显凹陷	轻度凹陷	凹陷
锁骨	看锁骨是否凸出	男性看不到，女性看到但不凸出	部分凸出	凸出
肩	看骨是否凸出，形状，手下垂	圆形	肩峰轻度凸出	肩锁关节方形，骨骼凸出
肩胛骨	患者双手前推，看骨是否凸出	不凸出，不凹陷	轻度凸出，肋、肩胛、肩、脊柱间轻度凹陷	骨凸出，肋、肩胛、肩、脊柱间凹陷
骨间肌	手背，前后活动拇指和示指	肌肉凸出，女性可平坦	轻度凸出	平坦和凹陷

续表

<table>
<tr><td>膝盖</td><td>患者坐着，腿支撑在矮板凳上</td><td>肌肉凸出，骨不凸出</td><td></td><td>骨凸出</td></tr>
<tr><td>股四头肌</td><td>不如上肢敏感</td><td>圆形，无凹陷</td><td>轻度凹陷，瘦</td><td>大腿内部凹陷，明显消瘦</td></tr>
<tr><td>腓肠肌</td><td></td><td>肌肉发达</td><td></td><td>瘦，无肌肉轮廓</td></tr>
<tr><td>水肿 / 腹水</td><td>活动受限的患者检查骶部</td><td>无</td><td>轻—中度</td><td>明显</td></tr>
<tr><td colspan="3">脂肪：
A：大部分或所有部位无减少
B：大部分或所有部位轻中度减少，或部分部位中重度减少
C：大部分或所有部位中重度减少</td><td colspan="2">肌肉消耗：
A：大部分肌肉改变少或无变化
B：大部分肌肉轻中度改变，一些肌肉重度改变
C：大部分肌肉重度改变</td></tr>
<tr><td colspan="3">水肿：A= 正常或轻微；B= 轻中度；C= 重度</td><td colspan="2">腹水：A= 正常或轻微；B= 轻中度；C= 重度</td></tr>
</table>

2）营养不良炎症评分法：利用 MIS 评分表（表 27-4），计算 10 个部分的总分。MIS 的评分标准为：<8 分，轻度营养不良；9~18 分，中度营养不良；>18 分，重度营养不良。MIS 正常值为 0 分，最高 30 分。

■ 表 27-4 营养不良炎症评分（MIS）

	0	1	2	3
1. 患者的相关病史				
（1）干体重在过去的 3~6 个月总的变化	干体重没有减少或体重丢失 <0.5kg	体重丢失≥0.5kg，但 <1kg	体重丢失≥1kg，但 <5% 体重	体重丢失≥5% 体重
（2）膳食摄入	食欲很好，膳食模式没有改变	固体食物摄入欠佳	饮食中度减少，完全流质饮食	低能量流质饮食，甚至饥饿
（3）胃肠道症状	没有症状，食欲良好	轻微的症状，偶有恶心或呕吐	有时呕吐，中度的胃肠道症状	频繁腹泻、呕吐或严重的厌食症
（4）营养相关功能损害	正常，功能能力良好	偶尔步行困难，经常感到疲惫	独立活动困难（如去厕所）	卧床或轮椅，或几乎没有身体活动能力

续表

	0	1	2	3
（5）并发疾病和透析年限	透析时间<1年，无其他疾病	透析时间1~4年，轻度并发症（不包括MCC）	透析时间>4年，中度患其他疾病（包括1种MCC）	任何严重疾病，患多种慢性病（2种及以上MCC）
2. 身体测量（根据SGA的资料）				
（6）脂肪存量减少或皮下脂肪减少（眼球下方、三头肌、二头肌、胸部）	正常（没有变化）	轻度	中度	重度
（7）肌肉消耗的迹象（太阳穴、锁骨、肩胛骨、肋骨、股四头肌、膝关节、骨间）	正常（没有变化）	轻度	中度	重度
（8）体重指数（BMI）（kg/m^2）	BMI>20	BMI 19~19.99	BMI 16~18.99	BMI<16
3. 实验室数据				
（9）血清白蛋白	≥4.0g/dl	3.5~3.9g/dl	3.0~3.4g/dl	<3.0g/dl
（10）血清TIBC或血清TRF	TIBC >250mg/dl 或TRF >200mg/dl	TIBC 200~249mg/dl 或TRF 170~199mg/dl	TIBC 150~199mg/dl 或TRF 150~169mg/dl	TIBC <150mg/dl 或TRF <150mg/dl

注：MCC. 多种慢性病（multiple chronic conditions），包括充血性心力衰竭Ⅲ级或Ⅳ级，晚期获得性免疫缺乏综合征，严重的冠心病，中度至重度的慢性阻塞性肺疾病，严重的神经系统后遗症，转移性肿瘤或近期化疗等；BMI. 体重指数（body mass index）；TIBC. 总铁结合力（total iron binding capacity）；TRF. 转铁蛋白（transferrin）。

（6）人体成分分析：有条件的单位可采用人体成分检测仪（body composition monitor，BCM）、双能X线吸收法、CT或MRI等，进行肌肉组织指数、脂肪组织指数、肌肉组织含量、脂肪组织含量、干体重、水肿指数及容量负荷等指标的检测。

2. 营养状态的监测频率　高危营养不良的血液透析患者，如老年人或有合并症者应增加监测频率，血液透析患者营养状态的评估应每月1次。营养状态良好且稳定的血液透析患者每3~6个月评估1次。

四、血液透析患者营养不良的治疗方案

血液透析患者的营养治疗目的是预防和纠正营养不良和 PEW。应在充分透析、纠正代谢性酸中毒，改善炎症状态的基础上，制订能量、蛋白质、脂肪、碳水化合物、维生素、液体及无机盐等的营养治疗方案，并定期监测进行调整。

1. 蛋白质摄入量　1.0~1.2g/（kg·d），高生物价蛋白质应为 50% 以上。必要时补充复方 α 酮酸制剂 0.12g/（kg·d）。

2. 能量摄入量　通常需要 35kcal/（kg·d）；60 岁以上、活动量较小、营养状况良好（血清白蛋白 >40g/L，SGA 评分 A 级）患者可减少至 30~35kcal/（kg·d）。根据患者年龄、性别、体力活动水平、身体成分、目标体重、并发疾病和炎症水平等，制订个体化热量平衡计划。

3. 脂肪摄入量　每日脂肪供能比 25%~35%，其中饱和脂肪酸不超过 10%，反式脂肪酸不超过 1%。可适当提高 n-3 多不饱和脂肪酸和单不饱和脂肪酸摄入量。

4. 无机盐摄入量

（1）钠摄入量 <2 000mg/d（相当于膳食钠盐 <5g/d）。

（2）透析无尿患者钾摄入量 <2 000mg/d；如果尿量 >1 500ml/d，可适当放宽控制。

（3）一般磷摄入量 600~1 000mg/d，合并高磷血症时应限制在 800mg/d 以下。推荐不限制蛋白质摄入的前提下限制磷摄入，选择低磷 / 蛋白比值的食物，减少磷酸盐添加剂；并根据患者个体情况在医师指导下服用磷结合剂。

（4）元素钙摄入量不超过 1 500mg/d（包含各种药物中的元素钙）。

5. 维生素摄入　应适当补充多种水溶性维生素和必需微量元素，以预防或治疗微量营养素缺乏症。合并维生素 D 不足或缺乏的 CKD 患者，应补充普通维生素 D。推荐补充适量的维生素 C、维生素 B_6 及叶酸，其中维生素 C 的推荐摄入量为男性 90mg/d，女性 75mg/d，但需避免过度补充维生素 C，否则可导致高草酸盐血症。不推荐合并高同型半胱氨酸的血液透析患者常规补充叶酸。

6. 肠内营养　若单纯饮食指导不能达到日常膳食推荐摄入量，建议在临床营养师或医师的指导下给予口服营养补充剂；若经口补充受限或仍无法提供足够能量，建议给予管饲喂食或肠外营养；推荐选用低磷、低钾、高能量密度的肾病专用配方的口服营养补充剂。

第 28 章 血液透析患者高尿酸血症的治疗

高尿酸血症（hyperuricemia）是指在正常嘌呤饮食状态下，非同日两次空腹血尿酸水平男性和绝经后女性 >420μmol/L，绝经前女性 >360μmol/L。人体尿酸总量为 0.9~1.6g，每日约更新 60%，每天产生 750mg，其中 2/3 经肾脏排泄。血液透析患者因肾功能衰竭，尿酸排泄障碍；并且每周 3 次每次 4h 的血液透析难以有效清除体内产生的尿酸。因此，透析患者常常合并高尿酸血症。

大量临床研究证实，高尿酸血症是缺血性心脏病、脑卒中、心力衰竭等心血管事件及其死亡的独立危险因素。目前认为，血液透析患者高尿酸血症与心血管死亡和全因死亡风险呈“逆流行病学”关系。但是，生理浓度的尿酸具有重要的抗氧化作用，可清除血浆 2/3 的自由基；也具有激活固有免疫系统，促进免疫应答等其他生理功能。因此，并非所有的高尿酸血症都需要降尿酸治疗。

一、血液透析患者降尿酸药物治疗时机和血尿酸控制适宜水平

（一）治疗时机

血液透析患者的血尿酸水平存在周期性变化，单次透析后下降 60% 以上。血液透析患者血尿酸水平与预后的关系，各研究报道差异较大。一般认为非糖尿病肾病、高龄、营养不良的血液透析患者，透前血尿酸≥540μmol/L 时可给予降尿酸药物治疗。

（二）血液透析患者血尿酸适宜水平

1. 非糖尿病肾病、高龄及营养不良的血液透析患者，不建议通过药物治疗使透前血尿酸水平维持在 500μmol/L 以下。

2. 合并糖尿病、尤其同时合并心血管并发症的患者，透析前血尿酸水平应控制在相应性别和年龄人群的正常范围。

3. 合并痛风的患者，建议控制血尿酸 <360μmol/L；合并严重痛风的患者（痛风

石、慢性关节病变、痛风反复发作≥2 次 / 年），建议控制血尿酸 <300μmol/L。

二、血液透析患者高尿酸血症的治疗

（一）生活方式及饮食结构调整

1. 避免高嘌呤饮食，严格戒饮各种酒类。

2. 肥胖者，建议采用低热量、平衡膳食，增加运动量，以达到标准体重。

3. 积极控制与高尿酸血症相关的心血管疾病危险因素。

4. 避免应用可升高血尿酸的药物。

（二）提高透析充分性

充分血液透析可有效降低血尿酸，建议合并高尿酸血症的透析患者，每周透析 3 次患者单室尿素清除指数（spKt/V）>1.4。

（三）积极纠正代谢性酸中毒

建议控制患者透析前 CO_2CP 或 HCO_3^-≥20mmol/L，且 <26mmol/L。

（四）保护残肾功能

避免使用肾毒性药物，控制单次透析超滤量，及时纠正血容量不足和心力衰竭等。

（五）降尿酸药物的选择与应用

尽管原则上透析患者呈高尿酸排泄状态，痛风发作频率降低，但一些情况下仍然需要使用降尿酸药物，将尿酸控制在目标范围并缓解痛风结节。

1. 降尿酸药物的选择　血液透析患者因肾小球滤过率显著降低或无尿，禁用苯溴马隆、丙磺舒和柳氮磺吡啶等促进尿酸排泄的药物，需选择抑制尿酸生成或促进尿酸分解的药物。

2. 降尿酸药物的应用

（1）别嘌醇

1）药理作用与体内代谢：别嘌醇经体内黄嘌呤氧化酶催化成为别黄嘌呤，别黄嘌呤与别嘌醇均抑制黄嘌呤氧化酶，阻滞黄嘌呤和次黄嘌呤转化生成尿酸。

别嘌醇由肾排泄，约 10% 以原形、70% 以代谢物随尿排出，血液透析患者的药物半衰期显著延长。

2）血液透析患者的使用方案：每次透析后 100mg 口服；血尿酸控制未达标者，每 2~4 周增加 50mg。并监测透析前血尿酸浓度进行调整。

3）注意事项：①建议用药前检查患者 *HLA-B*5801* 基因，阳性者避免使用，防止严重皮疹的发生。②别嘌醇过敏、严重肝功能障碍、粒细胞减少的患者，以及孕妇和哺乳期妇女禁用。③与多种药物具有相互作用：与氨苄西林并用增加皮疹发生率，与卡托普利合用偶可引起阿 - 斯综合征，与铁剂同时服用可致铁在组织内过量积蓄；增强双香豆素、茚满二酮衍生物、硫唑嘌呤或巯嘌呤、环磷酰胺、茶碱、磺酰脲类降糖药等的治疗作用，使用时应给予充分注意。

（2）非布司他

1）药理作用与体内代谢：主要成分为非布佐司他，可有效抑制黄嘌呤氧化酶，抑制尿酸生成。治疗浓度不影响嘌呤和嘧啶的合成及代谢。血浆蛋白结合率约 99.2%，血液透析不能清除。50% 经肾脏代谢。

2）血液透析患者的使用方案：建议血液透析患者非布司他初始剂量 10~20mg 每日口服，2 周后复查血尿酸水平后决定是否需要调整剂量，一般最大剂量每日 40mg，对于频繁痛风发作且严格控制饮食和加强透析后仍不能控制者，每日剂量可提高至 60~80mg。对于不达标者应注意严格控制饮食，增加透析清除等。

3）注意事项：①服用硫唑嘌呤、巯嘌呤或氨茶碱的患者禁用。②具有发生心血管血栓事件的风险。

（3）生物合成的尿酸氧化酶：该类药物均具有催化尿酸分解为尿囊素，快速降低血清尿酸的作用。主要包括：①重组黄曲霉菌尿酸氧化酶（rasburicase，拉布立海）；②聚乙二醇化重组尿酸氧化酶（PEG，uricase）；③培戈洛酶（pegloticase），一种聚乙二醇化尿酸特异性酶。但是，在血液透析患者中的应用经验不足。

附　录

一、肾功能计算公式

（一）慢性肾脏病流行病学合作研究（chronic kidney disease epidemiology collaboration，CKD-EPI）的eGFR估算公式（附表-1）

（二）血液透析患者残肾功能计算公式

KDOQI 指南推荐以尿素清除率（urea clearance rate，CL_{UREA}）计算残肾功能［残存肾尿素清除率（residual renal urea clearance，Kru）］。

CL_{UREA}（ml/min）=［尿尿素（mg/dl）× 尿量（ml）］/［尿量收集时间（min）× 0.9 × 血清尿素（mg/dl）］

二、透析充分性评估公式

（一）血液透析充分性公式

1. spKt/V 计算公式　指单室模型 Kt/V。计算基本公式如下：

spKt/V=-ln［透后血尿素氮 / 透前血尿素氮 - 0.008 × 治疗时间（h）］+［4-3.5 × 透后血尿素氮 / 透前血尿素氮］×（透前体重 - 透后体重）/ 透后体重

2. eKt/V 计算　基于 spKt/V 计算得来。根据血管通路不同，计算公式也不同。

（1）动静脉内瘘者：eKt/V = spKt/V ×［1- 0.6 / 治疗时间（h）］+ 0.03。

（2）中心静脉置管者：eKt/V=spKt/V ×［1- 0.47 / 治疗时间（h）］+ 0.02。

3. URR 计算公式　URR（%）=［（透前血尿素氮 - 透后血尿素氮）/ 透前血尿素氮］× 100

（二）标化蛋白分解代谢率（normalized protein catabolic rate，nPCR）计算公式

nPCR=（前血尿素氮 - 后血尿素氮）×（0.045/2 个血标本间隔天数）

■ 附表 -1 CKD-EPI 的 eGFR 估算公式

性别	Scr	Scys	GFR 计算公式
CKD-EPI 肌酐方程			
女性	≤0.7mg/dl（62μmol/L）		144×（Scr/0.7）$^{-0.329}$×0.993^{Age}［×1.159（黑人）］
	>0.7mg/dl（62μmol/L）		144×（Scr/0.7）$^{-1.209}$×0.993^{Age}［×1.159（黑人）］
男性	≤0.9mg/dl（80μmol/L）		141×（Scr/0.9）$^{-0.411}$×0.993^{Age}［×1.159（黑人）］
	>0.9mg/dl（80μmol/L）		141×（Scr/0.9）$^{-1.209}$×0.993^{Age}［×1.159（黑人）］
CKD-EPI CystatinC 方程			
		≤0.8mg/L	133×（Scys/0.8）$^{-0.499}$×0.996^{Age}［×0.932（女性）］
		>0.8mg/L	133×（Scys/0.8）$^{-1.328}$×0.996^{Age}［×0.932（女性）］
CKD-EPI 肌酐和 CystatinC 方程			
女性	≤0.7mg/dl（62μmol/L）	≤0.8mg/L	130×（Scr/0.7）$^{-0.248}$×（Scys/0.8）$^{-0.375}$×0.995^{Age}［×1.08（黑人）］
		>0.8mg/L	130×（Scr/0.7）$^{-0.248}$×（Scys/0.8）$^{-0.711}$×0.995^{Age}［×1.08（黑人）］
女性	>0.7mg/dl（62μmol/L）	≤0.8mg/L	130×（Scr/0.7）$^{-0.601}$×（Scys/0.8）$^{-0.375}$×0.995^{Age}［×1.08（黑人）］
		>0.8mg/L	130×（Scr/0.7）$^{-0.601}$×（Scys/0.8）$^{-0.711}$×0.995^{Age}［×1.08（黑人）］
男性	≤0.9mg/dl（80μmol/L）	≤0.8mg/L	135×（Scr/0.9）$^{-0.207}$×（Scys/0.8）$^{-0.375}$×0.995^{Age}［×1.08（黑人）］
		>0.8mg/L	135×（Scr/0.9）$^{-0.207}$×（Scys/0.8）$^{-0.711}$×0.995^{Age}［×1.08（黑人）］
男性	>0.9mg/dl（80μmol/L）	≤0.8mg/L	135×（Scr/0.9）$^{-0.601}$×（Scys/0.8）$^{-0.375}$×0.995^{Age}［×1.08（黑人）］
		>0.8mg/L	135×（Scr/0.9）$^{-0.601}$×（Scys/0.8）$^{-0.711}$×0.995^{Age}［×1.08（黑人）］

注：CKD-EPI. 慢性肾脏病流行病学合作研究（chronic kidney disease epidemiology collaboration）；eGFR. 估算肾小球滤过率（estimated glomerular filtration rate）；Scr. 血清肌酐，计算公式中单位为 mg/dl；Scys. 血清 CystatinC；CystatinC. 胱抑素 C；Age. 年龄。

三、血液透析（滤过）治疗知情同意书

血液透析（滤过）治疗知情同意书

姓名＿＿＿＿＿＿ 性别＿＿ 年龄＿＿岁 门诊号＿＿＿＿＿＿

住院号＿＿＿＿＿ 诊断＿＿＿＿＿＿＿＿＿＿＿＿ 血管通路＿＿＿＿＿

一、血液透析（滤过）能有效清除身体内过多的水分和毒素，是治疗急性和慢性肾衰竭等疾病的有效方法。患者因病情需要，需进行血液透析（滤过）治疗，若不及时进行该治疗可能延误病情，进一步增加风险，严重时甚至危及生命。

二、血液透析（滤过）治疗时，需要将患者血液引到体外，通过透析或滤过等方法清除水分和毒素，经处理后的血液再回到患者体内，具有发生血源性传染病的风险，需要定期检测相关疾病生物标志物。

三、血液透析中心是人员密集场所，患者长期往返于社区和医院，具有发生呼吸道感染或传染性疾病的风险。

四、治疗前需要建立血管通路，包括中心静脉导管、自体动静脉内瘘及移植血管内瘘等，长期使用可发生阻塞和感染。

五、为防止血液在体外管路和透析器发生凝固，需要在透析前和透析过程中注射肝素等抗凝药物，具有发生出血事件的风险。

六、即使经过充分的血液透析（滤过）治疗，也只能替代部分肾脏功能，长期血液透析患者会出现血压异常、贫血、骨矿物质代谢异常、感染、肿瘤、心脑血管意外等多种并发症，影响患者的生活质量和预期寿命。

七、血液透析过程中和治疗间期存在下列医疗风险，可能造成严重后果，甚至危及生命：

1. 低血压、心力衰竭、心肌梗死、心律失常及脑血管意外等。

2. 经血传播的传染病如病毒性肝炎、梅毒、艾滋病等，以及呼吸道感染或传染性疾病。

3. 透析器破膜、漏血，透析器及管路凝血。

4. 空气栓塞。

5. 透析失衡综合征和电解质酸碱平衡紊乱。

6. 溶血、发热。

7. 消化道出血、脑出血。

8. 肝功能异常。

9. 过敏反应。

10. 其他。

患者和/或其代理人已接受上述医疗风险告知，并同意接受血液透析（滤过）治疗。

患者签名__________ 告知医师签名____________

患者代理人签名________________

代理人与患者关系______________

日期________年____月____日 日期________年____月____日

此件一式三联，一联存入患者病历，二联存血液透析室（中心），三联交由患者保存。

四、透析器（滤器）重复使用知情同意书

透析器（滤器）重复使用知情同意书

姓名＿＿＿＿＿＿　　性别＿＿　　年龄＿＿岁　　门诊号＿＿＿＿＿＿

住院号＿＿＿＿＿　　诊断＿＿＿＿＿＿＿＿＿＿＿＿＿＿＿＿＿＿

经医师告知，本人因病情需要，将接受血液透析（滤过）治疗。本人自愿申请重复使用透析器（滤器）。

本人已理解在透析器（滤器）重复使用过程中，虽经严格地冲洗、消毒，并对透析器（滤器）进行相关复用质量检验合格，但由于目前医学科学技术水平的局限性，尚难完全杜绝透析器（滤器）重复使用后发生透析反应和血源性传染疾病（包括病毒性肝炎等）等事件。

医师已经告知上述透析器（滤器）重复使用可能发生的不良事件，本人和/或患者代理人已完全了解。本人愿意承担由此造成的一切后果。

患者签名＿＿＿＿＿　　　　告知医师签名＿＿＿＿＿＿

患者代理人签名＿＿＿＿＿＿＿＿

代理人与患者关系＿＿＿＿＿＿＿

日期＿＿＿＿年＿＿月＿＿日　　　　日期＿＿＿＿年＿＿月＿＿日

此件一式三联，一联存入患者病历，二联存血液透析室（中心），三联交由患者保存。

五、门诊血液透析治疗病历首页

门诊血液透析治疗病历首页

首次治疗日期____________ 住院号____________ 门诊号____________

姓名____________ 性别 □男 □女

身份证号□□□□□□□□□□□□□□□□□□

现住址（详填）______省______市______县（区）______乡（镇、街道）______村（门牌号） 邮编____________

户口地址（详填）______省______市______县（区）______乡（镇、街道）______村（门牌号） 邮编____________

电话______________ 手机______________ 亲属联系方式______________

工作单位______________地址______省（市）______路______号

诊断____

合并症或并发症____

门诊血液透析治疗病历首页（续）

干体重		血管通路		抗凝剂	
日期	体重 /kg	日期	名称	日期	种类

传染病登记			肿瘤登记			药物过敏史		
	日期	名称		日期	名称		日期	药物名称

血液透析治疗方案调整					
治疗频率	调整日期	治疗方式	调整日期	透析液钙浓度	调整日期
每周 1 次					
每周 2 次					
每周 3 次					
其他（ ）					

六、血液透析（滤过）记录表单

血液透析（滤过）记录表单

治疗日期：20　　年　　月　　日

姓名　　　　　　　　性别　　　　　　　　透析机号

上机前病情：□无特殊　□出现：

治疗方式：□HD　□HDF（□前稀释　□后稀释，置换量：　　ml）□其他：　　　　治疗时间：　小时　分

治疗抗凝：□低分子肝素：　　U；□普通肝素：首剂　　mg 追加　　mg/h 总量　　mg；□无肝素；□枸橼酸

处方脱水量：　　ml；透析液流量：　　ml/h　　　　医师签名：

透析机：　　　　透析（滤）器：　　　　透析液：

血管通路：□内瘘　□长期静脉导管　□临时（颈、股）静脉导管　□其他　　　　穿刺者：

治疗过程记录

时间	透析参数				生命体征					治疗中病情变化	
	TMP/mmHg	静脉压/mmHg	血流量/（ml·min^{-1}）	脱水量/ml	T/℃	HR/bpm	R/bpm	BP/mmHg	SpO_2/%	时间	记录
								/			
								/			
								/			
								/			
								/			
								/			
								/			
								/			
								/			

时间	医嘱执行记录	执行	核对	上次透后体重	kg
				透前体重	kg
				体重增加量	kg
				干体重（DW）	kg
				较干体重增加量	kg
				净脱水量	ml
				透后体重	kg
				本次透析体重下降量	kg

治疗小结：

医师签名：　　　　护士签名：　　　　/

七、血液净化治疗患者传染病报告表单

血液净化治疗患者传染病报告表单

一、基本信息

患者姓名：＿＿＿＿＿＿　性别：□男 / □女　医院：＿＿＿＿＿＿＿＿＿＿＿＿＿＿

患者身份证号：□□□□□□□□□□□□□□□□□□

出生日期：＿＿＿＿年＿＿月＿＿日　联系电话：＿＿＿＿＿＿　手机：＿＿＿＿＿＿

首次透析日期：＿＿＿年＿＿月＿＿日　当前医院开始透析日期：＿＿＿年＿＿月＿＿日

透析器复用情况：（是□ / 否□）　输血史：（是□ / 否□）

现住址（详填）：＿＿＿省＿＿＿市＿＿＿县（区）＿＿＿乡（镇、街道）＿＿＿＿村＿＿＿＿（门牌号）

户籍地址（详填）：＿＿＿省＿＿＿市＿＿＿县（区）＿＿＿乡（镇、街道）＿＿＿＿村＿＿＿＿（门牌号）

二、传染病类型

1. □乙型病毒性肝炎　2. □丙型病毒性肝炎　3. □ HIV 感染

4. □梅毒　5. □结核病　6. □其他＿＿＿＿＿＿

三、实验室及辅助检查

1. 乙肝病毒标记物检查：HBsAg + □ /- □，HBsAb + □ /- □，HBcAb + □ /- □，HBeAg + □ /- □，HBeAb + □ /- □，HBV DNA＿＿＿＿＿拷贝 /ml。
2. 丙肝病毒标记物检查：抗 -HCV + □ /- □，HCV RNA＿＿＿＿＿拷贝 /ml。
3. 肝功能检测：ALT＿＿＿＿＿U/L，AST＿＿＿＿＿U/L。
4. HIV 抗体检测：HIV 抗体筛查试验 + □ /- □，HIV 抗体确证试验 + □ /- □。
5. 梅毒血清血检查：TRUST + □ /- □，TPPA + □ /- □，TRUST 滴度＿＿＿＿＿。
6. 结核感染检查：TST + □ /- □，IGRA（T-Spot + □ /- □，或 QFT-G + □ /- □），痰涂片 + □ /- □，痰培养 + □ /- □，其他体液检查＿＿＿＿＿ + □ /- □，组织学检查＿＿＿＿＿ + □ /- □，影像学检查＿＿＿＿＿＿＿＿＿＿＿＿＿＿。
7. 其他：＿＿＿＿＿＿＿＿＿＿＿＿＿＿＿＿＿＿＿＿＿＿＿＿＿＿＿＿＿＿。

诊断日期：＿＿＿＿年＿＿月＿＿日　　　　填表医师：＿＿＿＿＿＿

八、无隧道无涤纶套中心静脉导管置管的标准操作流程（附图-1）

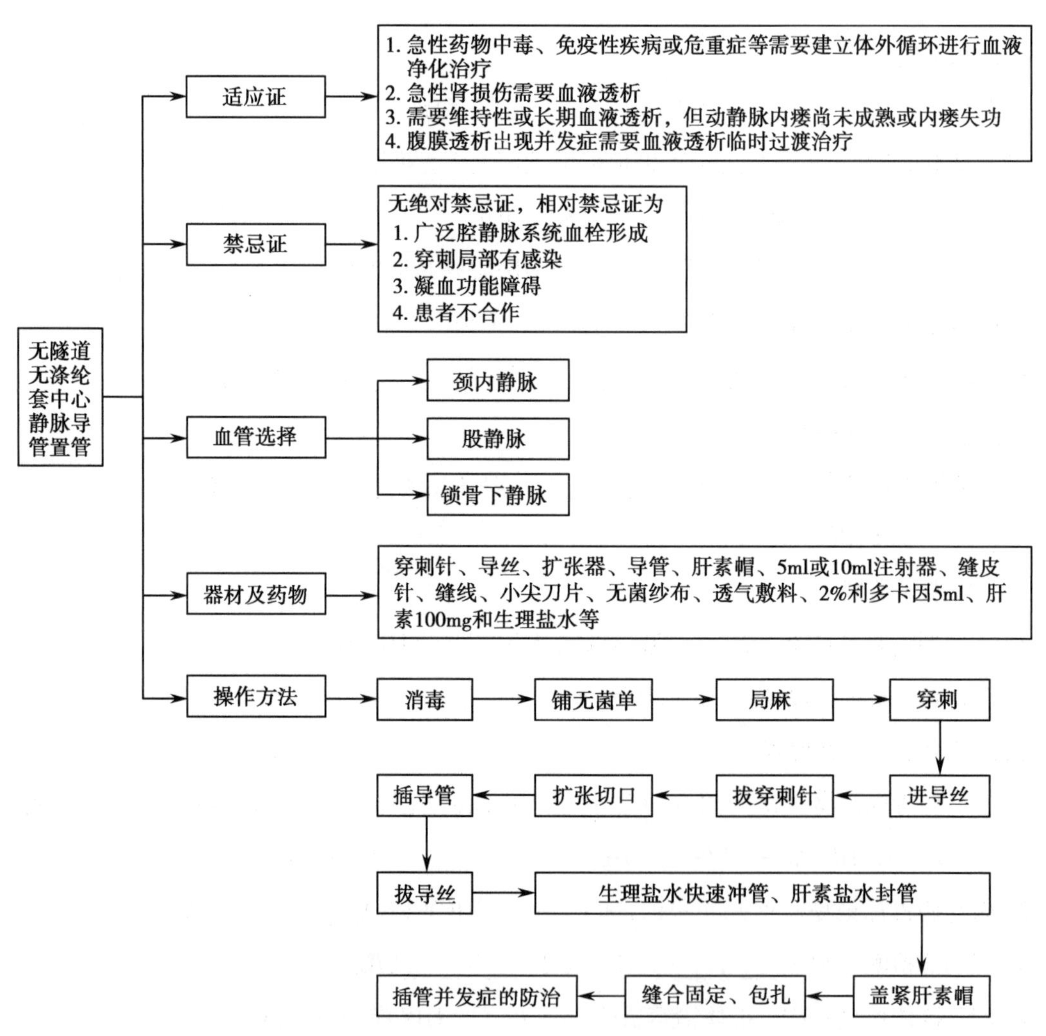

■ 附图-1 无隧道无涤纶套中心静脉导管置管的标准操作流程

九、带隧道带涤纶套中心静脉导管置管的标准操作流程（附图 -2）

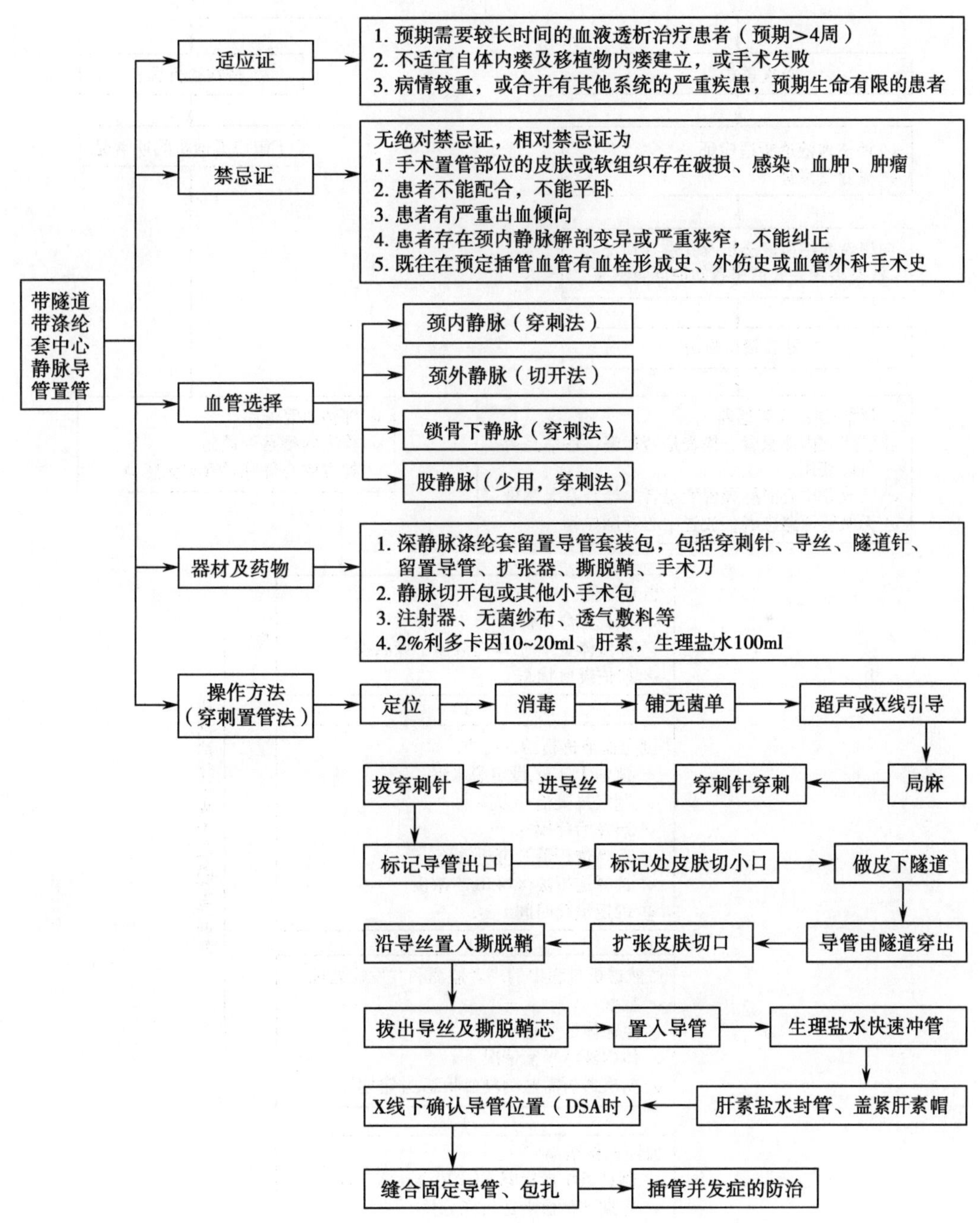

■ 附图 -2　带隧道带涤纶套中心静脉导管置管的标准操作流程

十、血液透析流程（附图 -3）

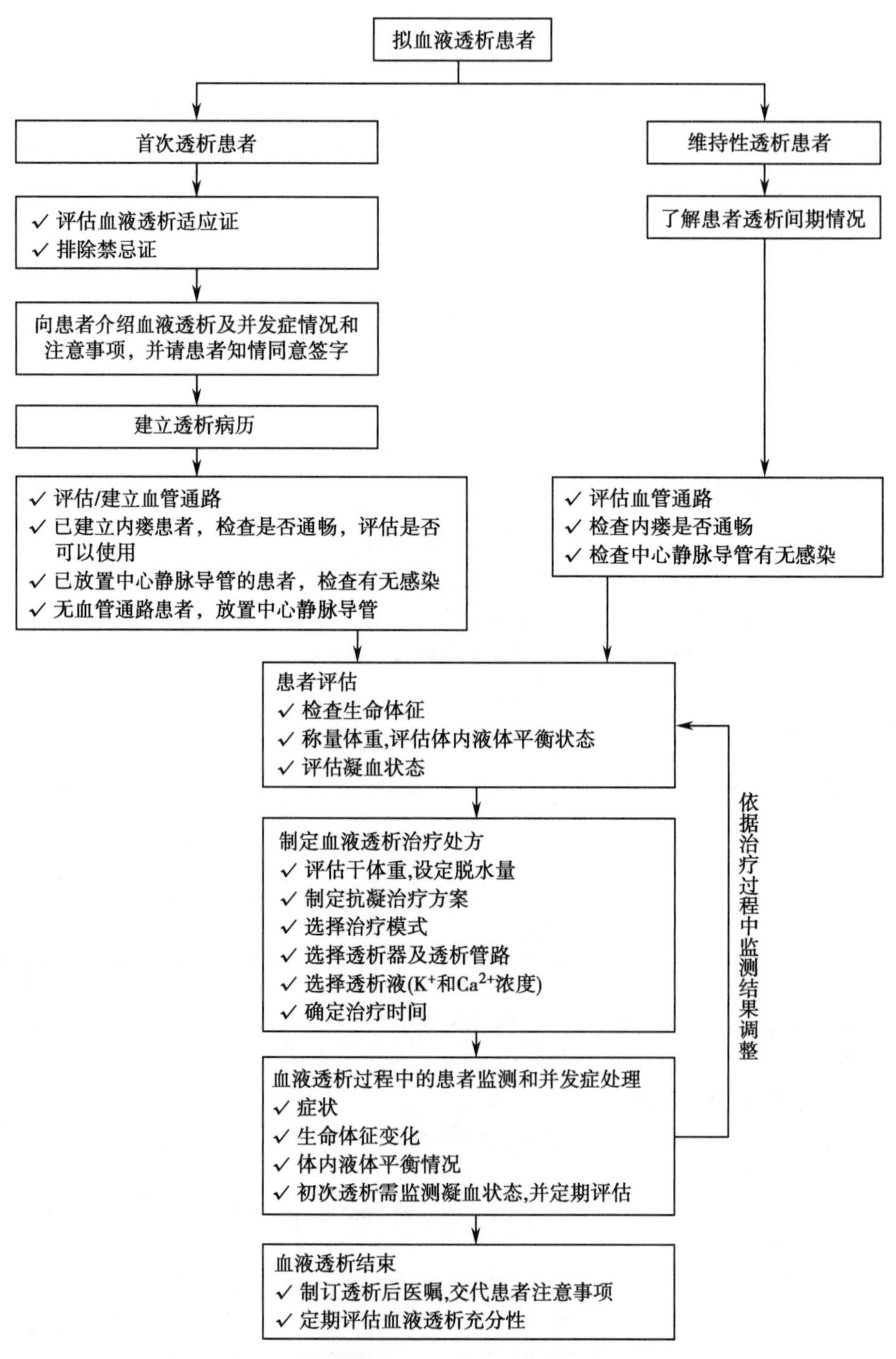

■ 附图 -3 血液透析流程

十一、血液透析中低血压防治标准操作规程（附表 -2）

■ 附表 -2 血液透析中低血压防治标准操作规程

一级防治方案
1. 饮食管理（限盐）
2. 改善患者营养状态
3. 评估调整干体重
4. 透析中禁食
5. 采用碳酸氢盐透析液
6. 透析室温度 <24℃，透析液温度设定为 36.5℃
7. 调整降压药物
8. 评估心功能，必要时给予强心治疗
二级防治方案：适用于一级方案控制疗效不理想的患者
1. 尝试个体化血容量监测与反馈模式 采用血容量监测与反馈调节系统
2. 降低透析效率 调整血流量 <200ml/min、透析液流量 <350ml/min
3. 逐渐降低透析液温度，必要时可降至 34℃
4. 改变透析方式 可选择可调钠透析、序贯透析或血液滤过
5. 延长透析时间和 / 或增加透析频率
6. 采用 1.5mmol/L 或更高浓度钙的透析液
三级防治方案：适用于一、二级方案控制疗效不理想的患者
1. 试用盐酸米多君
2. 试用补充左旋卡尼丁
3. 改为腹膜透析，适于上述方案均不能有效控制透析中低血压患者
透析中低血压发作时的处置方案
1. 特伦德伦伯卧位（头低足高位），但疗效可能有限
2. 停止超滤
3. 输注一定量晶体或胶体液体
（1）建议首先应用高渗葡萄糖溶液、等渗或高渗盐水
（2）对于输注晶体液无效的患者可以考虑输注胶体液
4. 上述治疗无效的顽固性透析中低血压，必要时可考虑多巴胺注射液静脉注射
治疗导致低血压的原发疾病
某些透析患者因合并心包积液、淀粉样变性等疾病，持续性低血压。针对该部分患者，应积极查找原发病因，并给予相应治疗

十二、血液透析 Kt/V 不达标处理流程（附图 -4）

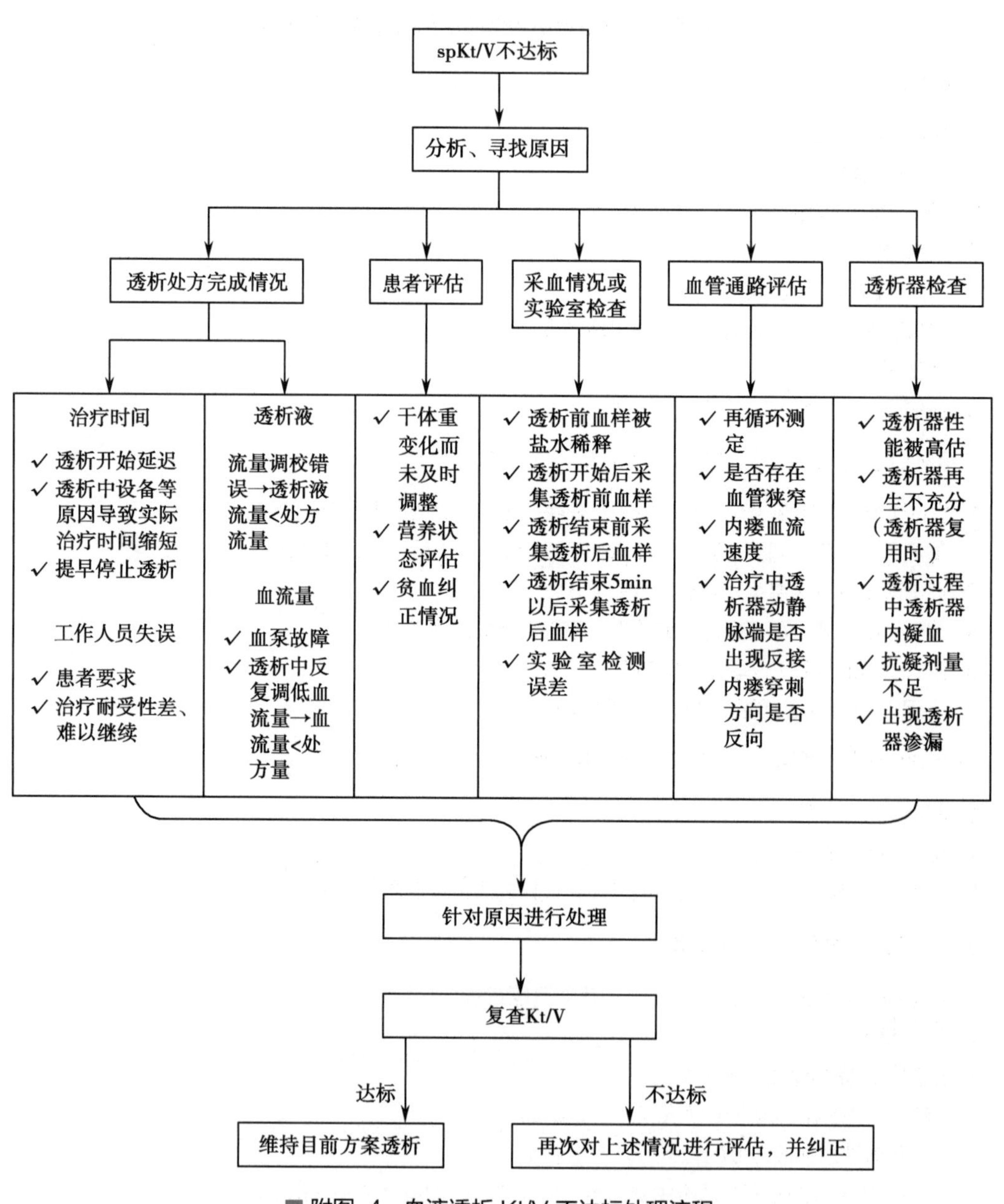

附图 -4 血液透析 Kt/V 不达标处理流程

十三、血液透析技术医疗质量控制指标的计算公式

（一）血液透析治疗室消毒合格率

$$\text{治疗室消毒合格率}=\frac{\text{治疗室消毒合格月份}}{12}\times 100\%$$

合格标准：空气平均菌落数≤4CFU/（5min · 9cm 直径平皿），物品表面平均菌落数≤10CFU/cm^2。

（二）透析用水生物污染检验合格率

$$\text{透析用水生物污染检验合格率}=\frac{\sum \text{透析用水生物污染检验合格月份数量（或季度数量）}}{12\text{（或 4）}}\times 100\%$$

合格标准：每月透析用水检验的细菌落数≤100CFU/ml；每 3 个月检验的内毒素≤0.25EU/ml；并符合《血液透析和相关治疗用水》（YY 0572—2015）的标准。

（三）新入血液透析患者血源性传染病标志物检验完成率

$$\text{新入血液透析患者血源性传染病标志物检验完成率}=\frac{\sum \text{新入血液透析患者完成乙型肝炎、丙型肝炎、梅毒及艾滋病标志物检验患者数量}}{\sum \text{同期新入血液透析患者数量}}\times 100\%$$

（四）维持性血液透析患者血源性传染病标志物定时检验完成率

$$\text{维持性血液透析患者血源性传染病标志物定时检验完成率}=\frac{\sum \text{每 6 个月完成乙型肝炎、丙型肝炎、梅毒及艾滋病标志物检验的维持性血液透析患者数量}}{\sum \text{同期维持性血液透析患者总数量}}\times 100\%$$

（五）维持性血液透析患者的乙型肝炎和丙型肝炎发病率

$$\text{维持性血液透析患者的乙型肝炎和丙型肝炎的发病率}=\frac{\sum \text{维持性血液透析患者中每年新增乙型肝炎和丙型肝炎患者数量}}{\sum \text{同期维持性血液透析患者总数量}}\times 100\%$$

（六）尿素清除指数（Kt/V）和尿素下降率（URR）定时记录完成率

$$\text{Kt/V 和 URR 定时记录完成率}=\frac{\sum \text{每 6 个月完成 Kt/V 和 URR 记录的维持性血液透析患者数量}}{\sum \text{同期维持性血液透析患者总数量}}\times 100\%$$

（七）β_2 微球蛋白定时检验完成率

$$\beta_2\text{ 微球蛋白定时检验完成率}=\frac{\sum \text{每 6 个月完成 }\beta_2\text{ 微球蛋白检验的维持性血液透析患者数量}}{\sum \text{同期维持性血液透析患者总数量}}\times 100\%$$

（八）尿素清除指数（Kt/V）和尿素下降率（URR）控制率

$$\text{Kt/V 和 URR 控制率}=\frac{\sum \text{spKt/V>1.2 且 URR>65\% 的维持性血液透析患者数量}}{\sum \text{同期维持性血液透析患者总数量}}\times 100\%$$

（九）透析间期体重增长控制率

$$\text{透析间期体重增长控制率}=\frac{\sum \text{透析间期体重增长 <5\% 的维持性血液透析患者数量}}{\sum \text{同期维持性血液透析患者总数量}}\times 100\%$$

（十）动静脉内瘘长期生存率

$$\text{动静脉内瘘长期生存率}=\frac{\sum \text{同一动静脉内瘘持续使用时间 >2 年的维持性血液透析患者数量}}{\sum \text{同期维持性血液透析患者总数量}}\times 100\%$$

（十一）血常规定时检验完成率

$$\text{血常规定时检验完成率}=\frac{\sum \text{每 3 个月完成血常规检验的维持性血液透析患者数量}}{\sum \text{同期维持性血液透析患者总数量}}\times 100\%$$

（十二）血液生化定时检验完成率

$$\text{血液生化定时检验完成率}=\frac{\sum\text{每 3 个月完成血液生化检验的维持性血液透析患者数量}}{\sum\text{同期维持性血液透析患者总数量}}\times 100\%$$

（十三）全段甲状旁腺激素（iPTH）定时检验完成率

$$\text{iPTH 定时检验完成率}=\frac{\sum\text{每 6 个月完成 iPTH 检验的维持性血液透析患者数量}}{\sum\text{同期维持性血液透析患者总数量}}\times 100\%$$

（十四）血清铁蛋白和转铁蛋白饱和度定时检验完成率

$$\text{血清铁蛋白和转铁蛋白饱和度定时检验完成率}=\frac{\sum\text{每 6 个月完成血清铁蛋白和转铁蛋白饱和度检验的维持性血液透析患者数量}}{\sum\text{同期维持性血液透析患者总数量}}\times 100\%$$

（十五）血清前白蛋白定时检测完成率

$$\text{前白蛋白定时检验完成率}=\frac{\sum\text{每 6 个月完成前白蛋白检验的维持性血液透析患者数量}}{\sum\text{同期维持性血液透析患者总数量}}\times 100\%$$

（十六）C 反应蛋白（CRP）定时检测完成率

$$\text{CRP 定时检验完成率}=\frac{\sum\text{每 6 个月完成 CRP 检验的维持性血液透析患者数量}}{\sum\text{同期维持性血液透析患者总数量}}\times 100\%$$

（十七）高血压控制率

$$\text{高血压控制率}=\frac{\sum\text{透析前血压}<140/90\text{mmHg 的 60 岁以下患者和透析前血压}<160/90\text{mmHg 的 60 岁以上（含）患者合计数量}}{\sum\text{同期维持性血液透析患者总数量}}\times 100\%$$

（十八）肾性贫血控制率

$$\text{肾性贫血控制率}=\frac{\sum \text{血红蛋白} \geqslant 110\text{g/L 的维持性血液透析患者数量}}{\sum \text{同期维持性血液透析患者总数量}}\times 100\%$$

（十九）慢性肾脏病 - 矿物质与骨异常（CKD-MBD）指标控制率

$$\text{CKD-MBD 指标控制率}=\frac{\sum \text{控制血钙 2.10~2.50mmol/L 和血磷 1.13~1.78mmol/L 以及 iPTH 正常值上限 2~9 倍的维持性血液透析患者数量}}{\sum \text{同期维持性血液透析患者总数量}}\times 100\%$$

（二十）血清白蛋白控制率

$$\text{血清白蛋白控制率}=\frac{\sum \text{血清白蛋白} \geqslant 35\text{g/L 的维持性血液透析患者数量}}{\sum \text{同期维持性血液透析患者总数量}}\times 100\%$$